U0386749

现代医院管理指导丛书

现代
医院

学科建设与人才培养

胡 豫 主编

清华大学出版社
北京

本书封面贴有清华大学出版社防伪标签，无标签者不得销售。

版权所有，侵权必究。举报：010-62782989，beiqinquan@tup.tsinghua.edu.cn。

图书在版编目（CIP）数据

现代医院学科建设与人才培养 / 胡豫主编 . — 北京 : 清华大学出版社 , 2023.10
（现代医院管理指导丛书）
ISBN 978-7-302-64724-9

Ⅰ.①现… Ⅱ.①胡… Ⅲ.①医院—学科建设 ②医院—人才培养 Ⅳ.① R197.32

中国国家版本馆CIP数据核字（2023）第192962号

责任编辑：孙　宇
封面设计：钟　达
责任校对：李建庄
责任印制：杨　艳

出版发行：清华大学出版社
　　　　网　　　址：https://www.tup.com.cn，https://www.wqxuetang.com
　　　　地　　　址：北京清华大学学研大厦 A 座　　　邮　　编：100084
　　　　社 总 机：010-83470000　　　　　　　　　邮　　购：010-62786544
　　　　投稿与读者服务：010-62776969，c-service@tup.tsinghua.edu.cn
　　　　质量反馈：010-62772015，zhiliang@tup.tsinghua.edu.cn
印 装 者：北京博海升彩色印刷有限公司
经　　销：全国新华书店
开　　本：185mm×260mm　　　　印　张：21　　　字　数：395 千字
版　　次：2023 年 12 月第 1 版　　　　　　　　印　次：2023 年 12 月第 1 次印刷
定　　价：238.00 元

产品编号：103804-01

编 委 会

主　编　胡　豫　华中科技大学同济医学院附属协和医院

副主编　汪宏波　华中科技大学同济医学院附属协和医院

　　　　　梁廷波　浙江大学医学院附属第一医院

　　　　　赵维莅　上海交通大学医学院附属瑞金医院

　　　　　罗　力　复旦大学公共卫生学院

　　　　　刘　争　华中科技大学同济医学院附属同济医院

编　委（按姓氏笔画排序）

　　　　　丁　宁　华中科技大学同济医学院附属协和医院

　　　　　王　征　华中科技大学同济医学院附属协和医院

　　　　　吕国才　浙江大学医学院附属第一医院

　　　　　刘志刚　上海交通大学医学院附属瑞金医院

　　　　　许　平　浙江大学医学院附属第一医院

　　　　　许　栋　华中科技大学同济医学院附属协和医院

　　　　　孙　斌　上海交通大学医学院附属瑞金医院

　　　　　苏　颖　华中科技大学同济医学院附属协和医院

　　　　　李啸扬　上海交通大学医学院附属瑞金医院

　　　　　沈士祺　上海交通大学医学院附属瑞金医院

张赛君　浙江大学医学院附属第一医院

陈广鹏　复旦大学公共卫生学院

周婷婷　浙江大学医学院附属第一医院

赵晓侠　浙江大学医学院附属第一医院

袁　刚　华中科技大学同济医学院附属同济医院

袁　姣　华中科技大学同济医学院附属协和医院

高二伟　华中科技大学同济医学院附属同济医院

黄　超　华中科技大学同济医学院附属协和医院

黄亦恬　华中科技大学同济医学院附属协和医院

黄婷婷　浙江大学医学院附属第一医院

学术秘书

丁　宁　华中科技大学同济医学院附属协和医院

许　栋　华中科技大学同济医学院附属协和医院

丛书总序

医院管理的现代化是医疗卫生服务体系现代化的基础和保证,是公立医院高质量发展的关键引擎和内在需要。70 多年来,我国医疗体制和服务体系的发展史,亦是现代医院管理制度的进步史和变革史。

新中国成立后,针对一穷二白的医疗卫生状况,我国初步建成城市省、地、县三级公立医院网络和农村县、乡、村三级医疗卫生服务网络,使医疗服务覆盖到中国从城市到乡村的每一个角落。改革开放以来,我国持续发力医疗卫生服务体系建设,医院管理的制度规范不断完善。1989 年卫生部颁布《医院分级管理办法》,开启了具有中国特色的医院管理体制的重要尝试。1994 年,国务院颁布《医疗机构管理条例》,在法规层面确立医疗机构评审制度。此外,《医疗事故处理办法》《药品管理法》《传染病防治法》《医疗技术临床应用管理办法》等一系列法律法规的颁布实施,标志着医疗服务全要素纳入法制管理。党的十八大以来,更是将现代医院管理提升至新的历史高度。2016 年,习近平总书记在全国卫生与健康大会首次提出要着力推进包括"现代医院管理制度"在内的五项基本医疗卫生制度建设。党的十九大提出了"实施健康中国战略"的重大部署,再次将"健全现代医院管理制度"作为其中的重要内容。现代医院管理制度已成为我国基本医疗卫生制度的五个重要支柱之一。

近年来,以加强管理规范化、精细化、科学化,推动医院高质量发展为主线,各级政府积极开展相关制度探索,着力探索医疗服务供给侧结构性改革有效路径,加快推动公立医院治理体系和治理能力现代化改革;各试点医院初步构建起以患者需求为导向、以高质量发展为引领、保障可持续的医院运行新机制;相关研究团队也在实践基础上进一步总结凝练创新,提出一系列中国特色现代医院管理制度建设的理论和方法。

以此为背景,在清华大学出版社的周密组织下,来自国内多家医院和科研院校的专家团队紧密合作,经过两年多的实地考察和反复讨论修改,《现代医院管理指导丛书》得以付梓。本套丛书共 6 册，分别是《现代医保支付方式改革与医院管理实践》《现代医院高质量管理与医院评审》《现代医院运营与绩效管理》《现代医院学科建设与人才培养》《现代医院文化管理》《现代医院信息化建设与管理》。在内容上，涵盖现代医院管理的管理工具和方法、国内外最新研究进展以及标杆医院的实践案例，融合了系统性、科学性、前沿性和实用性的要求，同时，在形式上采取图文互动、案例与理论相结合的方式，提升丛书的可读性和可参考性。

期待本套丛书能为推动医院管理现代化、推动公立医院高质量发展和健康中国建设提供有益帮助，也能为医院管理领域的理论研究者、政策制定者、实践探索者提供良好的借鉴。

张宗久

2023 年 12 月于北京清华园

"专科强则医院强"，培养卓越医学人才、建设临床重点专科（学科）是推进医院高质量发展的时代要求和重要抓手。虽然专科与学科是分别隶属于卫健系统和教育系统的不同概念，其内涵和建设侧重点有所不同，但殊途同归，建设要点无外乎方向凝练（亚专科）、人才培养、社会服务（医疗服务）等，建设落脚点皆为引领诊疗技术与学术进步，促进医学及卫生健康事业发展。本书站在医院尤其是高校附属医院视角，结合编委单位自身实践和同行典型做法，介绍了专科与学科建设一体部署、协同推进的经验做法，对引导国内医院高效落实高质量发展、"双一流"学科建设和临床专科能力建设等决策部署具有积极的借鉴意义。

　　新医改以来，尤其是"新时代十年"，卫生健康系统持续强化医疗供给侧结构性改革，着力推进优质医疗资源均衡布局和扩容提质，为满足人民群众对美好生活的向往提供更高水平、更加满意的健康支撑。2010年，原卫生部启动临床重点专科建设项目，设立专项资金，每年12亿元支持240个项目，以点带面，提高全国专科诊疗服务能力。2021年，国家卫生健康委出台《公立医院高质量发展促进行动（2021—2025年）》，将建设临床重点专科群纳入四个重点建设行动，提出"在国家层面，除国家医学中心和委属委管医院定向支持项目外，每年至少支持各省建设150个，'十四五'期间累计不少于750个国家临床重点专科建设项目"的规划，旨在提高重大疾病诊疗效果、打破技术垄断等方面取得突破性进展，并要求省级层面、市（县）级层面亦作出部署安排。在推进国家临床重点专科群建设的同时，按照中共中央、国务院印发的《关于推动公立医院高质量发展的指导意见》，国家卫生健康委依托现有资源规划设置国家医学中心、临床医学研究中心、区域医疗中心和中医药传承创新中心。与传统医院不同的是，这些国家级中心承载着推动医学进步的厚望。如果说，传统医院学科建设是"独善其身"，注重自身能力的发展，那么，国家级中心的目标在于"兼济天下"，即在医疗方面，要瞄准那些影响人民群众健康的医学关键领域和前沿问题，集聚资源、攻坚克难，填补当地乃至全国某一领域内的技术空白；教学方面，要为国家和社会培养更多学科的领军人物和骨干人才；科研方面，发挥领军作用，开展前沿医学科技创新研究，促进转化应用，着力解决医学领域"临门一脚""卡脖子"等问题，带动我国医学科研水平迈上新的大台阶。

在此背景下，华中科技大学同济医学院附属协和医院联合上海交通大学附属瑞金医院、浙江大学附属第一医院、华中科技大学同济医学院附属同济医院等委属委管医院以及中管高校复旦大学公共卫生学院，聚焦学科建设、人才培养，总结经验、提炼成果，汇编成册。该书立足高质量发展要求，回答了如何建设国家级学科平台；以复旦"医院综合排行榜"评估体系为例，回答了如何提升学科综合排名；从新一轮医药卫生体制改革要求出发，回答了如何改革薪酬制度、人才评价机制；从学科高质量发展视角，回答了如何铺设培养国内一流人才队伍的路径；从行业发展的角度探讨了"新医科"建设的新课题，包括医学成果转化、药物临床试验、临床研究……简而言之，关于如何用好学科和人才这两大"法宝"，推动公立医院高质量发展，本书提供了实践案例，融入了有益思考，集系统性、学术性和实用性于一体，相信可为公立医院管理者、学科带头人和一线医务工作者提供翔实的工作借鉴，同时，为政府主管部门完善学科发展政策措施提供理论参考。

"他山之石，可以攻玉"。当前，公立医院高质量发展已按下"加速键"，国家医学中心、区域医疗中心、临床重点专科群建设等工作正稳步快速推进，希望全国医院同行能借鉴高水平医院的有益经验，加速学科建设、人才培养，助力构建更加优质高效的医疗卫生服务体系，以实际行动落实把"人民至上、生命至上"放在优先发展的战略位置。

清华大学医院管理研究院　张宗久

2023 年 9 月

前　言

现代医院管理制度是"十三五"深化医改五项基本制度之一。2017年，国务院办公厅印发《关于建立现代医院管理制度的指导意见》，对这项工作做出了顶层设计和路线安排。全国各地随之如火如荼地开展实践探索，涌现出诸多经典案例和实践模式。系统总结、推广这些散落各地又灿若星辰的有益探索，无疑能进一步巩固深化医改和公立医院改革的成果，助力公立医院高质量发展。

2021年，曾长期担任国家卫健委医政医管局局长的张宗久教授，加入清华大学医院管理研究院，他从实践回归理论，盛邀国内知名医学院校及附属医院的管理专家，聚焦"现代医院管理"这一命题，编纂丛书，梳理改革发展进程、提炼管理创新亮点，讲述典型医院学科建设、人才培养、医疗管理等背后的故事。

学科和人才是医院建设和发展的核心竞争力，也是现代医院管理的核心内容。其重要性不言而喻，但是什么样的学科建设、人才培养制度，既符合现代医院管理的要求，也能助力公立医院高质量发展？作为综合实力居全国前列的医疗机构，华中科技大学同济医学院附属协和医院、上海交通大学医学院附属瑞金医院、浙江大学医学院附属第一医院、华中科技大学同济医学院附属同济医院（以下分别简称"武汉协和""上海瑞金""浙大附一""武汉同济"）是如何开展学科建设、人才培养工作的？又是缘何取得佳绩的？笔者诚邀浙大附一梁廷波书记、上海瑞金赵维莅副院长、复旦大学医院管理研究所罗力副所长、武汉同济刘争副院长以及该院汪宏波副书记等管理专家，以理论为依据，以实践为基础，解密高水平医院在学科建设、人才培养过程中的创新举措、有益经验，期望为现代医院管理制度建设，特别是学科建设和人才培养提供借鉴参考。需要说明的是，本书参编单位均为中管高校附属医院或院系，本书所提的学科建设，并非狭义的教育系统的学科建设，而是更为广义的概念，可包含临床专科建设内容的学科建设。

本书第一篇第一章、第二章第1~2节由武汉同济编写；第二章第3节和第三章由复旦大学公共卫生学院编写；第二篇第四章、第五章，第三篇第九章、展望由武汉协和编写；第二篇第六章由浙大附一编写；第三篇第七章、第八章由上海瑞金编写。

纵观各家改革创新实践，虽各有侧重，但有一定规律可循。

一是在制度建设上具有勇开先河的创新精神。无论是复旦医院管理研究所早在 2009 年推出"医院综合排行榜"，抑或武汉协和推出的院内"学科评估体系"，皆为"前无古人"的开创之举。但要强调一点，这种创新并非"闭门造车"，而是基于国家法律、法规和相关政策要求的创新行动。比如，复旦医院管理研究所的"排行榜"评选方法从最开始的以同行评议为主，逐渐转变为同行评议为主、兼顾论文、平台等三级公立医院绩效考核及其他政策要求的指标；评选对象从医院整体逐步细化到相关专科，并遵循"健康中国"战略核心要求"大病治未病"，引入对健康管理学科的评比，以评促建。

二是在管理方式上兼顾"个性化"配套。龙生九子，各有不同。随着亚专科发展，大型综合性医院专科数量繁多，每个学科面临的发展问题、不同专科的人才成长路径各不相同。无论是身在上海的瑞金医院，还是地处武汉的同济、协和医院，不约而同地选择更有针对性的管理举措。比如学科建设的"分层"：优势学科、培育学科、潜力学科的扶持政策各有不同，又比如人才的"分类分级"，临床型人才、科研型人才、教学型人才的培养侧重点、成长路径各有不同。这种既有普遍性又有"个性"的培养培育方案，造就了一批各具特色的优势学科群和人才团队。

三是在建设举措上恪守国家法律法规、遵循医学发展规律。与国家同频共振，与群众同向而行，是上述 4 家医院改革创新能够取得成功的"最大秘诀"。每一项创新的行动，每一个创新的项目，在付诸行动之前，总是反复斟酌是否会于民有用、于国有利，是否符合行业标准、国家要求。比如，由业内专家推荐评选出的复旦版医院排行榜不再仅是行业内的"排名榜单"，也成了各地群众就医的"参考指南"。

改革之路，荆棘丛生。每一项改革创新举措，都凝聚着管理者的智慧、汗水与责任担当。在此，谨向各参编单位和专家、编委们表示诚挚的谢意！此外，浙大附一吴李鸣副书记、复旦大学医院管理研究所何贝贝老师、武汉同济杜杏丽老师积极协调联系，清华大学出版社唐芳芳编辑、清华大学医院管理研究院赵宁老师悉心指导帮助，武汉协和医院管理研究所承担了繁重的统稿、修订工作，在此一并表示感谢！

纵观历史，医疗事业总在改革中破浪前行。改革是动力之源，创新是活力之本，唯有改革创新才能使学科与人才这"两驾马车"成为推动医院高质量发展的强劲引擎。

因专业、能力所限，书中难免有错误和疏漏之处，恳请广大读者批评指正。

胡　豫

华中科技大学同济医学院附属协和医院

2023 年 9 月

目　录

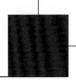

第一篇

医院学科建设

　　高质量发展是"十四五"时期乃至更长时期我国经济社会发展的主题，关系到我国社会主义现代化建设全局。2022年，国家卫健委将临床重点专科群建设列为促进高质量发展四项"重点建设行动"之一。那么，何为专科建设？专科建设与学科建设又有什么区别？高质量发展背景下如何开展学科建设？本篇将从学科建设理论入手，结合国家医学中心（浙江大学医学院附属第一医院、华中科技大学同济医学院附属同济医院等）建设经验，剖析学科评估体系（复旦大学医院管理研究所）要点，阐述当下学科建设的重点，以期为进一步推进"双一流"学科建设提供借鉴。

第一章　如何开展学科建设

20世纪80年代以来，伴随以"建设"为中心的语义场的不断拓展，其直接进入学界成为诸社会科学学科的理论范畴。以重点大学建设与重点学科建设为契机，逐渐衍生出医院学科建设的相关概念。

人民健康是民族昌盛和国家富强的重要标志，公立医院的学科建设水平与其息息相关。伴随着新一轮的医药卫生体制改革推进，大型公立医院在国家卫生体系架构下的角色转换为承担主要的医疗服务、疑难杂症诊疗与危重症抢救、重大公共卫生事件应对和高层次医学人才培养以及高水平的科技创新。党的十九大报告中明确指出要"实施健康中国战略，建设创新型国家"。新时期的大型公立医院的发展已由"要素驱动型"向"创新驱动型"转变，然而由于受到各种因素的影响，大型公立医院学科建设在实践中也面临着一些问题：临床专科特色优势弱化、疑难危重诊疗水平下降、临床循证研究能力薄弱、科研成果应用转化脱节、国内一些医院科技评价导向偏离等。因此，进一步加大医院重点学科建设力度，拓展学科建设创新思路，着力打造优势明显、特色鲜明、可持续发展的学科对提升医院整体学科建设的水平和高度具有重要的意义。

第一节　学科内涵：区别于专科建设、专业建设

一、医院学科建设的概念

《现代汉语词典》中"学科"（discipline）的定义是"按照学问的性质而划分的门类"。而《辞海》对"学科"的解释为"学术的分类，指一定科学领域或一门科学的分支"。医院学科则是医学科学的分支，是医学发展的产物。医院学

科建设是指运用科学管理的思想、方法和手段，对学科建设进行科学的统筹和规划，促进和加强医疗实践中的医学科学技术发展和进步，包括人才培养、学科管理、医疗服务、科学研究、开展新医疗技术以及科研平台建设等内容。医院学科建设是医院管理的核心要素，其不仅指各个学科自身的建设，还包括各个学科的共同建设和相互交叉协作所产生的综合效能。

二、甄别医院的学科建设与专业建设、专科建设

学科建设并非高于专业建设或专科建设，而是互有交叉，各有侧重。学科建设侧重科学研究及相应人才梯队的搭建；专业建设主要指的是针对专业课程设置；专科建设主要指的是医疗质量、医疗队伍、就诊环境的建设，同时，它们三者之间的评价标准也略有差异。

（一）学科建设

学科作为高等院校或者科研院所的基本功能单元，是培养人才和科学研究的主要场所。学科建设指的是以学科为划分，对学科的研究方向、师资队伍、科学研究、人才培养、科研基地的系统建设。通常学科建设的主体单位是医科类高等院校、医学科研院所、拥有学位授予权的大学附属医院和部属部管的医院，评估主体为教育行政主管部门。

（二）专业建设

专业是按照社会对不同领域和岗位的专门人才的需要而设置。专业建设是指高校按照自身的基础，组织相关的学科来满足对社会不同领域实际工作的需求，以育人为目标，开展相应的师资队伍建设、基本条件建设以及教学计划、培养方案、教材和教学条件建设等内容。专业是高校的组成基本单位，是培养人才的主要场所，其评估主体为教育行政部门。

（三）专科建设

专科是根据某一类疾病或某一系统同疾病进行划分，利于专业技术人员在该领域深入研究。专科建设是指医疗机构把服务经营范围和自身资源集中在某一领域或范围，并向纵深发展的一种经营策略。专科作为医院的基本组成单位，是诊断和治疗疾病的主要场所，通常进行专科建设的主体单位是医院，评估主体为卫生行政主管部门。临床专科建设不仅是医院诊疗水平和综合实力的重要体现，也

是现代化医院建设的重要内容，更是医院提升核心竞争力和实现可持续发展的重要保证。

（四）学科、专业、专科的联系与区别

学科与专业是两个不同的概念。关于学科概念的理解很多，但有两点是重要的：①学科是知识存在的形态。知识的存在不是混沌一片，知识是以分门别类的、学科的形态存在的。②学科是一定领域的知识的系统化。在一定领域中，随着人们认识的深化，产生一系列的概念、命题、推理，并形成相互联系的逻辑体系，就产生了相应的学科。关于专业概念的理解也很多，同样有两点很重要：①专业是大学人才培养的基本单位，学生来到学校总是在一个一个专业地学习，学校总是在一个一个专业地培养学生。②就其本质来说，专业是围绕人才培养目标形成的课程组合。一个专业总是有一定的培养目标，围绕这个培养目标设计一系列的课程，这样专业就形成了。

学科与专业虽有不同，但又密切相关。大学的专业要依据社会分工和社会职业进行设置，社会分工和社会职业需要不同的知识结构、能力和素质要求，这成为专业设置的基本依据。但是，专业又离不开学科，要依托学科。因为，培养学生所需的知识来自各个学科，构成专业要素的课程要依托各个学科。一个专业通常要依托一两个主干学科，同时，由于课程的性质、类型不同（如基础课、专业基础课、专业课、选修课等），由此构成一个专业的课程通常要依托若干学科。高水平的学科是培养高素质人才的重要条件，没有高水平的学科，就谈不上高水平的人才培养。但是，是不是就可以说学科水平的高低与人才培养质量的高低是一回事呢？答案是否定的。学科与专业既有区别又有联系，同时，学科建设与专业建设也是既有区别又有联系。

学科建设并不等于专业建设，学科建设可以促进专业建设，但不能代替专业建设。学科建设与专业建设有不同的规律和内涵，两者要素不同：学科建设的要素主要是方向、团队、平台；而专业建设的要素主要是培养目标、教学大纲、教学计划、课程、教材、实践环节，甚至包括培养模式等。学科建设的成果需要转化成专业建设的成果。但学科建设的成果不能自动转化成专业建设的成果，必须经过人们有意识的转化。同时，专业建设好了，也会促进学科建设。

学科包含专科的内容。专科建设侧重于临床，以提高医疗质量为中心，出发点和归宿是医疗服务。医疗服务满足社会的需求以及患者的满意度是判断专业建设成效的重要指标。学科建设在包含临床诊疗的基础上，涵盖科学研究、临床教学、人才培养等方面内容，更加侧重于高层次、前沿性、高水平的科学研究成果产出，拥有一批高水平复合型人才队伍，在一定科学和知识领域形成有特色和优势的学术。

三、医院学科建设核心内容

既往人们普遍认为医院学科建设是医院大力发展科学研究，这可能与我国医院的科学研究与发达国家还存在一定的差距有关。但随着时代的进步，学科建设的核心内容也逐渐发生改变，主要体现在以下方面。

（一）担当立德树人的政治使命

我国公立医院具有显著不同于西方医院的一个特征，那就是肩负着为实现"两个一百年"奋斗目标和中华民族伟大复兴的中国梦打下坚实的健康基础，因此，培养担当民族复兴大任的医学科学人才显得尤为紧迫。长期以来，我国大部分高校附属医院在学科建设的实践中，要么将学科建设看成主要是科学研究的创新和医师队伍的建设，重视学科的科研创新和高层次人才引培；要么将学科建设等同于学位点的建设，重视医学研究生教育，这两种倾向均忽视了立德树人在学科建设中的作用。不少学科评估体系也是如此，例如，教育部学位中心组织的前四轮学科评估和复旦大学医院管理研究所主办的"中国医院排行榜"基本上都将立德树人该项指标置于评估体系边缘。高校附属医院除了做好社会医疗服务工作，还需要培养高素质的人才和产出高水平的科研成果。学科是人才培养和科学研究的基础与依托，没有高水平的学科，很难培养高素质的人才和产生高水平的科研成果。从这一点来说，学科是高校附属医院发展的基础和条件，具有工具的性质，因此，学科建设可以成为高校附属医院发展的目标，但是，一定要和高校附属医院发展的目的联系起来才有意义，也就是说，学科建设的成果一定要体现在人才培养和科学研究上。目前，大多数人已经认识到学科建设的成果要体现在科学研究的产出上且付出诸多实践，但在对于人才培养的认识和实践仍不到位。学科要产出高水平的科研成果，一支结构合理、训练有素的人才梯队是决定学科兴衰与成败的关键，更是实现中华民族伟大复兴的关键。因此，要突破对既往学科建设狭隘的理解，拓宽视野，将人才培养，特别是"本硕博"教育作为学科建设的重要内涵，在专业课程的设置、教学工作的改进和师资队伍的建设上加大投入。

（二）改变科研主导的评价体系

2018年5月，习近平总书记在北京大学师生座谈会上，借鉴北宋史学家司马光的"才者，德之资也；德者，才之帅也"这一论断，强调"人才培养一定是育人和育才相统一的过程，而育人是本。人无德不立，育人的根本在于立德。"坚持人才培养在学科建设中的中心地位，就要将人才培养作为学科评价的重要内涵。国际上较有名的学科排行榜单普遍存在"重科研、轻人才培养"的特点，受其影响，国内很多评价机构和医院也表现出相同的倾向，人才培养的中心地位在学科评价中的体现明显分量不足，与立德树人的根本要求严重相悖。很多学科评价实际上是以"学科评价"之名行"科研评价"之实，严重背离学科的内涵。例如，之前广受关注的 ESI 学科评价，只是简单地依据高水平论文的发表篇数、被引频次等数据，明显就是纯粹的科研评价而不是学科评价，甚至将其认为是科研评价都是片面的，因为这一评价仅仅评价的是论文和论文在学术共同体内产生的学术影响，这与国际科研评价越来越重视科研成果的社会相关性、社会影响力的趋势不相符合。南京大学在 20 世纪 80 年代率先采用科学计量的方法，将 SCI 等一系列国际检索系统应用于本校的科研、学术评价和人才培养中，取得了突破性的进展，使该校的理科学科建设成效显著，同时，也引起工科的"效仿"。南京大学的工科在后续的几年内引进的优秀人才中，留下的均争相发表 SCI 论文，被同化成"理科式"的人才；离去的则是在这种氛围下寸步难行、无法施展才干的人才，对于该校工科的多元化发展产生了不利的影响。最后我们来反思，南京大学该项举措虽然在早期取得了显著的成效，但过分重视甚至依赖该项举措则存在一项缺陷，即 SCI 只是评价学科成效的一个维度，只能从一个角度来衡量研究成果的原创性和影响力，并不能完全代表研究内容的质量和学科的学术整体水平，尤其是在要求科研创新的 21 世纪，可能会导致学科内部的培养模式和人才梯队的固化和同化，不利于学科的交叉融合，甚至在某种程度上阻碍学科的发展。因此 2018 年 10 月，习近平总书记在全国教育大会上强调："要扭转不科学的教育评价导向，坚决克服唯分数、唯升学、唯文凭、唯论文、唯帽子的顽瘴痼疾，从根本上解决教育评价指挥棒问题。"同时中共中央、国务院也正式印发《深化新时代教育评价改革总体方案》，不断提高教育评价改革的系统性、整体性、协同性，有效调动医院科研人员的积极性和创造力，提高医院科研工作的水平和质量。另外，国内还有一家比较有名的"最好学科排名"，其评价指标仅仅包括"高端人才""科研项目""成果获奖""学术论文"等四个方面，将人才培养完全排除在外，也是比较纯粹的"科研评价"。显然，用这样的"学科评价"指挥学科建设，将完全背离学科的内涵和政治使命。学科评价只是一种"以评促建"的手段而非炫耀排名，评估的目的是保障学科发展的质量，其出发点和最终的归宿点都应该落脚到"培养医学科学人才"和"重大科技成果产出及应用"两个层面。因此，医院要逐渐改变过度重视以科研排名为导向的科研评估体系的看法，在"第三方"评估体系之外还要重视自身学科评估体系中人才培养相关指标的构建。

（三）强化服务国家发展的能力

2015 年国务院发布的《统筹推进世界一流大学和一流学科建设总体方案》明确指出，一流学科建设要"以支撑创新驱动发展战略、服务经济社会发展为导向""为实现'两个一百年'奋斗目标和中华民族伟大复兴的中国梦提供有力支撑"。显然，今天在知识转型和实施创新驱动发展战略的时代背景下，学科建设不应再延续传统、纯粹的学术至上的学科建设路线和模式，学科建设的方向和内涵要进行重大调整，建设范式要进行重大转变。在服务导向下，一流医院的学科建设不再是关注传统的学术型学科，要重新理解学术，以服务为导向、支撑国家战略和经济社会发展的"应用学术""创业学术"应在一流学科建设中得到承认和尊重。

公立医院利用自身医疗资源优势开展科技创新和成果转化是驱动医疗健康产业和经济发展的重要一环，在 2015 年原国家卫计委发布的《关于全面推进卫生与健康科技创新的指导意见》中明确指出要"打破重要专利药物市场被国外垄断、高端医疗装备主要依赖进口的局面，从根本上缓解看病贵，迫切需要科技创新；在生命科学和生物医药技术等前沿领域实现新突破，满足国家战略布局需求，根本在于科技创新。"我国公立医院作为医疗健康服务产业供给侧最重要的一员，同时，也是与工科、理科等学科进行思想碰撞、融合的重要场所。欧美现代医药产业由于起步较早，其高校及其附属医院已与企业结合形成相对成熟的生物医药产业园模式，其中美国已经拥有全国近六成的生物医药专利。通过资本引入和建立支撑服务体系来实现技术孵化和科技成果转化，参与并且服务于创新。以斯坦福大学生物医药孵化园为例，通过借鉴硅谷科技园中对产学研的运行经验，为医疗科技领域的创新者创立了 51 家科技公司，产生了 400 多项专利，获益患者超过270 万，筹集资金逾 7.079 亿美元。同样，美国克利夫兰医学中心也积极联合其他大学，支持心血管等领域的先进医疗技术开发、孵化和商业化，取得了卓越的成效。虽然我国近年不少医学院校开始在科技创新与成果转化方面发力，但目前仅有四川大学华西医院因布局较早，形成了较为完善的科研创新体系。"华西模式"依托西部区域优质的医疗资源和科研实力，整合了从基础到临床全产业链的各个环节，拥有"医产学研"协同创新实体。同时，华西医院依托较为完整的医药产业园体系不断推进医学成果转化，包括每年签订技术合同 1000 余份（合同金额达2.5 亿元人民币）、"人工肝"专利转让梅奥医疗的知识产权输出以及技术作价投资成立 8 家生物医药公司等令人刮目相看。

（四）融合并创新医院学科文化

医院文化是指一所医院在其创建和发展历程中，在其一定的社会历史条件下，在其长期医疗实践活动中所形成的，为医院多数员工接受并共同遵循的具有本医院特色的最高目标、基本信念、价值标准和行为规范以及与其相适应的理念形态文化、制度形态文化和物质形态文化的复合体。学科体系建设的能力和水平与医院文化的塑造息息相关。2021 年国务院办公厅印发的《关于推动公立医院高质量发展的意见》强调要"建设公立医院高质量发展新文化"，通过"挖掘整理医院历史、文化特色和名医大家学术思想、高尚医德，提炼院训、愿景、使命，凝聚支撑医院高质量发展的精神力量"等一系列举措，最终"以充满人文关怀的医疗服务赢得患者、社会的信任和尊重"。

公立医院的文化融合创新是一个复杂的系统性工程。首先就是坚持将公立医院的公益性作为根本，公立医院是我国医疗服务体系的构成主体，也是为患者解决疑难病、危重病、罕见病，提供高质量的医疗服务的主要场所，一旦偏离公益性那么必然会给医院乃至社会的发展带来严重的影响。例如，新冠疫情暴发以来，我国公立医院救治了 98% 以上新冠肺炎患者，承担了急难险重的任务，是当之无愧的中流砥柱，公立医院的公益性优势凸显。

其次，公立医院的医院文化建设应当具有传承性，充分挖掘医院在数十年间的发展历史，打造具有本院特色的文化品牌，彰显优秀传统理念和人文情怀。我国不少公立医院都是经历了几十年，甚至上百年的发展历程，其中不乏有着一些担当国家重任、心系民众疾苦的感人事迹。通过一个个细节和故事，凝练出本院的特色文化和精神。通过医院顶层设计，杜绝形式化、口号化和标志化，对医院的日常医疗服务、社会公益工作、科研成功等方面进行全面宣传，弘扬群体向上向善的正能量，发挥文化的滋养和支撑作用。

因此，医院学科建设要坚持"不忘本来、吸收外来、面向未来"，既要深入研究关系国计民生的重大课题，又要积极探索关系人类前途命运的重大问题；既要准确判断中国特色社会主义发展趋势，又要善于继承和弘扬中华优秀传统文化精华。要坚持"立足中国、借鉴国外，挖掘历史、把握当代，关怀人类、面向未来"，以我国实际为研究起点，着力解决经济社会中的重大战略问题，着力构建具有自身特质的学科体系、学术话语体系，成就当代学科的特色和优势。

（五）有组织地开展学科建设活动

医院过去普遍存在"重资源投入、轻制度建设"的情况，许多学科都是虚拟、拼凑的。项目申请下来，拨款分配后各个项目负责人自己干自己的事，这也就是当今医院学科建设效率低下、出现边际效应递减的原因。而今医院学科建设就是要突破这种"手工小作坊"模式，加强组织和制度的建设，要从组织建设的角度重点思考医院的学科建设。

合理、规范的学科建设制度是推动学科建设顺利进行的良好保障。同时，也是实施医院学科建设战略规划的基本保证。医院在做好学科建设规划的基础上应当及时地出台相应的配套管理制度，检查制度考核制度和评估制度。对医院的学科建设进行全程的规范化动态管理，把握时机和调整学科建设的方向，推动学科建设工作的良性运行。在制度的制定过程中，必须以学科建设的战略规划为依据，注重制度的完整性、规范性和可行性，切实保证各项学科建设工作落到实处。

四、医院学科建设的原则

（一）系统性原则

医院是一个同时具有学术特征和行政特征的组织，医务人员既属于某一学科和研究领域，又属于某一行政组织。因此，医院的组织结构呈现出由学科和行政两条主线构成的矩阵结构，这种独特的组织结构使医院的管理体制和运行机制变得错综复杂，甚至松散无序。学科建设是一项涉及医院多临床科室、多方面的工作，包括医疗、教学、科研、人才、方向、学术交流、基本条件等多个要素，这决定了学科建设的复杂性。因此，医院必须将学科建设看作一项系统工程，协调好各个相关职能科室之间的关系，尽可能减少冲突，形成一致的合力，提高学科建设的质量和效益。不难看出，无论是从医院管理组织机构的特点，还是从学科建设的要素来看，必须将医院的学科建设放在一个完整、综合的系统中来开展，综合考虑系统中相互关系、相互依存和相互作用的要素，根据系统的整体性、相关性和有序性来开展学科建设。

（二）适应性原则

医疗必须适应医学发展的需要，这是医疗的基本规律。学科是医院、临床科室实现其职能的基本平台，学科的适应性直接决定着医院、科室的适应性。医院应该按医学发展规律及实现可持续发展对人才的需求，紧紧把握人才培养和科技发展方向，确定学科体系、调整学科布局和设置学科方向，同时，积极推进临床、教学、科研合作，充分发挥学科在人才培养、科学研究和社会服务中的重要作用。

简而言之，医院的学科建设既可以输送本学科领域国家急需的高层次人才，又可以解决本学科领域关键性的理论与实践难题。主动适应医学需要是医院学科建设保持活力的健康法则和基本理念。

（三）发展性原则

发展性是适应性的逻辑要求，学科建设要适应医学发展的需要，就必须坚持发展性原则。大家熟知，医学是不断发展的，人类的需求也在不断变化，这就决定了医院的学科建设不能一劳永逸，唯有不断调整学科结构，提高学科水平，催生新的学科生长点，才能适应社会变化和医学发展的需求。

坚持发展性原则，也是学科发展的逻辑要求。一个学科诞生之后，如果没有发展，就不可能走向成熟，相反，可能在长期的停滞中逐渐走向衰亡。学科的发展是一个动态的过程，布点开始，研究方向从一个到多个，然后形成独立学科，进一步变成成熟学科；医务人员尤其是学科带头人通过培养和引进从无到有、从少到多；科研成果从低水平到高水平；科研条件从较差到相对较好；人才培养质量逐步上升，都有一个螺旋式上升的过程。在这一过程中，学科的发展不仅包括提高学科质量和水平，也包括增加和构建新的学科，还包括改造、调整甚至取消一些无社会需要或无生命力的学科，最终使整个医院的学科形成一个优化的生态系统。

（四）重点建设原则

辩证唯物主义认为，均衡发展只能使事物保持渐进态势，不可能获得大的突破；非均衡发展才能使事物发生质的飞跃，取得事半功倍的效果。任何一所医院其资源无疑是有限的，如果医院在分配资源方面对所有的学科一视同仁，齐头并进地搞学科建设，势必造成资源配置分散，无法促进学科建设发生质的突破。为此，学科建设应该突出重点，对医院重点学科、重点方向、重点带头人、重点基地等给予优先建设和倾斜投入。

在学科建设中，分清主次，突出重点，实施非均衡发展战略是十分必要的。任何一所医院不可能在每个知识领域都拥有最好的资源，居于领先水平。一所医院要成为一流医院，最好先在一两个学科领域取得突破，达到一流水平，然后再带动其他学科的整体水平。事实上，世界各大医疗机构无一例外都是因为在某个或几个学科上处于世界领头地位，而并非所有学科都是一流。因此，在学科建设中，每家医院都有必要明确自己的建设重点，通过若干重点学科的建设带动整个医院学科水平的提高。尤其是在经费投入有限的情况下，医院学科建设更要坚持"有所为，有所不为"的原则，分清先后，按轻重缓急决定投资比重。假如资金分散使用上面面俱到，只能导致资金利用率及效率不高，哪个学科也建设不好，哪个方向也建设不好。医院应该把有限的资金投入研究方向明确、优势特色突出、学科梯队整齐、结构合理、教学和科研水平较高、基础条件较好的学科。

诚然，实施学科重点建设战略，并不意味着可以置其他学科于不顾，医院的学科建设还必须积极发展多学科群，特别是优势学科的学科群，比如以心血管外科为特色学科的话，就必须发展超声影像科、心血管内科、胸外科，即围绕着心血管疾病优势学科群。从生态学的角度看，如果一所医院的学科结构布局不合理，仅有少数几个重点学科，不仅不能形成高水平的整体医疗服务实力，而且这些重点学科本身的发展也会受到其他学科发展水平的钳制。况且，重点学科建设的目的绝不限于重点学科本身，还在于其示范和辐射作用，在于其能够带动一般学科和新兴学科的发展。因此，医院应该按照"区分层次、分步发展、突出重点、整体推进"的原则对学科进行规划与建设，通过重点学科的建设，最终带动医院整体学科水平的提高。

（五）突出特色原则

所谓特色，就是"事物所表现的独特的色彩、风格等"。突出特色是学科建设的根本所在，虽然医院的学科都是根据国家的学科目录进行设置的，但是不同医院的同名学科一般都具有不同的特色。学科特色不仅是一所医院的医疗特色所在，也是一所医院的生命所在。一所医院，如果有一个或几个独具特色的学科，这所医院就能在一定区域产生影响，就能在医疗市场竞争中立足。医院的学科建设要注重培育自己的特色学科，竭力形成学科特色。这种特色可以是在某一些领域，也可以是在某一些方面，甚至还可以是在某一点上。突出特色是学科建设的一种策略，医院应该重视通过培育特色形成自己的优势，做到"人无我有，人有我优，人优我精"。

（六）生态优化原则

人类知识原本是一个整体，随着科技的发展，知识虽然划分为各种不同的学科，但这些学科并非绝对割裂的，而是在一定程度上相互依存、相互联系的。如果孤立地建设一个学科，即使该学科取得暂时的发展，也难以持久，更不可能形成良好的学科环境，最终将影响人才的培养。学科具有生命体的现象，从单个学科的发展来看，可以区分其诞生、成长、繁荣、衰老乃至衰亡。从多个学科之间的关系看，它们可以互为输入、输出，彼此影响，互为营养，并能交叉、繁殖，产生新的学科。国际知名的医院各学科之间不仅存在链状关系，而且还有网状关系。因此，医院的学科建设应该重视形成合理的学科门类结构，并设法在同一学科门类、一级学科和二级学科内部形成由主干学科、支撑学科、配套学科、相关学科、基础学科、交叉学科共存共荣的结构优化的学科生态系统。学科生态系统是医院各学科共生、共栖的环境。不同的学科、学科群以及学科群落可能有不同的规模，但不论大小都不是学科的随意拼盘，而是有规律的有机共生，彼此相互提供营养，相互作用。同时，结构优化的学科系统相对比较稳定，也容易产生生态边缘效应，催生新的学科。从世界各国的经验来看，世界一流的医院几乎都是真正的综合性医院。从某种意义上说，没有综合就很难有高水平，没有综合也很难有高水平的学科，综合性是达到高水平的重要条件。

　　总而言之，医院学科建设是一个动态过程，伴随着社会发展而发展，永无止境。同时，医院学科建设也只有不断追求进步和发展，才能适应学科以及社会发展的需要。

第二节　学科设置分类：物以类聚？科以病分？

一、医院学科设置分类依据

　　医院科室设置是为了更好地发挥医院的整体功能，与在临床医学领域中的学科分支有密切关系。当前医院学科分类主要是按照常规的《中华人民共和国国家标准学科分类与代码》（GB/T 13745—2009）和教育部《学位授予和人才培养学科目录（2011年）》对医学学科的规定，临床医学为一级学科，其下又可分为不同的二级学科。医院相关的二级学科有内科学（心血管病、血液病、呼吸系统疾病、消化系病、内分泌与代谢病、肾病、风湿病、传染病）、外科学（普外、骨外、泌尿外、胸心外、神外、整形、烧伤、野战外）、儿科学、老年医学、神经病学、精神病与精神卫生学、皮肤病与性病学、影像医学与核医学、临床检验诊断学、护理学、妇产科学、眼科学、耳鼻咽喉科学、肿瘤学、康复医学与理疗学、运动医学、麻醉学、急诊医学、口腔临床医学、营养与食品卫生学等。

二、学科设置分类调整逻辑

　　20世纪80年代，极具生产性的市场逻辑成为支配学科布局调整的重要方向，经济效率和市场竞争力成为一些大学新增和裁撤学科时优先考虑的标准。同时，由于信息技术的飞速发展，大数据、人工智能、虚拟仿真等新兴学科与交叉学科成为大学里耀眼的学科新星。

从学科分类的历史发展来看，学科一直处于动态的变化调整中，不同历史节点，影响学科调整的因素不同，学科的布局也就呈现相应的差异。总的来看，学科的生长逻辑呈现"高度综合－高度分化－高度分化＋高度综合－高度综合"的趋势脉络，分化是所有学科发展的必经阶段，新的统一建立在成熟的分化之上，我们目前正处于并将长期处于第三个发展阶段，即"高度分化基础上的高度综合"，部分学科向纵深化、精细化方向持续分化，以寻求新的知识分支；同时，各门学科交叉融合，联系越来越紧密，以应对应用情境中的复杂问题。21世纪是科学"统合"的世纪，现代科学的发展使人们越来越意识到医学学科内部、与其他学科的界限已不再泾渭分明。

当原有科室设置不能适应医院的医学科学技术的发展需求时，可以适时地作出相应的调整。学科专业调整包括两个基本方面：一是学科划分的调整，专业较强的专科医院或综合性大医院通常会根据医院发展和市场需求设置亚专科，如骨外科下设脊柱外科、手足外科、关节外科、骨肿瘤外科等。二是通过医院所处环境和自身定位，对学科专业点布局进行调整，发展具有医院本身特色的学科。一方面的调整是体系性调整，影响面大，要谨慎，但也可以有所作为，如增设交叉医学学科门类，推动新兴交叉学科发展，有的学科可以保留其形式，调整丰富其内容，使学科设置因势而进；另一方面，要注重发挥医院主体作用，促进医院主动适应社会发展，从满足国家急迫需求和长远需要出发，增强应变能力，主动担当，凝练方向，发挥优势，形成特色，作出贡献。医院领导要注重宏观把握，注重学科发展相关的制度建设，坚持依法施策，适时适度调控，不断优化医院学科的结构布局，提升高层次人才培养能力和知识生产能力。

第三节　学科建设任务：医教研等协同发展

学科建设是医院建设和持续发展的基础，是医院建设和发展的驱动力，是一项带动医院全局的基础性工作。学科建设的水平直接反映医院的整体实力、学术水平和管理能力。2017年我国教育部、财政部、国家发展改革委印发《统筹推进世界一流大学和一流学科建设实施办法（暂行）》，要求建设单位服务国家急需，坚持"面向世界科技前沿、面向经济主战场、面向国家重大需求、面向人民生命健康"。作为"双一流"附属院校，加快建设一流学科建设更是责无旁贷。如何建设一流学科？应从学科建设职能入手，即人才培养、社会服务、科学研究、教师队伍建设、文化传承创新。

一、科学研究与人才培养

科学研究与人才培养是学科建设的基础性工作。该学科的人才培养和科研成果的水平是检验学科建设成效的根本标志之一，医院各个学科是根据院校所承担的人才培养和科学研究的任务进行设置的。人才培养是学科建设的关键和重要支撑，是公立医院的核心竞争力。没有好的人才队伍，学科的后续发展就无法保证。因此，医院的学科建设过程中需要不断完善合理的人才梯队建设，本科生、研究生的教育，医师的再教育过程，科室层面培养。学科的层次与人才培养的层次是相互作用的。高层次人才的培养依赖于高层次的学科，高层次的学科建设离开了高层次的人才培养任务也无法实现。

科研工作依赖学科的优势和学术声誉，获得课题和开展高水平的研究是学科建设的基础，高水平的科学研究是学科特色与优势形成的重要途径，是促进学科交叉、融合与创新的重要动力，科学研究在促进学科建设的同时，也可不断地吸收学科建设的营养，一些缺乏前期研究工作基础的医学研究项目犹如"无根之萍"，会损耗学科内部的为数不多的资源，使学科建设效率低下。学科建设注重的是凝聚学科优势方向和可持续发展，具有一定的政策导向性，这是与研究者个人进行自由探索性的科研最大的区别。

二、学科管理

学科管理是一项管根本、管长远的措施。医院是一个人才济济、技术密集型的单位，如何创新学科管理，最大限度地营造良好的人才培养的环境，调动医务人员的积极性，是摆在医院管理者面前的核心问题。学科管理的主要内容包括学科规划、学科监督评价等。

学科规划是保证学科长久稳定发展纲举目张的关键，医院管理者应当针对本医院的宏观定位，突出发展的重点目标，其规划的科学性直接决定医院学科建设成效的上下限。学科规划制订前首先针对医院现有学科进行全面分析，并将其与全国、省、市、区（县）内进行横向比较，合理定位各个学科目前所处的水平，找出各自的优势和不足，遴选一批医院特色学科为重点培养和发展的目标，使学科建设有的放矢。同时，处理好优势学科和弱势学科、老学科与新兴学科、临床学科与医技学科间的关系。尊重差异学科建设的"差异原则"，在学科资源的分配过程中将有限资源向重点学科倾斜并提高其利用率，不能为追求纯粹的平等而"削足适履"。进一步整合优势学科资源，突出学科特色，合理规划每个学科近期、中期和远期的目标。

学科监督与评价是加强学科内部管理、提高诊疗水平的重要手段。不仅要提前规划布局和制定政策扶持学科发展，也要坚持采用"评建结合"的方式，确保前期规划的资源能够有效地用于提高学科建设内涵质量。通过对医院内部各个学科的人才队伍、医疗效益、科研产出等多个环节进行动态的考核，设立符合医院实情的学科评估体系，使学科评估细化、量化、具体化，减少主观性，根据每个学科的综合实力划分为不同的级别，为医院制订学科建设资源分配提供有效的依据。同时，还要通过不断地总结学科评估结果，动态地分析学科实力变化的趋势，找出科室发展中存在的问题和不足。结合数据与实际情况分析，总结学科建设中经验教训，明确学科下一步的方向，加强医院对学科建设的总体规划和分类指导，保证学科建设持续稳定地发展。

三、社会服务

对于高校附属医院而言，社会服务包括提供医疗服务和承担社会责任。医院医疗服务的水平直接反映医院的技术水平，并在社会上形成影响。高品质的医疗服务不仅意味着高水平的医疗技术、及时的诊断和治疗等，还要求为患者提供温馨、舒适的就医环境，高效的医疗服务流程，良好的医患沟通，适宜的医疗服务价格以及良好的服务态度。医院学科发展要适应随社会进步不断变化的医疗市场需求，满足医疗需要与医疗技术水平之间的差距。随着科学技术的飞速进步，患者对医疗效果和医疗技术的期待不断增长。疾病谱结构的改变，反映了疾病防治重点的新变化，为医院学科发展提供了重要的信息和方向。医学模式逐渐向"生物－心理－社会"医学模式转变，使医院功能向以医疗为中心的预防、保健、康复一体化保障转变，医院学科为履行这一项职能的核心技术，必须努力拓展预防、保健、康复功能，促进学科的交叉融合，开辟学科发展的新领域。

卫生健康部门高度重视医疗服务，其主导的临床专科建设主要围绕提升专科医疗服务能力展开，围绕威胁人类健康的重大疾病（如心血管系统、神经系统、急危重症、呼吸系统、消化系统、妇产系统疾病）临床需求，开展专科核心能力建设。一是密集布局医院专科能力建设，引领公立医院高质量发展新趋势。《关于推动公立医院高质量发展的意见》提出，以满足重大疾病临床需求为导向建设临床专科，重点发展重症、肿瘤、心脑血管、呼吸、消化、感染、儿科、麻醉、影像、病理、检验等临床专科，以专科发展带动诊疗能力和水平提升。《公立医院高质量发展促进行动（2021-2025年）》进一步明确，实施临床重点专科建设"百千万工程"，建设国家临床重点专科群，加强特色专科、平台专科、薄弱专科建设。到2025年，建成一批国家级、省级和市县级临床重点专科，区域专科医疗服务同质化水平显著提升。二是牵头拟订专科能力指数等考核指标，引导医院大力提升专科技术水平和病种质控水平。《"十四五"国家临床专科能力建设规划》《国家三级公立医院绩效考核操作手册（2022版）》在对医院临床专科能力建设作出相关要求的同时，引入了专科能力指数等评价概念，引导医院高度关注专科覆盖的病种例数、四级手术占比、微创手术占比、平均住院日、次均费用、中低风险组死亡率、单病种质控等相关参数，持续加强专科医疗服务能力建设、医疗服务质量及医疗服务效率提升。

大多高校附属医院属于公立医院，而我国公立医院的本质定位是"承担一定福利职能的社会公益事业单位，不以营利为目的"。但是，随着我国城镇化的步伐加快、人口老龄化、环境变化带来疾病谱的改变和肿瘤发病率逐年增高等因素的影响，公立医院所应当承担的社会的责任也越来越重。大型公立医院通过多种手段对地方医院进行技术、品牌输出，对提升当地医院的医疗技术及管理能力，缓解当地居民看病难题起到积极作用。一是通过输出先进医疗技术和最新防治理念，提升地方医院的医疗技术和防治能力，搭建一个分享技术、科研成果与实践经验的交流平台。二是通过挂牌授权成立培训中心等模式，提升当地医院的知名度和自身品牌价值的认知度，提升合作方医院在当地的影响力，也使医学专科技术得到了发展与提升。三是通过参与突发公共卫生事件和重大自然灾害等抢险任务，积极发挥党员优势和医疗技术专长；针对医院特色开展大病重病救治，避免因病返贫和因病致贫；响应国家要求开展"援外援疆"等对口支援任务，从科室长期规划、设备配置、人才梯队培养等方面协助受援医院进行重点学科建设，进一步提高受援医院医疗服务能力。

除了医疗技术扶持之外，医院往往还需发挥自身医疗资源丰富的优势，积极与其他学科和社会企业对接合作。第四次工业革命中产生的新理念、新技术、新方法在医药卫生和生命科学领域的应用是一个长期的过程，需要花大气力深入探索，人力、物力、财力的前期投入巨大，医院难以独自面对挑战。反观以大数据、移动医疗、云计算、智能机器人、数字影像等前沿技术领域为先导的相关医疗产业，均需要结合机械工程、数学、计算机等多个非医学学科的核心技术支撑；同时，研发产品面向生产和市场，需要企业提供大量的产业技术人员、资金和产业技术问题及其解决方案。通过发挥自身医疗资源的优势，将医疗需求的设计制造相结合，进一步推动我国科学技术和社会经济的发展。

四、科研平台

高水平的学科不仅要有高水平的学术队伍，而且要有先进的教学和研究条件。条件建设主要是指高水平的研究室和信息设施的建设，如果没有科学的实验手段、先进的实验设备和良好的工作条件，某个学科要想在当代科技前沿上取得标志性的科研成果，取得新的发现、创新和突破几乎是不可能的。同时，科研平台的开放性能带来互动性，通过开放共享，建立有效的运行机制，释放开放服务活力，实现不同科研机构和团队之间科技信息、学术思想、科研活动和科技人员的互动。这既有利于科研平台整合社会各类科技、人才、资金、技术等资源，产生更多更优秀的成果，更好地服务区域经济社会发展，又有利于科研平台科技创新能力的进一步提高，从而促进学科的交叉、融合和发展。

五、文化创新

学科文化是学科在运行和演进过程中基于其自身知识、学术特点自有的或人为赋予的价值与规范体系，是学科生存方式的历史凝结。作为一种文化传统，学科文化使各种学术生活和学术制度的血脉延续成为可能，在实践中成为划分学术领地、评价学术水平、配置学术资源、分化学术阶层的内在力量。发挥与优化医院学科文化功能是学科内涵式发展的必由进路，也是一流学科建设乃至提升医院核心竞争力的重要手段之一。一流学科文化是孕育一流学科的重要土壤，有利于形成科学的学科发展机制，医院学科文化应当从以下方面进行创新。

（一）加强学科间的汇聚融通，建立包容性的学科文化生态

在学科文化建设上，既要彰显个性文化，还要构建包容的学科文化生态，推进不同学科文化的互动与融合，以文化包容促进机制创新，消解学科冲突风险。学科文化包容不仅指学科知识的融合与交叉，同时也是对学科规训机制、学术生活习惯以及学科思维理念等的尊重与理解。对此，要从以下三方面着手：①转变观念，弱化学科的"边界"与"行政"职能。学科是知识体系的划分，但这种划分具有人为的计划特性，人为设计的"边界"区隔了知识的内在联系。在我国，

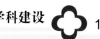

这种设计的"边界"甚至演变成僵化的、行政指令性的学科专业目录。对学科制度要辩证审视，本质上学科是暂时的、动态的、开放的知识体系划分机制，不能静止、僵化、孤立地对待，维持学科边界的开放，是学科包容与融合的重要前提。②搭建学科会聚交融的实践载体。现代医学学科体系日益细化与专业化，但在面临复杂疾病时，单一学科知识往往无法有效解决，在学科知识生产阶段，有必要建立跨学科生产机制，而在学科知识传播阶段，则需要构建跨学科学会组织和学术刊物。不仅如此，在人才培养、教学以及科研议题设置上也要进行制度安排。③建立包容、协同的学术共同体。"凡是在人以有机的方式由他们的意志相互结合和相互肯定的地方，总是有这种方式的或那种方式的共同体"，医院各个学科组织是由不同目标追求的学术共同体凝聚构成，学科冲突往往就是学术共同体之间的冲突，因此，要解决学科冲突就有必要在学术部落层面进行文化融合，一方面推进扩大学术共同体之间的价值共识，形成跨学科文化整合机制；另一方面在实践层面推进医院内部学术共同体协同创新，增强规范整合。

（二）平衡自由与规制，创新学科文化

学科建设不仅需要自由，也需要适当的规制，自由是真理探索的必要条件，规制是保证知识生产的效率、方向以及学术道德的重要力量，在根本上规制的权力来源于知识自身。①现代医院在学科战略上虽然明确了知识发现与技术创新的价值取向，但仍然没有实现从知识传递为主导的基层组织制度到知识发现为主导的基层组织制度转变。事实上，医院的结构特点决定了大部分学者集中在组织机构的底层，即在基层学术组织中从事医疗、教学和科研活动，从而形成医院蓬勃发展、不断创新的动力源泉。要改变这种现状，从根本上推动学科发展，就必须建立基层学科组织为主导的学科成长机制，赋予基层学科组织学科发展的决策与执行权力，即下移学科组织权力重心，改变科层体制，建立扁平化、矩阵式的学科组织形式。②学科评价不仅是衡量学科发展水平的重要手段，同时，也是学科建设的重要导向。创新学科评价方式，就是要切实构建起以质量和效用为核心的评价机制，杜绝唯数量论。一流学科的"一流"意味着该学科的发展具有引领性和原创性，其评价的标准关键在于学科所汇聚的公认有影响力的学者以及公认的重大理论与实践创新成果，而非简单的数量叠加。

（三）推动学科文化开放，打造先进的学科文化

学科文化以某类知识体系为基础形成，而知识、真理具有普适性和宇宙性，这为学科文化开放及其与世界一流医院学科文化衔接与融合奠定了前提。文化的

先进性是制度先进性的基础，一流学科建设需要世界一流的文化理念。对此，需要从两个维度着手：在实践层面，推动医院学科文化走向开放，打破原有封闭的文化圈层结构与模式，推动医院传统的学科精神、学科行为与国际接轨，保证学科文化系统要素及其边界的开放性。在实践中，坚定文化自信心，加强医院与世界一流医院的交流合作，通过开展学科文化论坛、观摩学习、学科团队引入等变革传统学科文化生态，不仅要重视引进人才的学科知识，也要发现和挖掘其所内化的学科文化基因。在理论层面，不断加强对世界一流医院的研究，对其文化特质与建设经验进行系统梳理，并促进其与我国学科建设相结合，融入学科发展实践，塑造中国特色、世界一流的学科文化。值得注意的是，照搬其他医院的学科文化，容易产生"水土不服"的现象，除了本身理念差异之外还有学科文化的差异，医院要保持对本学科文化自信。

第四节　学科建设管理：发挥专家作用

基于医院不同主体所处的地位和角色不同，对于学科建设的定位、属性和组成要素的认知与理解也不尽相同。多数公立医院成立学科建设管理委员会或学术委员会，下设学科建设办公室，统筹各学科建设与管理工作。

一、学术委员会设置与职责

学术委员会应由医院所属学科的代表组成，在研究领域、工作经验、年龄分布上能够代表医院学科建设的总体布局。委员总人数应为不低于 5 人的单数，换届时由医院党政联席会议及当任学术委员会主任联合商定新一届委员会的人数，推举新一届委员会委员候选人。学术委员会委员及主任委员经表决通过后须报医院确认，确认后由院长正式聘任。任期一般为 4 年，可连选连任。学术委员会的职责是全面负责医院学科建设。

1. 建议、审议医院科学研究、学科建设、教育教学、师资队伍等学术相关发展规划、重大制度和措施，并帮助、监督其实施。

2. 提议院学位委员会、专业技术职务聘任委员会等与学术发展相关的委员会的提名和组成、审议由上述委员会提请校学术委员会审议的学术事项。

3. 评定重大学术奖励、教学奖励的申报推荐；评议教学、科研成果水平，教师教学、学术水平；评议学院设置的科研、教学奖励。

4. 评议学术争议和学术不端行为，维护科学道德规范。

5. 审议由 1/3 以上委员联名提出的学术发展方面的重要议题。

6. 促进学科交叉和学术交流，建设和倡导自由创新的学术文化，组织学术活动。

7. 审议、咨询由医院委托的其他重大学术事宜。

学术委员会是在医院党政领导下实行管理。其学科建设管理职能的区别在于，院党委主要负责"管大局、把方向"，即关注医院学科的发展理念和发展总体方向，而这种方向理念需要学术委员会和相关职能部门在具体的管理工作予以细化和落实，需要广大学科带头人及学科成员不断地实践，须重视组织变革和制度建设，打破现有组织结构和设置。

二、学科建设管理部门职责

学科建设管理部门职责（学科建设办公室）是领导小组下设的日常办事机构，是医院学科建设具体实践的管理者，其主要职责包括：①起草各类学科建设规划方案；②负责重点学科的立项检查监督和验收等管理工作；③负责学科重点建设工程的建设管理工作；④负责学科评估及成效评价工作；⑤负责学科建设管理制度的制订工作；⑥负责其他学科建设日常性工作。因医院不同部门之间的角色定位不同，学科建设部门应当有组织地牵头加强部门（科研部门、人事管理部门、研究生教育管理部门等）之间的沟通协调，明晰整体建设目标和建设内容，减少微观操作层面的干预，专业事情交予专业部门去做。甚至成立学科建设专职小组，由各个职能部门的核心成员参与构成，并配套专职沟通协调的员工。

三、各学科负责人及成员管理职责

（一）预测医疗市场需求，找准学科建设突破口与主攻方向

学科带头人要及时捕捉当时当地的市场需求信息，作为学科建设的方向，在更好地服务当地人民群众的同时，也为医疗机构的生存和发展赢得市场。因此，医疗机构的学科建设，要在市场预测的基础上，以市场需求为导向，将消费者的潜在需求转化为现实需求，主动调整学科群整体结构和建设方向，把有限的财力、人力投入市场空间较大的学科建设和研究方向中去，提高学科建设的社会效益和经济效益。

（二）了解学科前沿信息，跟踪学科发展动态

改革开放特别是医疗市场开放，为医学专业技术人员及时了解国际上的医学发展情况提供了便利。学科带头人要充分利用这一便利条件，善于吸纳和利用本地、外地，乃至全球的知识资源。通过国内外学术交流、进修培训、医疗合作、查阅资料等途径，了解、捕捉国内、国际关于本学科的前沿信息，跟踪学科发展的动态，避免重复研究和在研究中少走弯路，并学习和借鉴世界上已有的研究成果和技术设备，为我所用，提高学科建设的效益。

（三）注重创新研究，增强学科活力与医疗机构竞争力

"当今时代，谁在知识和科技创新方面占据优势，谁就能够在发展上掌握主动。""自主创新能力是国家竞争力的核心，是我国应对未来挑战的重大选择，是统领我国未来科技发展的战略主线，是实现建设创新型国家目标的根本途径。""医院必须以战略目标为导向，开展以技术创新为中心的全面创新。""持续的医疗技术创新是国有医院增强竞争优势的关键。"学科带头人作为学科研究的核心，要带领学科的团队成员积极开展创新研究，不断增强学科活力与医疗机构的竞争力，为建设创新型医疗机构服务。

（四）在不断提升医疗质量的同时，积极开展降低医疗成本研究

在看病贵，甚至因病致贫呼声不断高涨的今天，国内医疗机构与国外医疗机构竞争的一个重要优势，就是低成本运作。国外医疗机构优质的硬件设施、先进的医疗设备、优厚的医务人员待遇，必然带来高额的医疗成本，这是我国目前绝大多数人所承受不起的。正是基于我国目前仍处于社会主义初级阶段、经济尚不发达这一国情，国内医疗机构只有充分发挥医疗成本低这一优势，才能在与国外医疗机构的竞争中继续占有较多的医疗市场和保能等生存空间。作为学科带头人，要在带领学科团队不断提高医疗质量和服务水平的同时，努力降低本学科领域的医疗成本，使广大老百姓进得了医院、看得起病，为增强医院的竞争实力作出应有的贡献。

（五）突出学科特色，强化学科的比较优势

学科特色有两方面内容：一是学科群中的特色学科；二是某一学科中，本学科人员具有专长的特色内容。面对竞争日趋激烈的医疗市场，要想赢得优势，学科带头人应协助医疗机构认真分析本单位学科及学科中某一方面潜在的比较优势，选准突破口，对具有一定比较优势潜力的学科或学科的某一方面进行重点攻关，努力形成特色，提升比较优势，做到"人无我有、人有我优"。实践证明，学科优势总是相对的，在同行中有没有竞争力主要看比较优势，要使比较优势成为医疗机构重要的竞争力。任何人、任何单位甚至国家都不可能垄断医学科学技术，也不可能在医学各个领域都居领先地位。只有找准学科在市场中的切入点，积极实施品牌战略，通过开发具有自主知识产权和市场竞争力的品牌，来扩大在医疗市场中的份额。

（六）拓展重点学科，形成规模效应

所谓重点学科，是指该科学领域具有主导和核心作用的学科。学科带头人要协助医疗机构按照"小综合、大专科"的发展思路，加大对重点学科人、财、物的投入，拓展发展空间，扩大医疗规模，提高市场占有率，形成规模效应，打造医疗品牌，增强竞争实力。

（七）注意学科交叉、渗透，发挥团队合力作用

科学技术发展的一个明显的特征是日益求助于多学科协作的战略来解决问题，多学科融合、跨学科联合等已成大势。与其他科学领域一样，在医疗科学领域，没有学科间的交叉综合，就很难形成解决重大问题的能力。过去那种主要靠一个或少数几个人的努力已难以完成高质量的学科建设任务。面对学科交叉、渗透和边缘学科日渐增多的趋势，学科带头人应根据本学科的现状、发展趋势和交叉、边缘学科情况，在各级组织的支持下，组建好专业（包括交叉学科、边缘学科的专业）、学历、职称、年龄等结构分布合理、团结和谐、积极向上的学科团队，并在日常工作中注意发挥交叉、边缘学科人员的积极性，最大限度地发挥学科团队的合力作用，增强集体攻关能力，提高学科建设效率。

医院学科建设四大板块相互关联，紧紧围绕医院学科建设的共同价值和取向目标，仅因为所处位置不同而形成不同职责的分工。

第二章　如何打造国家级学科平台

第一节　学科规划：无规矩不成方圆

学科规划是推动医院协调发展的关键，随着社会发展，应当根据高校附属医院规模进行定位发展，分门别类赋予人才培养、科学研究和社会服务等不同的职能。

医院的定位是由医院的主要职能决定的，提升医疗水平和改善卫生服务质量是医院追求的最终目标，科学研究占较大比重医院的定位应遵循三大原则：

1. 医疗卫生服务为主，科研教学为辅助。
2. 科研教学并重。
3. 充分发挥科研教学对医疗卫生服务的支撑作用。

对医院的医疗卫生职能应定位于解决疑难杂症、高难度手术和常见疾病诊疗规范的制订和技术推广，发挥其在各地区的辐射和推广作用。由于大多数医院在学科规划的时候都面临着以下难点：

1. 医院内部各个学科之间的水平不均衡。
2. 医疗行业面临激烈的市场竞争和一定的生存压力。
3. 由于国家财政对医疗卫生总体投入不够充分，医院可利用的总体资源有限。

一、认清知识增长过程，把握学科发展的特点和规律

"作为知识体系的学科是由知识本身的增长构成和发展的"。医学知识是人们在对既往治疗疾病经验的总结和科学研究的探索中形成的，其增长表现在对病因的认识进一步清晰、对疾病发生发展规律的解释更加圆满、治疗手段不断创新等方面，通过总结人类在认识疾病和自然生命演化的过程中经验，验证人类在治

疗疾病的思想、方式、方法的正确性等方面。医学知识增长与传承的过程表明，学科的发展有其自身的特点和规律，是一个客观的渐进过程。学科规划只有遵循这些客观规律，才能保证规划的科学性，也才能切实有效地引导、促进学科发展；反之，任何违背知识增长规律或急功近利的行为，都有违学科发展的客观要求，难以实现规划的目的和愿望。因此，医院学科发展需要坚持以临床疾病诊疗等相关问题为导向，结合学科的发展方向和前沿科学技术，制订一系列的切实可行的长远建设目标。同时，制订一系列的制度措施，以保障学科发展的路径是切实可行的。

二、把握知识主体，确保规划的科学性和可实施性

学科以知识为基本单元，由知识的生产体系、组织体系、传承体系构成。学科的发展既是知识的不断增长过程，也是上述"三个体系"不断完善和提高的过程。学科发展的内容决定了学科规划的主体，即学科规划需要在认清学科发展本质基础上，紧紧围绕构建和发展"三个体系"的建设思路，重点做好"三个规划"，包括作为知识载体和生产主体的师资队伍建设规划，作为知识生产条件的各类设施平台建设规划以及作为知识增长和传承组织体系的医学学科制度规划、激励措施规划等。

作为知识体系发展的学科规划，在单一的具体学科规划中还需要考虑学科的无限发展需求与有限资源能力的矛盾，需要从学科的科学、技术、工程等三个发展层面选择主要的规划层面。从以知识增长为主要内容的学科发展角度来说，"科学"成为主要规划层面具有充分的理由。学科的发展关键在于知识的创新，在于对某一类疾病的发生发展规律认识程度的不断提高，即科学的发展过程。科学的发展必然带来知识的增加。知识的不断积累，一方面将进一步丰富人类在相关疾病领域的认知水平，实现学科水平的提升；另一方面将为创新疾病诊疗手段打下坚实的基础，推进学科结构的演进，由此实现医学的发展与进步。从技术和工程发展层面来说，开展医学科学研究的目的和任务在于增加对疾病发生发展的机制的理解和认识，促进诊疗手段的进步；诊疗技术是人们为了治疗疾病所采用的一种手段和方法，需要有前期的基础科学研究的理论进行指导；工程是为推进诊疗技术的发展，解决现有诊疗技术不足的问题而采取的行为，例如，当前广泛开展研发的智能手术机器人实现更加精细化、精准化手术操作，通过更新医疗器械的参数和功能满足对特定功能的需求。科学的医院学科规划是以解决具体临床问题和需求为根本，而不是研发与掌握某些"华而不实"的技术和发表一些与解决实

际问题无用的科学论文，本质性地区别于以推进技术发展为根本的科技发展规划和以完善知识传承体系为主要任务的专业建设等规划。

三、坚持以人为本理念，准确把握学科的发展动力问题

学科规划中需要解决学科"依靠谁建设"和"以谁为中心建设"等关键问题，需要在规划编制过程中坚持"以人为本"的理念，正确把握以下几个方面的问题。

（一）明确规划主体，正确处理人与物的关系

学科以知识为基本细胞，而掌握、传承和创新医学学科知识的主体是人才队伍，这也是医学学科存续和发展的前提。医院作为知识与技术密集型的服务行业，医院人才队伍的水平决定了医院技术和服务能力高低，也决定了学科发展的潜力。人才队伍的主体地位决定了学科规划的主要内容是培育高水平、高质量的师资队伍，而为人进行知识性工作服务的基础设施、实验设施等物质性条件只能处于规划的第二位。"千里马常有，而伯乐不常有"，优秀的人才可以通过驾驭先进科研平台实现科研成果的突破。近年来，各地频出高价"抢夺"医学人才，彰显了历经多年医改后，医学人才尤其是高层次的医学人才在学科建设过程中的价值得到越来越广泛的认同。

（二）明确依靠对象，认清学科发展的本质因素

人是做好一切工作的根本保证。在学科的发展过程中，人既是学科建设中最活跃的因素，也是学科发展的最根本因素。一方面，人的素质高低对学科建设的发展速度和质量具有重大的影响。高素质人才在医院规划学科发展战略、优化现有学科布局、瞄准国际科学前沿和实现科研成果突破等方面有着至关重要的作用。另一方面，学科的发展就是人才各种能力、素质的发展，特别是知识创新能力的发展。对于医院学科发展而言，不仅需要具备医疗技术高超的人才，也需要能够开展高质量科学研究的人才。随着当今人工智能和大数据时代的到来，仅仅靠临床、基础、药学等医学专业已无法支撑医院学科的全面发展。因此，医院不仅要吸纳传统的医学类人才，还需要针对学科内部的临床问题引进其他学科的人才，将其他学科的技术与医学学科的技术有机结合。同时，依托引进的多学科人才开展交叉研究项目，争取培养创新型复合型的医学人才，培养适合本学科和社会需求的后备力量。

（三）明确出发点和落脚点，把握学科发展的内在动力

在我国经济社会发展过程中，人是一切工作的出发点，一切工作都从满足人的全面需求、促进和实现人的全面发展出发。对于医院学科规划来说，学科发展的目的是更好地传承、创新医学知识，以便于推动诊疗水平进步，全方位、全周期保障人民健康，大幅提高健康水平，显著改善健康公平。不难理解，学科的发展说到底是承载医学知识的人的发展；作为医院里的人，才是学科规划的中心；包括《国务院办公厅关于推动公立医院高质量发展的意见》（国办发〔2021〕18号）在内的一系列重要文件均指出，需要不断地改革医院人才的评价体系和薪酬制度来营造适合人才发展的环境，激发医务人员从事高质量发展的动力。这一点与"学科建设是以人为出发点和落脚点"的观念不谋而合，满足医院人才队伍的物质文化需求和促进其全面发展既是学科规划的出发点和落脚点，也是学科发展的内在动力。

四、坚持科学发展观思想，实现学科的全面、协调、可持续发展

学科发展需求的无限性和学科资源的有限性矛盾，需要在编制学科规划过程中，坚持科学发展观思想，统筹处理好学科体系内部各个方面的关系，实现学科总体的全面、协调和可持续发展。

（一）学科的质量与规模

我国的许多医院都是从专科医院或者少数几个学科发展起来的，从长远来看，都有一个从单科性到多科性甚至综合性的发展过程，也就是说都有一个学科规模增长问题。从一般意义上说，质量的提升、规模的增长都是发展；但是，规模的增长与资源的有限性矛盾决定了质量的提升才是学科发展的最主要方面。在学科规划编制过程中，对质量和规模关系的把握，直接影响规划的重点、投资的分配等。科学的学科规划既要求坚定不移地重视质量，也要求重视规模的增长，以保证学科总体规模、结构、质量、效益协调发展的实现。对于医院制订规划时，可以通过重点发展一部分学科，然后再通过这些学科带动发展其他相关的专科。例如，可以优先引进重点学科所需的硕、博士高层次人才，保证重点学科发展的人才需求；优先保证重点学科的硕、博士招生，保证重点学科人才培养的可持续性；在项目申报上，优先将医院资源力量向重点科室倾斜。在大力支持重点学科的基础上，通过对其他一般学科的学科带头人的调整，制定一系列政策，例如，鼓励岗

位晋升及成才，使学科快速适应医院整体发展，通过强化管理、开展新业务新技术、科学研究和人才培养等方面使本学科向其他医院其他重点学科靠拢。

（二）特色和优势学科与支撑学科

高校附属医院的特色和优势学科是经过长时间发展形成的，是医院办医水平的主要标志。相对支撑学科而言，这些学科既拥有高水平的人才队伍，又拥有高水平的实验设施条件，具有较好的发展基础。一方面，医院核心竞争力的发展需求，决定了在编制学科规划过程中，需要进一步集中资源，加强特色和优势学科建设，努力提升标志性学科的实力和水平；另一方面，基础支撑学科作为学校存在发展的起点以及特色和优势学科进一步发展需要其提供强有力支持的客观事实，也要求学科规划在不搞一刀切和以特色优势学科建设为重点的情况下，适当加强基础支撑学科建设，以保证两者的协调发展。

（三）应用学科与新兴、边缘、交叉学科

在每一所医院的发展过程中，社会及科技的发展需求，总是使那些直接面向广大人民需求的学科率先发展起来，并形成一系列的优势和特色学科。但是人为划分的学科受科技发展和人类认识水平所限，无法完整、准确地描述已经认识和尚未认识的疾病种类，也与治疗日益分化、不断综合的疑难杂症之间存在着很大的矛盾。这种限制和矛盾既是新兴、边缘、交叉学科产生的动力，也是学科自身不断发展、不断演进的动力。美国遗传学家詹姆斯·沃森（James Watson）和英国物理学家弗朗西斯·克里克（Francis Crick）将物理和化学学科的研究理念和X线、磁共振、电子显微镜等技术手段应用在生物学领域，这才发现了DNA双螺旋结构；通过以其他学科的大数据手段的分子技术手段可以有机会探究从基因、转录和表达的不同时期和维度，更加动态、全面地探索生命生理及其病理的全貌，为后续疾病治疗提供全新诊疗思路。人为划分的学科与知识无限发展的矛盾，要求学科规划在编制过程中，既要注重做强现有应用学科，也要注重以"异军突起"的思想，积极培育新兴、边缘、交叉学科，实现一些有着广泛需求和应用前景的新领域的认知突破。

学科规划的编制是一个统筹考虑、科学论证的过程，虽然需要遵循的原则很多，但本文所述几个方面的因素无疑是最基本、最重要的，需要在认识上、思想上逐一厘清，以科学的编制进行学科规划，正确地引导学科的建设和发展。

第二节　学科平台：2 个国家级科研平台建设案例
（国家医学中心和临床研究中心）

医院学科平台是指学科发展所需的学术物质基础以及开展学科活动所必须依赖的场所、设备、设施、手段等，是学科成员进行医疗、教学、科研工作的物质基础，详见后续 2 个国家级科研平台建设案例的介绍（国家医学中心和临床研究中心）。学科平台大致上可以分为"软""硬"两种平台，软平台一般指的是人才梯队，而硬平台指的是主要包括科研平台、教学平台。

一、软实力：人才梯队建设

（一）队伍规模要适度

一个学科要有适度的队伍规模，数量过少，难以支撑学科全面发展；数量过多，管理效益低下。目前，可能出于科技产出竞争的缘故，大部分医院和学科都在扩大队伍规模，大力引进人才。但扩大队伍规模切忌盲目，而是要围绕学科方向建设吸引人才，使引进的人才能够有用武之地。

（二）培养和选拔学科带头人是关键

学科带头人是学科建设的引领者，是学科组织和学科队伍的核心。学科带头人是学科的标杆，在很大程度上决定了一个学科的学术地位、学术声誉和学科发展的高度。学科带头人的素质和能力决定着一个学科未来相当长时间的发展。因此，在学科规划中必须选用学术造诣深、组织协调能力强、视野开阔、胸怀宽广、品行高尚的学科带头人。

（三）合理的梯队结构是学科健康发展的保证

学科建设是一项集体性工作，单凭拥有高水平学者不能完成学科的建设和发展所需的任务，而是要构建合理人才梯队，充分发挥不同特长的群体在学科建设中的作用，从而提高学科建设整体的效率。学科人才梯队由学科领军人物、学科带头人、学科方向（学术）带头人、一批学术骨干组成，同时，还需要配备一定的技术服务团队。

学科人才梯队也不是简单的人员组合，而是要有合理的结构才能健康发展。主要包括职称、年龄、学历、专业、学院结构等。职称结构指教授、副教授、讲师、助教等高级、中级和初级职称比例；年龄结构要老、中、青结合，尤其要注重年轻后备力量的选拔和培养；学历结构指教师获得学位情况，以博士学位为主，优势特色学科中，具有海外高水平大学学历的教师需占相当大的比例；专业结构一般以学科主干专业为主、相关专业为辅，适当交叉；学院结构指教师来源的多元化，以不同院校来源为佳，"近亲繁殖"不利于学科学术创新。

二、硬平台：科研平台建设

医院科研平台的建设应坚持科学推动和需求引导相结合，按照学科间相互渗透和融合的理念，围绕临床医学问题，以严重影响居民健康的关键性、基础性和共性临床问题为导向，以创新为动力、以技术为手段、以提高临床服务能力和水平为目的，立足医院现有学科优势、人才优势、技术储备，加强临床医院与高校、科研机构的协同创新，搭建多学科融合、多团队协同、多技术集成的重大研发与应用平台，实现转化医学模式下的基础研究、临床研究和临床应用的深度有效整合，攻克一批能解决重点临床问题的关键技术，加快前沿技术和基础医学研究成果向临床应用的有效转化，培养和造就一批高层次的复合型创新人才和多学科交叉团队，为医院的科技创新和可持续发展提供支撑。

（一）建设公共实验平台，提高科研资源使用效率

科研仪器设备和研究资源的开放共享是开展高水平研究的基础。因医院科研资源的有限性和需求的无限性，通过对开设公共实验平台共享有限的仪器资源，能够一定程度上克服技术力量分散、中小型团队没有科研资源等问题。一方面医院应通过制订设备共享使用办法，促进平台高通量测序仪、激光共聚焦显微镜、流式细胞仪等大型科研仪器设备的共享，提高仪器设备使用率。同时，加强公共实验平台的人才队伍的培养和管理，针对现有科研需求引进和培育一批不同层次的实验室管理人员，既有仪器设备技术人员，也有懂技术、懂管理的综合性人才。另一方面，医院各专科实验室可以根据自身研究领域和方向，设置开放课题、交流互访等形式，促进实验室的全面开放，提高研究资源的使用效率。

（二）保障科研创新平台可持续发展

经费投入是保证医院科研创新平台正常运行所必需。医院科研平台正常运行

需要的基本经费包括：行政运行经费、科研设备购置和更新费用、基建和维修经费、引进人才科研启动基金以及平台研究人员的科研津贴等。目前，国家、地方政府和依托单位是医院科研创新平台建设和运行经费的投入主体。此外，医院应积极参与国家和地方科技计划项目的竞争，争取竞争性科研经费，保证实验室从事基础研究和应用基础研究的经费。医院科研平台的建设和运行应当形成以政府和依托单位自身科研经费投入为主，企业及社会捐助等多方投入为辅的多元化、多渠道、多层次的经费投入机制，以保障科研平台的正常运行和可持续发展。

（三）保证科研创新平台的高效运行

完善的管理体系和运行机制是医院科研创新平台高效运行的重要保障。医院应制订完善的科研平台相关管理制度和政策，逐步建立"开放、联合、共享、竞争、高效"的运行机制，保证科研平台的高效运转和健康发展。全面引入竞争机制，对科研平台实行准入和退出制度，科学考核和评估，实行末位淘汰制，实现滚动式建设，建立优胜劣汰的动态管理模式。科研资源的动态分配机制要有针对性地向考核结果良好的研究者倾斜，进一步激发科研人员工作积极性和创造力，进一步激励创造、创新、创业，实现在高层次项目、高水平论文、高级别成果等方面的突破。

（四）促进学科交叉融合，实现向临床应用的转化

作为承担基础研究和应用基础研究的创新主体，医学科研创新平台是转化医学多个环节中的重要一环。医院进一步加强规划引导、政策支持和项目推进，逐步建立有利于基础研究成果向临床应用转化，有利于学术成果向学科品牌、效益和核心竞争力转化的机制和平台，为科技成果应用转化创造良好的环境条件。制定专利转让优惠政策，完善激励措施，引导科技人员树立强烈的成果转化意识和科技创业意识，自觉走产学研用结合之路，加快实现技术与资本、成果与市场的有效对接，支持与企业建立技术创新战略联盟，合作开展关键技术的研发和产品产业化，共享研究成果和效益。

（五）加强合作，打造国际化的科研创新平台

医院应积极支持研究人员密切跟踪世界科技前沿，全方位、高起点、多渠道开展科技交流合作，与国内外有影响的科研医疗机构有效开展高水平、高层次的国际合作，实现优势互补，提升自身科技创新能力和水平。不断拓宽渠道，通过科研合作、交流互访等形式与国内外更多的高水平科研机构建立友好合作关系，

搭建高水平的国际交流合作平台。加强与周边医科大学、科研院所合作，挖掘和发挥丰富的临床资源优势，实现临床与基础相结合，共同探索基础、临床、应用、转化融合机制。加强医院内部学科间合作，从不同学科、不同角度进行交叉、融合、促进、借鉴和集成，发展新兴学科和交叉学科。

【案例分享】

一、国家科研平台建设案例

科技创新平台是推进国家科技创新能力建设的重要抓手，对促进我国科学源头创新，支撑社会经济发展有着重要作用，已成为我国提高国家综合竞争力的重要力量。而国家级科研平台则是众多科研平台中占据领军地位、实现国家战略急需的核心技术攻关和突围、引领相关科技领域走在世界前列、培养具有国际竞争力的后备人才。根据教育部学位与研究生教育发展中心第五轮学科评估中对国家级平台的定义具体包括：国家重大科技基础设施、国家研究中心、前沿科学中心、集成攻关大平台、国家重点实验室、2011 协同创新中心（不含省部共建协同创新中心）、国防科技重点实验室、国家技术创新中心、省部共建国家重点实验室、国家工程技术研究中心、国家工程研究中心、国家工程实验室、国家地方联合工程研究中心（实验室）、国家国际科技合作基地、国家科技资源共享服务平台、国家医学中心、国家临床医学研究中心、国家中医临床研究基地、国家级实验教学示范中心、国家级虚拟仿真实验教学中心、国家教材建设重点研究基地。不同的国家级科研平台的建设重点既存在共性，也存在差异性，因此，对于创建单位而言，在申报和建设的过程中应当有一定的侧重和自己的理解。

案例一：国家重大公共卫生事件医学中心建设经验

国家医学中心是国家卫生健康委员会依托高水平大学、高水平医院而设置的。其建设目的是进一步完善医疗服务体系建设，缩小区域医疗技术水平差距，促进医疗资源合理分布和均衡发展而推出的。

与国家区域医疗中心的定位不同，国家医学中心侧重的是引领医疗技术、科研攻关能力和人才梯队储备等的突破，定位是在疑难危重症诊断与治疗、高层次医学人才培养、高水平基础医学研究与临床研究成果转化、解决重大公共卫生问题、医院管理等方面代表全国顶尖水平，具备国际竞争力，能够有力发挥牵头作用，引领全国医疗技术发展的方向，为国家政策制定提供支持，会同国家区域医疗中心带动全国医疗、预防和保健服务水平的提升。

（一）国家重大公共卫生事件医学中心的定位

根据《"十三五"国家医学中心及国家区域医疗中心设置规划》（国卫医发〔2017〕3号）、《国家医学中心和国家区域医疗中心设置实施方案》（国卫办医函〔2019〕45号）和《国家卫生健康委关于设置国家重大公共卫生事件医学中心的通知》（国卫医函〔2020〕180号），国家重大公共卫生事件医学中心的主要职能定位如下：

以人民健康为中心，围绕突发重大公共卫生事件以及应对复杂国际形势下可能发生的生物战、核战争等，在国家统一领导下，基于医教研一体化、产学研一体化理念，按照"平战结合、医防结合"管理模式，协助政府构建以国家医学中心为引领的国家、省、市、县四级救治体系，联合国家疾病预防控制中心、国家传染病医学中心、国家呼吸医学中心及其他相关机构共同打造集预防、预警、救治、管理、培训、研发、灾备一体化国家重大公共卫生事件长效防控机制；承担临床救治研究、指南制定、人才培养、技术转化、技术辐射、管理示范等重要使命任务；协助政府相关部门制定重大公共卫生事件处置相关政策、法规、制度，在国家统一领导下协助各地重大公共卫生事件应急处置。逐步建成具有中国特色、国际一流的医学中心。

（二）国家重大公共卫生事件医学中心的组织申报工作

申报国家级平台，需要在医院资源整合上一是将中心建设和发展纳入医院"十四五"规划统筹设计。

1. 组建专职申报团队

申报国家级平台必须做好前期的规划：①召集申报领域内的相关专家组建专家委员会，作为协调指导机构，建立与决策层面的沟通与交流，为平台申报工作提供强有力的建设支持；②下设办公室，并各配备一定的办公室工作人员和专业人员（中心工作人员纳入医院员工管理），掌握和研究有关管理部门的相关政策与申报动态，开展重大决策调研、沟通协调其他部门、制定发展规划和申报方案、落实有关政策。

2. 组建核心研究团队

根据本单位前期已有工作成绩、人才储备和技术平台，结合专家的意见申报平台的职能定位进行规划和安排。经过前期的反复论证和推敲，对该中心的规划是：紧扣"人民至上、生命至上"的理念，围绕突发重大公共卫生事件，包括传染病、自然灾害、核辐射、中毒性疾病、不明原因疾病等五大方向，建设成为重大公共卫生事件预警研究中心、重大公共卫生事件预防救治研究中心、紧急医学救援人才培训与储备基地、重大公共卫生事件临床研究中心、实验室快速诊断研究中心、高端影像研究中心、应急资源管理研究中心、重大公共卫生事件决策支持与政策研究中心。

3. 整合现有资源

在申报之前，该院已建设有汉口院区、光谷院区、中法新城院区，实行"一体化管理，同品质医疗"模式。设62个临床和医技科室，拥有国家重点学科11个（含培育）、国家临床重点专科建设项目30个。总建筑面积77.8万 m²，总开放床位6000张，其中光谷院区现有建筑面积18.4万 m²，病床1000张。三院区均已具备平战结合的应急能力，聚焦危重的救治能力，专家团队已经充分整合并经过实战检验，光谷院区日检测能力3000人次、日影像检测能力1500人次。光谷院区、中法新城院区保留三区两通道改造，具备常规化、长期可平战转换能力。目前，已投入使用的光谷院区一期停车楼项目位于院区西部，建筑面积8.6万 m²，占地面积约1.1万 m²，地上8层，总建筑高度27.5m，公共卫生应急状况下可紧急封闭，快速转化为防疫物资存储及快速调配基地。二期平战结合儿童医院和三期传染病大楼建成后，平时作为高水平医院运营，保障日常和战时应急救治基地运行；临床培训中心和临床研究中心按相关规定收取常规培训和临床研究费用，应急救治培训和研究经费由申请各类项目资金和医院筹集资金，综合措施将可确保医学中心日常正常运行。

4. 争取省市各级政府支持

湖北省、武汉市在公共卫生体系建设规划中均将推进国家重大公共卫生事件医学中心作为重要内容，予以大力支持和帮助。在2020年3—4月，湖北省发改委相继批复了《新冠肺炎疫情重症治疗病区建设项目》《同济医院光谷院区重大突发公共卫生事件疑难危急重症》《中法新城院区重大突发公共卫生事件空－地一体化急救中心及配套设施建设工程项目》《同济医院应对重大突发公共卫生事件信息化提升工程项目》《同济医院应对突发公共卫生事件能力医疗资源调整改扩建工程》。2020年6月武汉市政府为国家重大公共卫生事件医学中心平战结合儿童医学中心和物资储备基地建设也配置相应的资金。同时，每年从各级单位、科研院所和企业争取到科研经费也可以为医学中心的运行提供良好的支撑。

（三）国家重大公共卫生事件医学中心的管理经验

国家重大公共卫生事件医学中心作为综合医疗救治基地，从完善早期预警机制、培养骨干梯队、强化科研攻关、提升综合救治能力等方面多措并举，力争打造"外防区、中防区和内防区"三层次全方位的重大公共卫生事件防治圈。

1. 外防区：基础建设管理

（1）构建"平战结合"的医院信息化系统：在新冠疫情暴发的早期，"平时"

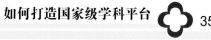

的信息化系统建设及资源储备无法满足"战时"需求，出现医疗资源挤兑、门诊混乱、交叉感染等问题。因此，需要对"平时"信息化基础设施实施改造，使其跟上基建改造的现代化程度，使其在突发公共卫生事件时期可以迅速转变为"战时"模式，有序推进各项信息业务的进展。

（2）构建智慧化预警多点触发机制：建设与国家信息平台互联互通的医学大数据中心，采用自动化采集工具和数据质量核验手段，对多源头数据从对应的主要来源系统或平台自动抓取，为公共卫生事件的实时监测和自动预警提供数据支撑，将传染病遏制在萌芽状态。

（3）规范重大公共卫生事件的直报系统：依法规范信息直报系统，提高防控效率，及时遏制疫情蔓延。采取专人专报、多部门协同管理模式，降低人员对数据理解的偏差。同时，定期开展专业化培训，制订严格有效的管理办法，确保上报信息的准确度，及时地为重大公共卫生事件的分析和决策提供数据支撑。

（4）建立异地容灾医疗数据备份：涵盖信息存储支撑平台、交换支撑平台、网络与安全支撑平台等，解决数据丢失后无法找回、被盗窃的安全隐患。同时，组建一支技术水平一流的数据维护团队，全面负责容灾数据备份系统的后台运营工作。定期进行容灾系统应急演练，确保容灾系统"平时"和"战时"均能平稳运行。

（5）健全完善科研攻关基础设施和应急机制建设：高水平科研攻关基础设施是推动科研成果高质量产出的关键，依托该院丰富医疗资源建立的医学大数据中心为科技创新提供数据信息基础；核与辐射救治和教育培训基地为科技创新提供先进的理论和试验设备基础；一流专家人才队伍为公卫科研攻关体系和能力建设提供了有力的支撑。同时，积极整合海内外人力资源，联合华中公共卫生与健康联合研究中心、湖北省疾病预防控制中心、武汉市疾病预防控制中心等多个公共卫生平台，加强国家交流合作，积极调动多方面科技力量，共同优化完善应急科研攻关机制。整合区域内科研院所的能力，联合相关国家医学中心开展重大公共卫生事件相关队列研究、诊疗指南制定、疫苗开发、装备研发、药物研发等工作。同时，开展相关法律法规、卫生政策、应急管理体系、应急演练预案的研究工作。

2. 中防区：常态化防控举措管理

（1）建设院内常备化的院内流行病学调查（流调）队伍：流调是调查传染病来源、明确传播途径、判定和追踪密切接触者的重要方法和手段，是应对各类突发事件、提升全国重大公共卫生事件应对能力的基础，定期接受当地疾病预防控制中心的质控与复核指导，以便于实现面对突发公共卫生事件的快速响应、协调联动。

（2）形成规范化、常态化、法治化和科学化的医院感染工作模式，保障医务人员的安全和医院的生存发展：根据国家相关的指南和标准的要求，结合线上讲课和线下实际操作等多种形式，强化院内医务、行政和后勤人员对突发公共卫生事件的应对能力。同时，强化临床数据的收集和分析，为精准分析患者感染发生的客观规律、有序开展预防和控制感染工作，提高医院感染防控的综合水平。

3. 内防区：综合应急处置体系管理

（1）建立专业、机动、高效的紧急医学救援队：打造专业齐全、职能广泛、救援专业、救治高效的紧急医学救援力量，能够第一时间响应并指导开展救援、协调与指导工作。

（2）建设快速精准的应急救援指挥系统：强化医疗物资调配、病员合理分流等有利于提高生命救治和效率的环节，提升医疗卫生救援的效果。同时，对突发事件进行快速定级和提出应急响应措施，统筹指挥协调应急救援物资，为患者建立紧急绿色通道，为开展高效有序的紧急医疗救治工作提供坚实的保障基础。

（3）规范应急救援救治队伍培训制度：建立常态化的培训机制，包括重症医学相关专业人员学习呼吸机、监护仪、除颤仪等应急设备的使用方法，每季度针对突发公共卫生事件相关疾病的救治技能、重症监护进行考核，并定期进行应急演练，增强队伍配合与默契，使其能够出色地应对突发公共卫生事件。

（4）建设平战结合传染病救治基地，做好常态化防控管理，着眼战时处置：完善预检分诊流程，根据患者病情级别合理安排就诊，减少交叉感染风险；规范化管理发热门诊，严格执行国家发热门诊管理规范，确保没有漏诊和误诊，充分发挥哨点功能；落实院感防控责任，强化医护对感染的防范意识，实时监测医务人员健康状况和职业环境暴露情况，有效杜绝院内交叉感染。

（四）启示

国家重大公共卫生事件医学中心坚持贯彻党中央和国家政府"人民至上、生命至上"的理念，多措并举，力争打造以人民健康为中心，集预防、预警、救治、管理、培训、研发、灾备于一体的重大公共卫生事件长效防控机制，成为对国家重大公共卫生事件具有高效应急能力／防控体系健全的医学中心。

案例二：国家妇产疾病临床研究中心建设经验

国家妇产疾病临床研究中心的前身是 1977 年建立的华中科技大学同济医院妇科肿瘤实验室，1977 年留美教授马丁归国后担任实验室主任，实验室一直致力于肿瘤侵袭转移和应用基础及临床实践研究，实验室于 2009 年被批准筹建肿瘤侵袭转移教育部重点实验室，2014 年获批为国家妇产疾病临床医学研究中心。

实验室主要研究方向：本实验室以探究恶性肿瘤侵袭转移及其分子阻遏为目

标，根据肿瘤临床诊治的逻辑顺序，将研究目标细分为 5 个研究方向：①肿瘤干细胞和肿瘤微环境与肿瘤转移的内在关系；②肿瘤血管和淋巴管新生介导的肿瘤转移机制；③肿瘤转移标志物与肿瘤转移靶向识别；④肿瘤转移潜伏细胞和微转移病灶的早期诊断及清除；⑤肿瘤侵袭、转移分子靶向干预。

《国家中长期科学和技术发展规划纲要（2019—2030 年）》指出，"女性生殖健康是关系到国计民生、人口素质的关键问题"。鉴于我国女性生殖健康领域缺乏规范健全的诊治体系和早期预警及干预机制，满足不断增长和亟待解决的临床需求已成为新世纪该领域发展的重要方向。"十四五"期间，亟须延续和深化"十三五"工作重点，精细梳理生育健康维护以及妇女儿童健康保障的需求层次，前瞻性继续布局相关前沿领域及关键技术重大项目，大力发展疾病防治新技术，利用健康医疗大数据实施生育健康和妇幼健康保障工程，提升国家对相关疾病的预警、监测、防控水平，构建适用于我国的生育健康管理和妇幼健康保障的国家级平台，改善我国人口素质和生命质量，对于实现国家战略目标、满足国家重大需求具有重大意义。

一、学科建设

本中心根据目前国家需求及自身情况，打造国际一流学科，力争建成妇产疾病医疗的"国家队"和领导者，成为覆盖全国的妇产医疗中心、人才培养中心、科研及临床转化中心。本中心学科建设从以下三个方面进行规划。

（一）临床医疗

以同济医院为中心，临床医疗覆盖华中地区，成为华中地区乃至全国、国际的规范治疗示范中心，同时争取成为全国乃至国际疑难杂症的诊疗中心。

构建宣传团队，打造女性健康科普平台。加强婚前医学检查，宣传有保护的性生活。强化孕前筛查和孕期保健，做好"一保三降"（保障母儿健康，降低孕产妇病死率，降低婴儿病死率、降低出生缺陷率）。加强生命早期 1000 天的管理，保母儿安全；健全出生缺陷防治体系，提高人口素质；强化女性职工保健，维护全生命周期健康。

有效整合现有资源，联合国内多家大型妇产科中心，建立 3 ~ 5 个综合性技术转化基地，建立集人才队伍建设、基地建设、学科建设、项目研究四位一体卫生技术体系。对青春期、性成熟期和分娩期、围绝经期妇科疾病进行早期预警、规范化诊断和治疗，摸清中国妇女妇科疾病及器官功能损伤基础数据情况；通过各种防控技术的推广应用，使妇科疾病的发病率下降 10%；显著提高患病妇女的生存质量，维护其生殖健康；同时，有效减轻国家对妇女疾病诊治投入的巨额医疗费用负担。

　　通过整合省内、联合省外乃至全国相关领域医学资源，针对妇科疾病临床面临的重点、难点问题，建立、推广、普及新的诊疗技术和方案，加快妇科疾病诊治新技术的研究开发和临床应用，使广大妇科疾病患者受惠，在有效减轻患者病痛的同时，降低医疗费用，提高医疗质量，保证医疗安全，发挥示范辐射作用，全面提升华中地区乃至全国妇科疾病诊治水平，创立特色品牌，达到国内领先、国际先进水平，保障人民群众生命健康。

　　建立示范基地，以专家组牵头，联合多家代表国内最高水平的妇产科疾病诊治三级医院，建立技术示范和推广基地，并通过项目的实施带动基地建设，共享的资源体系。建成2～3个行业系统重点转化基地或重点实验室，并与各省市重点实验室衔接，形成良性互动。以此为基础培养一批高素质的专业科学人才，形成可持续的妇科疾病应用技术的研发、转化、推广、应用体系。促进各参研单位综合水平的提高，并在当地形成良好的辐射效应，最后形成自上而下的以示范基地为先导，以省地市级医院为支柱，以区县和社区医院为基础的示范转化模式。

　　建设疑难杂症诊疗中心，以临床多中心研究为特色，通过开展多中心临床试验，实现医疗创新。针对疾病诊疗的瓶颈，加大投入和研究。

　　（二）平台建设与人才培养

　　加强学科、基地及转化平台建设，特别是前沿交叉学科的平台建设。继续推动创新群体建设和创新合作平台。目前，国家妇产科疾病临床医学研究中心项目已建成七大网络信息化平台，具体如下：

　　1. 学产前诊断标本库信息化平台。

　　2. 分娩及产科并发症研究信息化平台。

　　3. 早期宫颈癌手术治疗项目临床数据库管理系统。

　　4. 围绝经期综合征门诊随诊数据库管理系统。

　　5. 生殖道畸形临床病例及生物标本数据库移动平台。

　　6. 围绝经期综合征临床病例移动平台。

　　7. 卵巢癌规范治疗平台（"女娲"平台）。

　　继续优化已有平台的建设，重视人才培养，"不拘一格降人才"。"走出去"与"引进来"相结合。凝练学科发展方向，总体规划，外引内培，建立学科人才梯队，培养拔尖创新人才。利用院士工作站及联盟平台，充分调动国家临床研究中心等多级网络，在现有技术平台的基础上，培养一批临床科研人才，逐渐成为引领妇科肿瘤学的牵头人，使其不但具备精湛的技术，高超的诊疗水平，较高的学术地位，也要在临床医学研究方面具备较高造诣，成为省级和国家级专业学会的主委、副主委、常委。

（三）科研能力及临床转化

加大科研的资金和人才投入，针对国计民生的问题进行研究。建立专职科研队伍建设，加大科研资金和人员投入。注重科研论文数量的同时，要注重质量的提升。鼓励研究博士生、中青年医生注重科研的选题及科研能力的培养，鼓励解决疾病诊疗的瓶颈问题，勇攀科研高峰。解决临床重大难题、深入攻关研究、完善临床试验、适时进行临床转化。同时，建立跨院系的综合性研究平台，在创新药物和医疗设备领域加速成果转化和产业化。

二、教学平台建设

一个医学学科的教学平台建设，如同医疗、科研建设一样，是支撑科室健康稳定发展的重要因素之一。教学是人才培养的源头和根基，教学过程中既培育了学科新生力量，也促进了学科教学人员自身医疗水平与科研能力的提高，有利于对本领域各项技术的娴熟掌握，把握国内外最前沿发展动态，加强对交叉边缘学科知识的熟悉，进而促进学科持续的发展壮大，是医院学科建设中不可缺少的重要环节之一。医院教学平台的建设主要分为教师队伍、教学实践基地和教学内容的建设。

（一）教师队伍的建设

我国大多数高校附属医院中的教师队伍主要是长期工作中的一线医护人员，一般都具有丰富的临床诊疗经验，医院教师队伍的专业能力是决定医院人才培养质量的重要因素。除此之外，医院建设专业的教师队伍有着多种优势：①通过对教师进行规范化的培训能够显著提升培养学生的质量，以应对当今医疗机构愈发激烈竞争和满足人民对高质量医疗服务的需求；②有利于教师不断地将医学实践和理论知识相融合，促进医疗服务和科研水平的提升，更好地提升医院的综合能力；③能够规范教学流程、标准和内容，通过整合本专业基础理论知识、国家卫生健康委员会（国家卫健委）发布的本学科教学大纲、最新的国内外诊疗指南、权威操作视频等被广泛认可的理论、知识、指南、技术等，并在发展过程中不断更新旧知识、接纳新技术，保证教学内容的先进性和可持续发展性。

建设完善的教师队伍：①根据《中华人民共和国教师法》和《中华人民共和国高等教育法》等法律、法规制定一系列的规章制度，明确教师在教学中的职责与义务。②做好教师准入资格的审核工作，加强对教师的遴选。通过医院党委纪委、人事、教学、科研、财务等多部门协同进行材料审核，对不合格的教师实行"一票否决"，严格把关教学底线。③加强对教师的培训工作，要将政治理论、国情教育、法治教育、教师职责、师德师风、教育政策、教学管理制度、科研诚信、指导方法等作为培训的主要内容通过专家报告、经验分享、学习研讨等多种方式，切实保证培训效果，同时，"双师型"教师应具备合理的医学理论知识结构和医疗实践经验，以保证教师在传授知识的过程中，尽量保持信息传递的正确性。④要规范相关的教学标准，包括理论知识规范、临床操作规范、PPT课件规范、教学评价规范等内容，促使医学教学的目标更加明确和统一，提高教学质量。⑤制定教学激励制度，增强一线教师队伍的教学意识，例如，在职称晋升方面实行"双轨制"——带教工作优秀的教师同样可以晋升，不断优化教师队伍；将教学成绩纳入年终考核体系；规定各专业的主任医师和副主任医师、教授和副教授医学教学工作时长要求；鼓励教师继续深造。⑥设立教学监督机制，通过教学课堂质量的巡查、督导，及时收集学生的反馈意见。针对不良教学行为，及时整改纠正。

（二）教学实践基地的建设

医学是一门理论与实践相结合的学科，涉及医、教两个不同的系统，建设教学实践基地的目的是为培养医学专业学生搭建更为坚实、广阔的实践平台，更充分地利用教学实践基地的医疗、教学、科研技术、人才等方面的优势，医学教学实践基地的建设涉及管理体制、教学质量监控和评价系统等多个方面。

1. 要加强医院对于教学顶层的设计工作，不断创新教学管理制度

通过分管教学的领导设置教学工作指导委员会、学位委员会、学术委员会等机构，全面统筹规范管理工作，为实践基地的教学提供制度上的保障。通过委员会对教学实践过程中专业设置、教学管理、实验室建设等制度，为保障临床实践教学质量提供制度和技术支撑。

2. 实施临床实践教学同品质化管理，统一操作与考核规范

通过定期对带教教师开展临床理论教授课程、技能课程进行培训、考核与核查，提高带教教师的教学技能和水平。同时，制定一系列激励政策，鼓励优秀的教师脱产带教。通过建设技能中心，运用虚拟仿真教学，PBL教学等手段提升临床动手能力，同时，进一步减少医疗工作中的安全事故。

3. 改革实践教学的考核模式，建立贴合实际的教学实践评价体系

实践教学与课堂教学有着显著的区别，同时，应当根据不同学科情况分门别类设置考核要求、考试规范和评分标准以保障学科的特色。同时，还应当加强对考核过程的监督，确保考核结果的真实可信。

（三）教学内容的建设

教学内容设置须以学科为中心，医学具有大量分科细、知识量大、互相交叉的特点。总的来说，教学内容可以分为教材的编写和教学课程的建设。

教材是学科进行知识传承的载体，其编写涉及诸多要素。①保持教材的思想先进性，应当体现救死扶伤医学人文精神和弘扬社会主义核心价值观；②注重知识

整体的衔接，同时，确保传播科学严谨的医学观点，以免造成歧义或误导；③保持一定的先进性，教材内容需要与时俱进。教材的编写与学科的发展是相辅相成，一门学科理论的发展为教材建设提供了理论支撑，新理念和新内容的出现也为教材建设提出了更高的要求，而教材内容的多元化也直接推动了该学科理论体系的更新和完善，共同构成学科人才培养的重要一环。

医学课程具有教学周期长、课程多、学制多样化的特点。现代医学分科逐渐精细化，例如，部分学科已逐渐分化到三级学科，而且每个学科不同章节之间亦有差异。同时，其教学内容逐渐丰富化，对比人民卫生出版社出版的第八版教材，其中相关内容已增长了数倍。同时，医学教学中会有许多实践性课程，需要一定的人力提前准备诸多试剂、耗材、仪器设备，这里需要投入很大的经费。因此，科学合理地设置医学课程尤为重要：①要对培养目标进行科学定位，明确培养目标有利于进行后续的课程选择。学校应在教育实践中对自身的办学优势和特色进行客观评价，根据自身情况，量体裁衣，确定既能凸显办学特色，又能发挥学科优势的培养目标。同时，要注意针对培养目标进行多样化技能培训，不仅是传授医学相关的知识，还应当强化其语言的表达和沟通技巧、团队协作能力、热爱科研、具备医学责任意识和道德意识。②要不断完善课程设置的合理性，既要注重融会贯通各门基础课程，基础课程与临床实践之间的关系。以系统整合为手段，问题导向为基础，循证思维为方法，科研训练为目的，人文精神为实质，使学生将医学基础知识直接与临床疾病相联系，激发学习的积极性、主动性，通过整合部分重叠的内容，安排其他人文自然学科或者课外教学实践课程，极大丰富培养目标的知识面，增强其沟通与实践能力。③要运用信息化手段，建立协调的管理机制来灵活处理可能出现的突发问题。

标准化的教学平台建设是一个长期的过程，需要不断地优化、改进与升级，最终产生适合本学科的标准化教学流程。标准化的教学流程为授课者提供了有效的导向和行为规范，明确了各级学员的学习目标及所要达到的能力与素质要求，使教学更加明确化、清晰化和条理化。

第三节　学科管理：高质量发展背景下的有所为

《国务院办公厅关于推动公立医院高质量发展的意见》（国办发〔2021〕18号）提出，公立医院要以满足重大疾病临床需求为导向建设临床专科，以专科发展带动诊疗能力和水平的提升。这表明，在推动公立医院高质量发展的过程中，学科建设成为强有力的抓手。

一、管理组织

（一）组织的概念

组织（organization）是实现管理最终目标的重要载体。现代管理理论之父切斯·巴纳德（Chester Barnard）认为，组织的三要素包括：组织内部具有共同的目标、相互的协作意愿以及有效的沟通。美国管理学教授斯蒂芬·罗宾斯（Stephen P.Robbins）认为，一个组织不仅应该具有共同目标和明确的分工协作，还要有多个维度的权力与责任制度。概括说，组织是指为最终达成预设的目标，以某种特定的结构形式、规则和程序所构建而成的权责角色结构。

（二）组织的特点及类型

1. 组织的特点

组织应当具备一定的结构、明确的目标，组织是人的集合，具有开放性和动态性的特点。

2. 组织的类型

组织按照不同的产生依据，可分成为正式组织和非正式组织，前者是指为实现共同目标，按某种特定的权责结构和明确法定规则形成的组织，能体现出管理者的管理理念，遵守的权力等级准则；后者是为了人们的兴趣、友谊、信念等心理需求而自发形成的交往团体，依靠感情而不是权力的规则运行。非正式组织一般在正式组织里形成，对正式组织起的作用可以是正面的也可以是反面的。按目标可将组织分为：①行政和公益组织，如政府、警察局、第三方组织；②经济组织，如商店、银行；③服务组织，如学校、图书馆、医院；④其他利益团体，如俱乐部等。按影响范围可将组织分为：①国内组织，如中国红十字会；②国际组织，如世界卫生组织、联合国儿童基金会等。按组织规模，可将组织分为：①小型组织，人数在几人到几十人之间；②中型组织，几十人到几百人；③大型组织，一般在千人以上。

（三）组织结构与组织体系

1. 组织结构

组织结构（organization structure）是组织的基本框架，其的内容涵盖纵向结构和横向结构，并且组织的协作分工越细致，纵向层级就越多；可以遵守利用的规则条例越多，组织结构就越规范；同时，决策机制越集中统一，集权化程度也就越高。

2. 组织体系

组织体系（organization system）是指为了最终达到相同的目标，以某种特定的形式，可以呈现紧密或者松散的形式，最终结合到一起的诸多有关组织的集合。各个组织在体系中按照一定的逻辑方式连接起来，构成"体系"，这种逻辑可以是自然规则，也可以是社会规则。例如，按照研发、生产、销售等环节的时间顺序，可以将药品研究机构、生产企业、销售公司和零售药店、医院药房等联合起来看作药品的"研发生产－流通"体系；按照专业及学科关联，在公共卫生服务体系当中就包含着，例如，疾病预防控制、健康教育、妇幼保健、精神卫生、应急救治、采供血和计划生育等功能的组织。组织体系一般有准确的功能定位、明确的组织分工、一定形式的资源共享和确定的沟通协调机制。

二、管理理念

（一）管理的概念

管理（management）作为一个科学概念，国内外专家学者从不同的研究出发点分别给出了定义。重视工作任务本身的观点提出，管理的本质，就是由单一个体或多个个体来协调其他个体的活动，目的是最终获得个体单独活动所不能达成的结果；重视管理者个体领导艺术的人提出，管理本身就是领导活动；重视管理决策作用的人提出，管理本身就是决策活动。还有许多专家学者对管理下了其他定义，如哈罗德·孔茨（Harold Koontz）在其《管理学》一书中指出，管理就是设计并维持某种良好氛围，使个体在群体里高效率、高质量地完成设定目标；斯蒂芬·罗宾斯（Stephen P.Robbins）则认为，管理是指个体同其他个体共同，或通过其他个体使活动完成得更有效率的过程；丹尼尔·A.雷恩（Daniel A.Wren）认为，管理是指管理者为最终能合理地完成组织设定预期目的，对组织内部的资源和组织内部的活动有意识、不间断地进行相互之间的协调活动。

上述管理的定义都是从某个侧面反映了管理的不同性质，为了较为全面地反映出管理的内涵，而不局限于某个角度，管理通常被定义为在某些环境状态下通过有组织的计划、一定程度控制、领导和不同程度激励等活动，调节人力、物力、财力和信息等资源，最终更好地达成组织预设目标的过程。这个定义包含以下四层含义：①管理采取的措施是计划、组织、控制、激励和领导这五项基本活动，又称为管理的五大基本职能。②通过五项基本活动，对人、财、物、信息、时间等组织资源进行有效的协调与整合。③管理行为是一种有预设目的的活动，最终目标是为了高效地实现组织目标而服务，达到整个组织的运行更有效率，同时，这也是管理活动的本质目的。④管理活动是在特定环境中进行的，环境不仅给管理本身创造了潜在的条件和机会，也对管理自身形成潜在的约束和威胁，因而有效的管理活动必须充分考量组织内部和外部的特定条件。

（二）管理原理

管理原理（principle of management）是对管理本质的工作内容进行科学合理的分析，最终进行总结归纳而提炼形成的基本原理，是对现实管理现象的抽象概括，也是对各种管理制度和方法的高度凝练与概括，具有极强的客观性、概括性、稳定性和系统性等特征。深入研究管理原理，有利于了解和掌握管理活动的基本运行准则，最终方便指导管理实践。下面主要介绍管理中的系统原理、人择原理、动态原理和效益原理等内容。

1. 系统原理

系统原理（system principle）是管理科学中最基本的原理之一，指在管理活动中应用系统的观点、理论和方法进行全面的系统分析，以达到优化管理目标的效果。这个原理来源于系统理论，即把组织作为人造开放性系统来管理，按照系统的特征和要求从整体上把握系统运行的规律，分析和优化管理的每一个要素及要素间的联系。同时，管理应根据组织活动的效果和社会环境的变化，及时调整和控制组织系统的运行，最终实现组织目标。

2. 人择原理

人择原理（anthropic principle）是指在管理活动中，应坚持以人为核心，以人的权利为根本，充分肯定人在管理活动中的主体地位和作用。该原理要求将管理活动以人为中心，调动人的积极性，发挥人的主动性，激发人的创造性，使管理工作更加有效和高效。在实践中，人择原理意味着管理者应该注重员工的需求和利益，尊重他们的权利，鼓励员工参与决策和管理过程，使他们成为组织的积极参与者和创造力的源泉。

能级原则、动力原则和行为原则是与人择原理适应的管理原则。

（1）能级原则：指根据人的能力大小，建立层次分明的组织机构，赋予相应的权力和责任，使组织的每个人都能充分发挥其能力，以实现资源优化配置和组织效益最大化。

（2）动力原则：指在组织中，只有充足的物质动力、精神动力和信息动力，才能使管理系统持续、有效地运行。

（3）行为原则：也称为行为激励原则，基于人类的行为规律，需要对管理对象中各级各类人员的基本行为进行科学的分析和有效的管理，以最大限度地调动其工作积极性和发挥其潜能，从而实现组织目标。

3. 动态原理

动态原理（dynamic principle）是指管理者需要根据组织内外部情况的变化，适时调节管理目标、策略、行为和手段，以保持充分的适应性和灵活性，实现有效的动态管理。为适应动态变化的环境与情境，管理需要遵循弹性原则和反馈原则。弹性原则指管理需要保持一定的弹性和适应性，具有应对变化和不确定性的能力。反馈原则指管理需要通过对管理结果和过程的监控和评价，及时获取信息并对其进行反馈和调整，以保证管理目标的实现。

动态原理的实现方式是通过权变管理。权变管理（contingency management）是指管理者为实现有效管理，在确定管理思想和管理方法时需要考虑组织的内部条件和外部环境等多种因素。权变管理的核心是在特定的环境和情况下，管理者需要根据实际情况进行变通和调整，以适应组织发展和管理需要。这种管理方式的内容主要包括两个方面：组织管理方面，主要是研究组织与其环境之间的相互关系和内部各分系统之间的关系，以确定最适宜于具体情况的组织设计和管理行为。其需要管理者具备一定的环境感知能力和判断能力，能够及时地察觉环境变化和内部问题，针对性地制订相应的管理策略和行动计划。领导方式方面，权变管理认为不存在一种普遍适用的"最好的"或"不好的"领导方式，因为不同的任务、人员和情境需要不同的领导方式。因此，管理者需要灵活地运用不同的领导方式和方法，以适应各种情况的需要，如授权领导、参与式领导、指导式领导等。

权变管理的主要特点是灵活适应性和变通性，管理者需要具备敏锐的洞察力和判断力，及时调整管理方式和方法，以适应组织发展和管理需要。

4. 效益原理

效益原理（benefit principle）是指实施组织的各项管理活动都要以实现有效管理、追求高效益作为目标。效益是组织活动的综合体现，存在于现代社会有目的的管理活动中。影响组织效益的因素有很多，如科学技术水平、管理水平、资源消耗和占用的合理性等。从管理因素的角度来看，管理的目标就是追求高效益。落后的管理就会造成资源的损失和浪费，降低组织活动的效率，影响组织的效益；有效的管理能够使组织的资源得到充分利用，实现组织的高效益。效益原理具体化为价值原则。效益是由价值来体现的。管理者所追求的是管理效果，也就是管理目标实现的程度，在具体的管理工作中就是经济价值和社会价值的统一。价值原则就是管理过程的各个环节、各项工作都要紧紧围绕提高社会经济效益这个中心，科学地、节省地、有效地使用自己的财力资源、物力资源、人力资源、智力资源和时间资源，以创造最大的经济价值和社会价值。

"价值工程"中的公式：V（价值）= F（功能）/C（成本）。其含义是：价值的大小，取决于功能和成本之比，功能越高，成本越低，价值就越大；功能越低，成本越高，价值就越小。在价值工程中，功能是指产品或服务能够实现的作用或效用，即其特定的目标或需求。而在管理的价值原则中，功能是指管理工作完成目标和任务的效率，是管理活动的整体效能。因此，这两个概念并不是完全相同的。价值工程中的成本概念也与管理的价值原则中的耗费或成本有一定差异。价值工程中的成本是指实现某个功能所需要的资源或费用，而管理的价值原则中的成本则更广泛地包括了时间、精力、人力、物力等多种方面的耗费，而不仅是货币成本。其消费（成本）不仅包括物力、财力的消费，也包括智力、时间的耗费，是一种综合成本的概念。现代管理工作如果把成本理解为财力和人力的耗费，不重视和考虑智力和时间的耗费，就不可能正确运用价值原则。

三、管理工具

为了更好、更有效地实现医院的管理，必须借助一定的工具，对医院的人、财、物进行有效规划以及使用。高玉琴在相关研究中表明，在医院管理中经常需要使用各种分析工具对收集的海量数据进行分析和评估。其中，矩阵图（matrix diagram）是一种常用的数据可视化工具，可以将计量值的数据以柱状图的形式呈现，从而更直观地展示数据的分布和集中趋势，反映变异情况。矩阵图的使用，有利于理解数据，并对短期内的管理效率和效果进行有效的观测和控制。

"鱼骨图"又称"特性要因图"，作为一种医院管理的工具，在分析归因方面也起到重要的作用，是全面品质管理（total quality management，TQM）最常用的方法。鱼骨图是一种图表，其系统地将导致某个结果的众多原因图解出来，展示结果和原因之间的关系。这种图表具有直观、形象、实用性强、能分层分析和反映问题基本规律等优点，通常被用于寻找某个特定问题的潜在原因，协助寻找解决方案。

流程图，也称"作业图""价值流向图""输入 – 输出图"等，也是常用的医院管理工具，目的是用来显示整个流程的细节，并显示应该如何运作的图表工具。其细节部分包括任务和程序、替代途径、决策点等，细节的层级会视目的不同而有所不同。在实际工作中，可以采用流程图直观描述某一过程的具体步骤，反映事件的流程，协助改进工作过程。在医院管理中，管理者可以运用流程图直观追踪和图解医院运作方式，找出管理的症结所在和关键问题。

四、医院学科管理

（一）医院学科管理的定义

2017 年国务院办公厅《关于建立现代医院管理制度的指导意见》中明确表示，需要从多维度完善现代医院管理制度细则，就如何优化现代医院治理的各个方面提出指导建议，包括医院管理章程、医院的重大决策制度、民主管理制度、医疗质量安全管理制度等方面。公立医院高质量发展离不开医院管理的发展。现代医院的管理趋势正在发生变化：以学科建设为宗旨的竞争力营造成第一要务，鼓励创新、搭建科研平台、医院学科评估成常态；人才梯队建设和学术影响力辐射是医院试金石，高层次人才竞争和学会任职、高水平科研产出；强调疑难疾病诊治能力和相应结构调整是必然，DRG 和 CMI 引导下的门诊下沉，三、四级手术和优势病种。这一切的核心就是以学科建设、发展、评估、优化为导向构建全新的现代医院的管理体系。

（二）公立医院高质量发展背景下医院学科管理的内在要求

医疗质量和创新平台是公立医院提高人民群众获得感的基石，也是医院学科管理的宗旨。在学科管理中，需要以学科发展目标为依据进行战略管理；以统一诊疗规范为抓手进行质量管理；以各有方向、全科协作的临床科研管理；实现责、权、利的统一进行人事聘任分配管理；并营造学术氛围和人性和谐的文化环境，这五点都是同等重要的。通过这些措施，才能真正有效地做好学科管理。

一方面，公立医院高质量发展的新命题要求传统的以职能科室为主的扁平化质量管理被以学科为基础的树状型管理所替代。不同医院的各个学科应根据自身的战略定位，制订适应国情和当地条件的诊疗常规，并明确学科带头人或医生组组长是医疗质量的第一责任人。从基础质量管理、环节质量管理向终末质量管理和持续改进转变，始终把质量保证和持续改进作为学科管理的第一要务。

另一方面，学科管理应以满足临床需求为导向，鼓励创新，推动临床诊疗新技术的研发和推广。国家临床研究中心应发挥顶尖科研创新的核心作用，加大科研基础平台建设，如基因、分子医学、形态、细胞、动物实验和胚胎实验等科研基础平台建设，应用专科学术带头人（physician investigator，PI）、与生命科学、生物医药基础科学衔接等方式，促进原创性科研产出。省、县级医院也应拥有临床流行病、临床队列研究、中心实验室等科研技术，注重临床大数据和生物样本库的应用价值。这将使我国公立医院拥有从疑难攻关到常见病、慢性病的学术研究和临床总结的扎实平台基础。

第四节　品牌学科：不是所有的学科都可以称为品牌

一、医院品牌学科建设的定义

学科是医院承载临床、教学、科研和社会服务的基本单元，是医院品牌建设的核心和永恒主题。"品牌"的导入可以帮助医院学科创造独特和有辨识度的识别系统，并与医院文化相结合，增强医院的凝聚力。好的学科品牌的塑造离不开科学合理的学科建设。医院品牌学科建设决定了医院的竞争力和未来发展，直观地反映出一所医院医疗、科研、教学的整体水平，是医院管理的重要抓手，是公立医院高质量发展的必然载体。

自20世纪80年代起，发达国家的医院管理者开始形成共识，学科建设应该根据医学知识体系的学科分支，不断研究和提出该领域的创新性理论和技术，组织学科人才队伍和提供相应设施，以提高医疗水平。随着"以患者为中心"的"精准医疗"的时代到来，尤其是国家对医疗收入实行总量控制、医药分开和医疗保险制度实施等医改措施的全面进行，大型医院正面临着严峻挑战。为实现自身的功能定位，提高为社会服务的能力，在激烈的行业竞争中生存并发展，许多大型医院相继实施了"品牌建设"战略。依托院内的特色学科品牌建设，维持和发展自己的医疗优势和特色，突出院内的相关"特色"技术，创造专属学科品牌，形成较强的优势特色技术。

此外，必须正确认识学科建设中可能产生的若干误区，掌握科学理念和实施要点，才能提高医院学科建设的能力和水平。

学科建设的标志不仅是论文、课题和获奖，而是以临床和创新为核心。在学科评估中，必须将手术质量、疑难程度、临床能力和声誉等指标放在首位，同时，将新技术的开展和科研成果转化作为学科建设的重要标志。学科建设不仅是大医院的专属，而是关系到医疗质量、医学人才和服务能力的重要问题。国家医学中心、省级和区域医疗中心、城市医疗集团、县域医疗共同体的学科建设目标要求有所不同，但学科建设的宗旨和作用相同：通过有效的学科建设，提高医疗服务的水平，补齐医疗服务短板，提高县域就诊率，达到慢性病有效防治和一体化连续服务的理想效果。学科建设是一项需要较长时间沉淀的系统工程，需要医院管理者采取制度建设、氛围营造等措施，并具有"功成不必在我"的胸怀和恒心，才能完成质量可靠、持续创新、群众满意的千秋伟业。

二、医院品牌学科建设的基本要求

医院品牌是在医疗活动中形成的，通过医生向患者提供高品质的医疗技术、优质满意的服务，以提高患者对医院、专科或医生的认知度，从而转化为对患者的引导力。医院的品牌包括医疗服务全过程，是提升医院对外形象、扩大知名度、增加美誉度的重要过程。医院品牌的塑造，归根结底取决于较强的学科力量以及学科内部良好的自我发展机制和动力。学科建设为医院生存和可持续发展提供保障，是决定医院品牌得到群众认可的关键。

学科建设是医学进步的重要推动力量，涉及医院管理中的医疗技术水平、科研教学、人才培养和创新学习管理等多个方面。

1. 学科建设厚度决定了医院管理厚度

学科建设主要有 3 个功能：一是医疗功能，为人民群众提供优质的医疗卫生服务；二是人才培养，实现医学人才的培育和传承；三是创新学习，主要体现在医疗技术水平进步与发展以及学习型团队的建设。

2. 学科建设影响力决定了医院影响力

一是优秀的学科影响力能唤起更多患者对医院品质的肯定和品牌的认同；二是从某种意义上而言，品牌学科就是医院的"金字招牌"，品牌效应越高，对医院的影响力越大；三是学科发展方向决定了医院发展方向，医院必须认清大局和把握好学科发展方向，形成医院特色学科和优势学科，从而带动医院相关学科发展，医院的未来才能更有前景和保障。

学科品牌建设旨在提高学科在市场服务中的占有率，通过加强学科人才队伍建设、设施设备建设、特色技术建设、诚信服务建设等方面的努力，进一步提升学科的知名度和美誉度。

三、医院学科品牌的发展

（一）以重点发展专（学）科为龙头，打造优势学科群

国家级临床重点专科、省级临床重点专科、市级临床重点专科三个层次协同发展，最终形成国家级重点专科为龙头、省级重点专科为支撑、市级重点专科为特色的医院重点专（学）科发展群，提升重点专科发展的群际效应，努力打造医院优势专（学）科群。

（二）精细管理，实施分步走计划

保证学科建设需要聚焦于学科前沿，邀请国内外知名专家和医院内的名医首席，结合学科前沿动态，找到技术领先、市场空白的新学科发展机遇，为每个专业量身制定能够凸显其特色并符合实际情况的发展方向。

（三）制度经费保障

每年对不同层次的专科建设给予经费保障支持，优先支持人才引进、设备购买、技术引进等项目，并在考核方面予以倾斜，打破费用等限制，稳步推进学科建设。

（四）提升创新力

孵化与学科相适应的品牌技术创新学科品牌，形成较强的优势特色技术是关键。品牌技术要达到"人无我有，人有我优，人优我精"的水平，才能吸引患者，使学科发展立于不败之地。

（五）着力人才建设

人才资源是第一资源，拥有科技领军人物、良好的人才梯次配备、能胜任工作的人力资源，是品牌学科建设的首要策略。因此，学科品牌建设应着力"人才"建设。要实施科技领军人物建设战略。目前，国内已有的名牌学科都是院士领衔的学科，是国内的顶级学科，是名牌学科建设的高级阶段。国外的名牌学科也有由诺贝尔奖获得者领衔的，几乎是名牌学科建设的终极阶段。要建设名牌学科，需要培养领军人才和打造良好的学术团队。对于一般医院来说，这是一个实际且明智的选择。良好的学术团队需要具备两个条件，即具有不同年龄、学历梯次的人员以及凝聚力、战斗力。同时，每个岗位都有其工作特点，要求工作人员能够

胜任本职工作。针对不同的岗位培养能胜任的人才，既不"屈才"、又不"乏才"，这是人力资源建设的至高境界，也是名牌学科建设追求的目标。

（六）着力平台构建

"平台"既是学科工作的基础，又是学科创名牌的起跳板。"平台"可分为软平台与硬平台。软平台是指宽松的学术氛围与学术环境，硬平台是指良好的专科设施设备及专科实验室。着力构建平台是创名牌学科的重要举措。在软平台构建方面：①鼓励创品牌学科带头人多参加国内外学术会议，注意跟踪学术动态；②允许创品牌的学科内部自由进行学术探讨及学术争鸣；③开放医院内的学术自由，通过学术探究不断探索真理；④力争建成国家级、省部级重点学科。在硬件设施建设方面：①提供整洁舒适的各级别病房及配套设施，以方便收治各种伤病患者；②配备高精尖的专科医疗、教学和科研设备，不仅医院需要先进设备以开展先进的诊疗工作，各个专科领域也需要先进设备的支持；③建设好专科实验室。专科实验室要成为进行科学研究、临床研究的基础，要力争通过建设使该实验室逐步达到国家重点实验室、全军重点实验室或省级重点实验室的建设标准。

（七）着力特色形成

技术是医院品牌建设的重要因素，关键在于建立学科的优势特色技术。医院应该持续跟踪国内外领先医疗技术，通过自主创新工作，申报国家、省级重点项目，并开展科学研究形成特色技术。此外，医院也应该鼓励学科技术人员前往国内外先进医院进修学习，参加各类学习班、培训班，掌握本专业学术技术动态，并将先进技术转化为本学科的特色技术。通过提高学科品牌的知名度和美誉度，医院可以提高学科地位，为患者提供更好的医疗服务。

（八）着力诚信服务

诚信是医院品牌的基石。在医疗服务市场，需要通过特色技术发展和诚信服务建设，才能打造品牌学科。①要将诚信服务放在重要地位；②要做好患者的知情同意工作，无论是医疗诊断、临床治疗，还是参加临床试验、研究或培训，都要取得服务对象的知情同意；③医生和患者之间存在信息不对称性，因此，需要医务人员在尊重患者临床方案选择的同时，做好解释与说服工作，使患者拥有与医务人员平等交流的权利。

第三章 如何促进学科发展

第一节 学科评估体系：国内外主流评估指标构建

在 2017 年国务院办公厅发布的《关于建立现代医院管理制度的指导意见》中，有关现代医院管理制度细则明确表示，有关学科建设和评价体系是医院管理的核心。

健全科研管理制度，意味着需要制定规章制度、标准和流程，以加强对科研工作的管理。其中，包括加强临床医学研究、加快诊疗技术创新和应用、推广适宜技术、规范药物临床试验研究等方面。此外，还需要加强基础学科和临床学科之间的交叉融合，以促进科研成果的转化和推广。

学科评估指的是根据一定的标准，对医院各个学科的管理、技术水平、科教能力以及队伍建设等方面进行分析，得出一个评估结果。因此，为了健全科研管理制度，需要建立科研项目管理、质量管理、科研奖励、知识产权保护、成果转化推广等制度。学科评估的目的是保证重点学科遴选过程的公平公正，实现对重点学科的动态管理，加快学科建设。

学科建设是医院建设与发展的核心内容，一所医院是否一流，最主要的是看其有没有一批高水平、有特色的学科。学科评估在医院的学科建设中有举足轻重的作用。通过学科评估，可以帮助管理者了解学科实际情况，发现学科建设过程中的各类问题，调整学科建设，选拔重点学科予以建设，持续改进学科建设工作，促进拳头科室的形成，以点带面，推动全院学科发展。

一、学科评估的建设思路

学科评估体系的建立是一个复杂的工程，其中建设思路是第一步也是很重要的一步，可以依据以下五个步骤考虑。

（一）分析医院学科发展背景

了解医院学科的现有定位和发展现状是进行学科评估的前提条件和关键步骤，这是因为学科评估的目的是帮助学科进步与发展。只有深入了解学科的现状和发展方向，才能制订出科学、可行的评估计划和方案，使评估具有实际意义和指导性，使评估结果能够有效地帮助学科提高水平、完善管理和发展壮大。因此，在进行学科评估之前，需要对医院学科的现有定位、发展历程、现状情况、优势和不足等进行深入的分析和研究，以确保评估的全面性和准确性。

（二）制订医院学科发展规划

确定学科的发展规划和整体布局是学科评估的重要步骤之一。其需要以医院中长期发展规划为框架，并结合医院学科现有水平，考虑学科的未来发展方向和目标。通过对学科发展规划的制订，可以为学科评估提供政策指导和方向指引，促进学科的进步与发展。

（三）确定评估的目的与目标

依据医院学科发展规划，确定学科评估的具体目标与目的，其需要向上与规划有衔接，向下与学科有呼应，是学科评估的最直接指导。

（四）确定指标体系的权重

五大指标是学科评估体系的核心要素，应以评估的目标为直接指导，确定医院学科在医疗、科研、教学、学科带头人等支撑条件的发展方向与目标，并由此确定其在评估中所占的比重，即权重系数。

（五）医疗与医技学科的评估侧重

医疗与医技学科的性质与功能不尽相同，学科发展的侧重亦不同，医疗学科强调诊疗服务及其效果，医技学科强调技术水平及先进性，在评估的设计之初的指标体系建立应有所考虑。

二、医院学科评估的内容

学科评估要点主要集中在三个方面：时间频率、结果挂钩和评估标准。时间频率要与建设节点一致，评估结果需要与学科设置、带头人聘任以及临床资源配置挂钩，评估标准必须具有公平性和刚性。只有在不同维度的制度、氛围和体系都真正得到发展和优化，学科评估才能成为学科建设的核心内容。

医院学科评估指标体系的内容涉及医院内部的学科管理、技术水平、科研能力、教学工作、人才队伍等多方面。学科建设和评估以学科管理为基础，医疗、科研、教学是临床医学的三个重要职能。医疗是医学知识的实践，教学是医学知识的传授，科研是医学知识的创新，人才队伍则为学科建设提供保障。学科评估内容需要从如下角度深入并剖析。

①针对医院自身的学科规划、策略以及实施情况进行相对应的评估。②要明确医院本身学科在全国、全省市内的地位，进行客观的评估；然后针对院内的学科管理措施、效果进行积极交流；接着，要明确医院内部的各专业学科人才梯队的建设、临床教学和各类培训情况汇总，动态地观察学科人力以及效果变化。③每个科室内部进行学科科研（获奖、基金、论文、SCI 等）的定期汇报，增进学科最新知识沟通和交流。④进行学科临床工作，尤其是与其他医院和国外先进新技术的开展状况进行比较，明确优劣势，确定改进和发展方向。

三、医院学科评估的体系

医院学科评估指标体系的构建是医院学科评估的核心，直接影响学科评估的结果并影响学科的未来发展。对于医院学科建设来说，建立一套精细化、规范化的学科评估指标体系非常重要。这个指标体系应该考虑到科学性、系统性、代表性、可比性及可行性等原则。通过该指标体系对医院各类不同学科的综合实力进行横向和纵向衡量，可以对学科建设现状及水平进行检查和评定，从而为学科发展提供有力的支持和引导。

医院学科评估指标体系的构建应遵循科学性、系统性、代表性、可比性和可行性原则。指标体系应易于获取评估数据和资料，方便评估专家的实际操作，结合方法和效果，定性和定量相结合，并能有效进行质量控制。

医院学科评估指标体系构建主要分为如下几个步骤，各个阶段需要采用不同的方法。

（一）构建学科评估指标体系的框架

一般而言，目前，我国医院内部学科评估指标体系的构建多采用等级指标的方式，将评估指标分为不同等级，常见的是三级指标，也有学者为使指标更加细化，采用四级指标。一级指标是评估指标体系的维度分类，二级、三级、四级指标是上一级指标的内涵延伸。其中，一级指标包括医疗、教学、科研工作、学科梯队（包括学科带头人）、支撑条件五个方面。"医""教""研"是临床医学的三大职能，三者相辅相成，不可偏废。医疗水平是医院教学、科研水平的综合体现，精湛、先进的医疗技术和疑难重症的诊治能力是学科水平的重要标志，也是医院学科的核心竞争所在。科研创新有助于解决临床医疗的难点、疏通诊治过程的堵点，形成临床医疗的专业特色和优势，实现医院的高质量发展。同级指标需要相对独立，且包含的指标数相对均衡，形成树状结构。三级指标应具有可操作性的特点，能够直接对考核内容进行衡量与评定。

（二）初拟学科评估指标体系

根据上一步骤确定的考核维度出发，进一步对相关文献和政策文件中的指标进行归纳和筛选。通常采用文献分析法，检索查阅国内外相关文献资料，尽可能多地搜集相关有价值的评估指标，并进行筛选。考虑到初步制订的医院临床学科评估指标体系难免存在某些缺陷以及学科评估指标体系的构建应结合医院的实际发展情况，需要对学科评估指标进行一定的修改。

（三）筛选学科评估指标

学科评估通常采用定量指标与定性指标相结合的方法，以定量指标评价为主。指标的筛选需要体现"设立指标较少，体现信息较多"的设立目的，评价指标的筛选可以通过现场调查法、德尔菲法及关键人物访谈法实现。

1. 现场调查法

为了筛选出适合医院学科评估的指标，可以选取典型医院进行实地调查，了解目前医院学科特点及建设的实际情况，并对初选指标进行实际测量。随后，可以对各项指标的实际值进行统计处理，根据统计分析的结果进一步筛选指标。常用的统计方法包括离散趋势法、相关系数法、聚类分析法、主成分分析法和因子分析法等。

（1）离散趋势法：在指标的筛选过程中，除了考虑指标的科学性、系统性、代表性、可比性和可行性外，还需要考虑指标的敏感性。具体而言，指标的敏感性越高，对于评价结果的影响就越大，所以需要优先考虑这些指标。其中，可以采用变异系数来衡量指标的敏感性，因为变异系数可以消除不同指标量纲和均值的影响，更能够客观地反映指标的波动程度。因此，在指标的筛选过程中，可以优先选择变异系数较大的指标。

（2）相关系数法：是从代表性与独立性角度挑选指标。通过计算任意两个指标之间的相关系数并进行统计检验，从与其他指标相关性较少的指标中选择作为被选指标，以保证指标的代表性和独立性。

（3）聚类分析法：从指标代表性角度挑选指标。使用系统聚类法将指标聚成一定数量的类别，然后从每个类别中选择代表指标作为入选指标。选择指标的依据是每个类别内相关性较高，而类别间相关性较低。这可以减少重复信息对学科评估的影响。

（4）主成分分析法：是从指标的代表性角度筛选指标。采用主成分分析法将原始指标转化为少数的相对独立的因子，同时，保留原始指标大部分的信息量，从而达到简化指标、降低评价难度和提高评价效率的目的。

（5）因子分析法：是从指标的独立性角度挑选指标。根据因子载荷的大小来挑选指标，以载荷较大者为入选指标。

2. 德尔菲法

选取多位从事医院学科建设或评估管理方面的领导、学者以及学科带头人作为专家，采用德尔菲法对学科评估指标及权重进行征求意见。通过信函或者电子邮件的方式，将设计的学科评估指标及权重发给专家，经过多轮征询，分析、整理、汇总专家意见，达成共识，最终确定评估指标和权重，采用介值法筛选指标，最终确立医院学科评估指标。

（1）确定专家人数：为保证咨询结果的权威性和可信度，根据数理统计理论计算专家数量，考虑问卷的回收率和有效性，应当适量增加专家人数。在具体评估中，根据实际情况一般选择 15 ～ 20 人组成专家小组。

（2）筛选专家：专家的筛选标准通常如下。①临床专家：从事一线临床工作多年，有执业医师资格证且获得中级及以上职称；②医院行政管理者、卫生行政部门人员：从事医院或卫生管理工作多年，且具有中级及以上职称；③医学高校教师：从事教育教学工作多年，且具有副教授及以上职称。

研究者可以结合医院的现状，自主选择抽样方法抽取一定的专家。而后通过电话或社交网络咨询，根据专家对医院核心竞争力和学科评估的了解程度以及考虑实际参与情况，选择一定数量的与医院学科建设和评估相关的临床专家、医院行政管理者、卫生行政部门人员、医学高校教师等作为咨询对象，遵照科学性、系统性、代表性、可行性及可比性等原则，对评估指标体系初稿及指标权重进行评判。

（3）设计咨询问卷：在文献研究、专家访谈的基础上自行设计专家咨询问卷，内容则涉及专家基本信息和指标体系咨询两个方面。在专家基本信息部分，主要调查内容包括：专家的性别、年龄、最高学历、所在单位、工作年限、职称等；

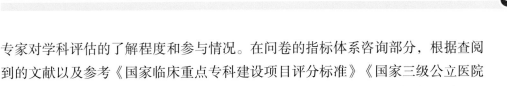

专家对学科评估的了解程度和参与情况。在问卷的指标体系咨询部分，根据查阅到的文献以及参考《国家临床重点专科建设项目评分标准》《国家三级公立医院绩效考核操作手册》中的"学科建设"部分以及各个省市的临床重点专科评分标准，构建学科评估指标库。问卷设置主要包括对各指标重要性、灵敏性、可行性的评价分值以及对指标相关修改意见。

为保证问卷的可靠性及有效性，需进行信度、效度检验。通过问卷调查，征求专家对医院学科评估指标及其权重的意见和建议，对指标进行反复修改直到专家意见趋于一致，确定学科核心竞争力评估指标体系。

（4）进行专家咨询：进行第一轮专家咨询，邀请多位从事医院学科建设或评估管理方面的领导、学者以及学科带头人，对评估体系初稿中的指标进行筛选评价。专家可以采用等级和、满分比、算术均数、变异系数等参数来评价指标的重要性、灵敏性和可行性。专家积极系数可用问卷回收率表示，专家权威系数则由专家对指标的判断依据和熟悉程度确定，专家协调系数可用肯德尔协调系数表示。同时，还可以选取多位专家进行深度访谈，探讨评估指标，并提出建议。

进行第二轮专家咨询，应根据第一轮调查的专家意见，对指标进行筛选删改，形成第二轮专家调查问卷。专家依照构建原则对修改后的指标体系再次评价，并提出意见和建议。同样可用等级和、满分比、算术均数、变异系数等参数来评价指标的重要性、灵敏性、可行性。另外根据指标重要性评分可以确定各指标权重，最后确定评估指标体系终稿。

3. 关键人物访谈

通常采用面谈形式，根据被询问者的答复搜集客观的事实材料。一般而言，关键人物访谈分为两部分：①在制订学科评估指标体系初稿时，与第一轮专家一起进行，征求专家对指标选取来源、指标内容、评估标准、问卷形式等方面的意见；②对临床科室评估后，专家对评估结果进行探讨，进一步完善评估指标体系，讨论评估体系效度，并对医院各学科发展提出建议。

（四）确定学科评估指标权重

医院学科建设是一个非常复杂的过程，评估指标体系的构成以及各指标的权重系数会影响到学科评估结果。一个评估指标体系由若干个指标构成，且每个指标不同的权重系数会对结果产生不同的影响。同时，由于个人偏好不同，会导致权重差异，通过德尔菲专家咨询结果，专家对指标的重要程度看法不尽相同。因此，为了科学地确定各指标的权重，可以采用不同的方法。主观赋权法能够充分反映专家对评估对象在长期工作中的经验总结，包括德尔菲法、两两比较法、层次分析法、灰色定权法、模糊定权法等；客观赋权法则是从实际数据出发，对数据分布和各指标实际水平进行调整，主要有 TOPSIS 法和秩和比法等。目前，使用较多的是德尔菲法（详见第 56 页）、层次分析法和 TOPSIS 法。

1. 层次分析法

层次分析法是一种多目标决策分析方法。①根据医院临床学科评估指标体系的内在逻辑，结合层次分析法模型的构造特点，构建层次结构模型；②在此基础上设计医院临床学科评估指标判断矩阵问卷，请专家对各个判断矩阵中的具体指标进行比较，并以 Saaty 1-9 标度法对各指标的重要性进行打分，根据各指标的相对重要性值构建判断矩阵；③对各个判断矩阵的一致性进行检验，计算得出指标权重系数。

2. TOPSIS 法

TOPSIS（technique for order preference by similarity to ideal solution）法是一种常用的多目标决策分析方法。其基于评价对象的归一化数据矩阵，通过找出最优和最劣方案，并计算评价对象与最优和最劣方案之间的距离，得出每个评价对象相对于最优和最劣方案的接近程度，从而综合评价每个评价对象。TOPSIS 法在医院绩效考核、卫生决策、卫生事业管理等领域得到广泛应用。

四、国外医院学科评估研究的现状

国外学科评估研究始于 20 世纪初，最早应用于教育领域，后逐渐扩展到卫生、福利、生态等社会公共服务领域。随着对医院绩效评估的需求增加，一些学者将学科评估引入医院评估领域，并进一步细化评估内容，最终形成了一套科学的医院学科评估指标体系。

瑞士政府是最早成立评估机构对医院进行学科评估的国家之一。该国通过学科评估，推动了医院学科的发展，降低了医疗费用，提高了医疗质量，同时，为公众提供了诊疗信息。在英国，皇家医学院在设置学科前要进行预评价，卫生管理机构也要对各学科进行医疗评价和临床评价。临床评价只关注临床医疗工作，如临床科室、医技科室；医疗评价则包括凡医师亲自参与的活动，包括疾病诊断和治疗措施、临床抉择和治疗效果等。最新的评价指标还增加了道德方面的内容，更关注患者的满意度。英国政府通过授予患者某些特权的方法，从患者的角度观察服务质量，评价医疗服务和药物利用状况。美国是最早开始医疗机构评价的国家，其评价主体如美国医院协会和美国医疗机构联合评审委员会，均为非营利性的社会组织。美国对医院学科的评价也是由非营利性的社会组织进行的，其中影响力比较大的是"中学后教育鉴定委员会"下设的"专业鉴定团体委员会",是全国性的、非官方性的评价机构。美国的学科评估比较注重指标的设计,如采用DRGs分组,根据疾病主要诊断、是否手术、患者年龄、有无并发症四个方面来综合评价。与此相似的做法还有疾病的严重度指数、单一指标的调整率,目的都是使评价更具可比性。与美国相比,日本医院的设置和评价由国家统一管理,但是评价标准的制订和修改则是由医疗协会或大学的医局负责,卫生行政部门一般不参与,并且这些评价标准已成为医务人员自觉遵守的行为准则。在日本,医院的设置和评价由国家统一管理,但是评价标准的制订和修改则是由医疗协会或大学的医局负责,卫生行政部门一般不参与,这些评价标准已成为医务人员自觉遵守的行为准则。这些评价标准主要包括医疗质量、安全、效率等方面,也包括对患者需求的满足程度、医疗保险的合理性等。同时,日本也采用了类似于美国的DRGs分组的方法,将医院的医疗服务进行分类和比较,以提高评价的可比性和科学性。

第二节　如何提高学科实力：3家医院案例

医院学科评估体系的构建需要有效的组织实施,才能真正保证学科的可持续发展。医院学科评估的主要形式包括科室自评、医院评估、上级部门评估和第三方学科评估。科室自评是指科室对自身进行全面的审视,能够帮助发现细小问题。医院选优评估是医院组织人员对各学科进行客观评价和优缺点比较,遴选出基础较好的学科作为重点学科来建设。上级部门评估是由上级主管部门组织学科评估方面的专家进行现场考评,得出评估结论,指明学科建设方向。此外,还有第三方学科评估,即由独立的评估机构或专家团队对学科进行评估,其评价结果更加客观和公正;第三方学科评估是指由独立的第三方医院管理学术机构从不同的学科评估维度,对不同医院的各学科进行横向比较,得出不同学科的水平和排名,以揭示各医院的优势学科和弱势学科,如复旦大学医院管理研究所的最佳医院和最佳学科排行榜、中国医学科学院医学信息研究所的医院科技影响力排行榜。

医院学科评估的组织实施的要点包括：建立评估体系、确定评估对象、选择评估主体。

一、医院学科评估的组织实施的步骤

医院学科评估的组织实施的步骤包括：确定评估对象、选择评估主体、建立学科评估指标体系、收集数据信息、确定评估结果。上节已详细介绍学科评估指标体系的构建方法及步骤，本节不再赘述。

（一）确定评估对象

研究对象也从早期的整个医院，慢慢细化到对医院某一学科的评估，对学科科研绩效、医疗服务能力的评估，或对学科带头人、学科人才等的评估，如李洁构建了一套中医医院临床中药学学科评估体系；王猛通过建立医技学科评估指标体系，探讨医技学科评估对研究型医院建设的支撑作用；曹苗苗从科研水平、科技成果、人才梯队、学科影响力、研究生教育五个方面构建了一套医院临床学科科研绩效评估指标体系，经验证具有实际运用的价值；肖采璐构建了一套适用于三级综合医院的临床学科带头人评价指标体系，为学科带头人的相关管理工作提供了理论工具。在充分考虑到不同科学发展规律的基础上，逐渐发展出了适合不同学科的评估方法。因此，在进行医院学科评估时，需要根据具体情况制订相应的评估方案，以确保评估结果的准确性和公正性，更加注重学科的分类管理，将评估对象进行分类考核。学科分类大致经历了如下的过程：从最初的两分类"临床科室"和"医技科室"，演变到"内科""外科"和"医技科室"，再到"内科""手术科室"和"医技科室"三大类。

（二）选择评估主体

目前，医院学科评估主要分为两类：一是由政府部门或研究机构主导的外部导向性评估，如国家重点学科评审、临床重点专科遴选、中国医院最佳排行榜、中国医院科技量值排行榜等。这些评估通常由利益无涉方提出的客观、中立、公正、专业性评估结论，更具公信力，并有利于指导评估结果的可靠性和发展方向的明确性。二是大型公立医院开展的自我改进性评估，如首都医科大学宣武医院、上海申康医院发展中心等对系统内或医院内各学科综合实力进行横向或纵向的比较与衡量。

（三）收集数据信息

各学科评估数据采集应实现"两上两下"，即评估部门与全院相关职能部门联合收集和汇总各专科相关指标，下发给临床科室核对，科主任确认后签字。回收材料中新增或修改的数据须由各职能部门核对后再次下发给临床科室核对后回收。在这个过程中，各个职能部门和临床专科可以进行双向对话和充分沟通，有利于各个临床学科查找问题、发现问题，也便于管理部门收集意见和建议，分析结果，并进一步完善评估指标体系。

二、医院学科评估组织实施案例分析

（一）重庆第三军医大学第二附属医院

在本院建立了一套临床学科评估标准，根据该标准对临床学科评估的组织实施。

1. 各临床学科根据评估表开展自评

将医院的临床学科评估表下发给各个学科，该评估表包含临床学科评估指标体系，并在此基础上对每个指标的评估标准进行了细化。例如，对于学科带头人的学术任职这一项三级指标，根据在全国性或省市级学术组织中任职不同，划分为A、B、C、D共4个层次，分别获得100%、70%、40%、10%的得分。各学科接到下发的评估表后，即可对照评估标准开展自评，逐项进行对照和打分。

2. 组织专家对各学科进行论证评估

组织由院内重点学科（学术）带头人组成的评估专家组，根据评估学科的不同，邀请校内相关学科的学科（学术）带头人参加。将评估指标体系和各学科的自评表送达评估专家，组织各专家听取学科点的汇报、审查书面材料和现场考察，在获取大量信息的基础上，由专家组对各学科进行定量评价。同时，对各学科点不足之处进行了评价，并对各学科的建设发展提出建议。

3. 将评估结果反馈给各学科机关与科室

共同商讨学科建设举措医院学科建设办公室对专家组评估结果按学科逐个进行汇总和统计，然后由医院业务机关首长带队，采取逐科分析形式，开展评估结果见面会，与各学科的带头人和业务骨干一道，针对存在的问题和差距，共同商讨学科建设举措。要求做到目标到人、措施到位、时间限定、全面达标，尤其在论文发表、基金申报、新技术新业务开展等方面要求建立工作进度表。

4. 制订临床学科建设实施方案

在逐个学科进行了评估结果见面会、要求各学科上报建设方案的基础上，医院学科建设办公室根据医院的总体规划和学科布局考虑，按照"分级定标，分类指导"的原则，制订了医院学科建设实施方案。该实施方案分为加强军事医学学科建设、加强重点学科建设、加强特色学科建设、加强一般学科建设、加强科学管理、加强学科支撑条件建设6个部分，是学科建设的具体操作性文件。通过对照各级各类学校相应的建设标准，采用查遗补缺的方式，实现建设指标的量化和建设措施的具体化。

（二）武汉同济医院

该院对医院学科评估的组织实施有独立的方法。将重点学科的评估分两个维度进行：第一维度是教育部对国家重点学科实行评估和定期考核；第二维度是医院进行自我评估和检查。

根据《国家重点学科考核评估办法》，国家重点学科考核评估工作由教育部学位管理与研究生教育司统一组织，并委托教育部学位与研究生教育发展中心承担考核评估的有关工作。参评单位首先对照参评学科制订的学科建设计划申报表进行自我考评，在此基础上按照《国家重点学科建设总结报告提纲》的要求，撰写《国家重点学科建设总结报告》，填写《国家重点学科建设情况汇总表》，并将资料上报。由至少5人组成的同行专家从学科方向、学术团队、人才培养、科学研究、学术交流和学科环境等6个方面对学科目前水平进行评议；参照学科建设计划申报表，从凝练学科方向、师资队伍建设、人才培养能力提高、科研能力提高、学术交流和条件改善等6个方面对学科目标实现程度和任务完成情况进行评议。对考评成绩排名靠前的授予其国家重点学科资格；成绩排名靠后的将进行重点学科增补与淘汰工作。

科研处组织各科室进行学科的自我评估，收集重点学科的学科负责人情况、学科方向和特色、师资队伍建设、杰出人才建设、承担科研项目及科研产出情况、教学科研获奖情况、学术交流情况、主要基地平台情况、经费使用情况以及仪器设备等教学科研基础条件等，相关职能部门协助科室完成相关数据的确认和评分。通过自我评估，定期了解学科建设状况，及时发现和处理出现的问题，对建设情况良好的学科给予一定的奖励，对执行情况较差的学科加大监督力度，保证按照学科建设规划的要求如期完成建设。

第三节　如何提升医院排名：34家医院案例和复旦榜评分准则

医院学科建设是否有效、合理，设置的学科建设评估体系是否合理可靠，制订的相关的学科发展计划是否可持续，未来的学科建设的方向应该如何确定，这一系列的问题都要依据医院学科评估的结果进行分析，优化并指出发展方向。

一、从医院角度进行多学科评估

（一）重庆第三军医大学第二附属医院

该院在医院内部评价方法的基础上，建立了一套临床学科评价标准，并对评价结果进行总结分析。全院临床学科分类合理，为制订科学的学科发展目标和措施奠定了基础。医院通过自评和专家评审相结合的方式，将 32 个临床学科按照优势学科、特色学科和一般学科进行分类，形成 8 个优势学科、14 个特色学科和 10 个一般学科。评价结果在院内发布后，全院各学科普遍反映分级合理，体现了院内学科评价的真实性和可靠性。在此基础上，按照"分级分类、分类指导"的原则，根据评价结果，有针对性地制订各学科发展目标；优势学科中，国家重点学科继续快速发展并始终保持领先地位，全军校级专业中心提升并跻身国内先进行列；特色学科要创优突破，进入全军先进行列；一般学科要抓紧跟进，突出特色。针对上述学科建设发展目标，结合各学科实际情况，详细列出学科建设相关措施，并写入医院学科建设实施方案。

（二）华中科技大学同济医学院附属协和医院

华中科技大学同济医学院附属协和医院按照学科发展规划规律，构建了独特的学科评价体系，并进行了有效的组织实施。同时，根据实施后取得的成果，对医院内部的学科建设进行定向指导，也及时调整相关政策，精准把控相关方向，实现对学科建设的有效支持，最终使年终绩效指标有依据，还根据学科建设采购设备。此外，明确医院内部科室的支撑重点，初步构建了一套循证、足够科学的学科评价组织实施体系。

1.组织调研，进行内部改进性评估

学科评估起源于高等教育体系，侧重于通过评估促进改革和建设。应用于医疗卫生体系，学科评价已成为推进学科建设的重要工具。

该院参考教育部第四轮学科评价指标和国家卫健委临床重点专科评分标准，经过外部专家咨询评审和医院学术委员会专家咨询会讨论，初步建立了总分 1000 分的学科评价体系，包括人才梯队建设、学科支撑平台、科研水平、医疗社会服务、专业排名，一级指标 5 项，二级指标 9 项，三级指标 14 项。在文献综述的基础上，与我国其他医院的学科评价体系相比，该院在评价指标、评价方法和评价方法等方面有所创新。

（1）指标选取：以结果导向的逆向评价。与医院其他学科评价指标相比，本评估指标体系进行了一定的调整和变化。其中，引入了声誉评估指标，以更全面客观地反映学科影响力。为了减少国家临床重点专科和国家临床重点学科的影响力权重，本评估指标体系将各学科排名纳入一级指标，并赋予其20%的权重。此外，教学质量考核指标也得到了丰富。在继续教育项目和教学成果的基础上，增加了"课程教学质量""优秀学生"和"国际交流"等指标，从学生的角度倒推教学质量，更全面地评价学科教学水平。

（2）评价过程：多方协商对话机制。各学科评价数据采集实现"两上两下"：组织评价部门会同学科各相关职能部门对各专业相关指标进行采集汇总，然后送临床科室核实，科室主任签字确认。回收材料中新增或修改的数据提交职能部门核查，再送临床科室核查回收。在这样的运作中，各职能科室和临床专科可以进行双向对话和充分沟通，有利于寻找临床各学科存在的问题，也便于管理部门收集意见和建议，据此进行分析。以成果为导向，进一步完善评价指标体系。

（3）评价主体：引入"第三方"评价机制。第三方视角的学科层面客观数据以及大而不强（规模大但医学教学科研优势不明显）、多而不精（病种多、患者多等）等相关评价建议含金量、方向凝练不足（子专业不代表学术方向）等。非利害关系方提出的客观、中立、公正、专业的评估结论更可信，同时，也更利于了解可靠性评估结果的清晰度和发展方向的明确性。

（4）评价对象：注重内、外、医技术分类管理。由于内、外科工作方法的不同，简单直接的评价方法是不公平的。在尊重学科发展规律的基础上，医院将全院科室划分为内科、外科、医技科三类，并按顺序评价排名。其中，核医学、麻醉学、针灸学、病理学等被纳入医技科系序列。另外，每个 Sequence 分为 A、B、C 共 3 个等级，前 30% 为 A，30% ~ 70% 为 B，后 30% 为 C，便于后续管理和公平绩效考核。

2. 精准施策：基于学科评估推进学科建设

医院学科评估是医院制订规划、修订政策的重要依据，也是推动学科从全面到优秀的根本。通过全面而深入的分析，及时进行评估和监测学科建设发现的问题，有助于医院发现学科建设中存在的问题和不足，进一步推动学科的发展。医院可以根据学科评估结果，针对学科发展方向、学科队伍、学科平台、运行机制等关键要素进行修正和优化，以取得显著的成绩。因此，医院学科评估具有重要意义，也是医院推动学科发展的必要手段。

（1）布局学科建设发展蓝图：不同的医院都有代表其高水平专业知识的专业学科。但如何立足现状，精准定位学科，巩固传统优势学科在行业内的地位，提

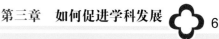

升弱势学科的专业实力，将成为未来各医院学科发展和布局的重中之重。①启动以目标为导向的学科改进计划：医院学科建设是一项长期性、系统性、综合性的工程，需要持续不断地进行规划和引导。为了增强学科建设的目的性和秩序性，医院采取以下措施：制订医院学科长期建设规划，明确发展目标，突出优势和重点，引导各学科与全国前10名竞争，提名学科与全国前10%竞争；制订各学科专业化的年度发展规划和中长期发展规划，促进学科发展的科学性和规范性。学院各系根据各学科的评价结果和"第三方"专家的建设意见，共同制订。②问题导向，凝聚学科发展方向：明确的选择和稳定而独特的研发方向的形成是学科可持续发展的关键要素。医院按照两个方面的综合发展方式，协助细化学科方向：一是明确方向。医院引导院内专业科室关注最新前沿问题，瞄准国际国内一流的新技术标准和最关心的健康问题，根据自己在医院的基础和兴趣方向，发现和填补不足，并在两年内为每个专业科室学习和开展一两项新技术和业务。二是确定路径。在个人层面，推出中青年人海外培训和骨干培训资助计划；在专业层面，应注重核心学科技术的规模和常规技术的路径；在医院层面，遴选院内省部级科技成果奖，主动确定可持续发展的学科和专业。③聚焦疾病，加强跨学科协作与融合：学科集群的发展符合以优势提升特色的重要路径，也是从"以病为中心"到"以健康为中心"的时代要求。具体而言，需要巩固医院传统优势，例如，围绕血栓性疾病和心脏病两大方向，利用优势学科带动相关专业发展，实现病例数据和人才资源共享，联合应用项目、课题、发表论文等资源。同时，也需要挖掘发展潜力，通过多学科联合诊疗、校内教授互聘、内外部学科合作等方式，共同发展，培育新的发展方向。

（2）优化院内运行机制和建立协同竞争的创新机制：是提高学科要素投入效率和效益、促进院内学科发展相互衔接的关键。①明确纪律奖惩机制：一是相关奖励机制。受试者评价的结果将直接影响医院资源的配置；为避免投资盲目集中，医院每年对各级学科建设提供专项资金支持，A、B、C学科分别获得50万元、30万元、10万元，支持学术交流和硬件环境改善。二是落实问责机制。考核结果与部门年终绩效和部门主任任期考核挂钩，如果某一学科的综合评分连续2年下降，或者连续3年被评为B或C，组织部门需要与学科负责人进行训诫谈话。②修订科研管理机制，健全学科管理制度和相应的激励机制：是营造良好学术氛围、促进科研成果的有效措施。为此，医院采取以下措施：修订科研成果奖励机制，增加奖励项目，如疾病诊疗指南、专家共识、发明专利、国际和国家标准等。建立合理的科研平台"进出"机制，重点项目和优秀人才优先，同时，加强现有专业实验室的绩效和产出评估，并应用成果。

（3）培养结构健全的学术团队：是学科发展的关键，一流的学术团队是一流学科的基础和核心资源。团队的创造力取决于个人和群体的统一，其中个人指学科带头人，团队指学术梯队。因此，医院将注重培养和引进学科带头人，构建具有国际水平的学术团队，建立完善的学术交流机制，提升团队创新能力和综合素质，加强团队建设和管理，为学科发展提供有力保障。①加强学科带头人的管理：学科带头人的能力和格局决定了学科发展的影响力和可持续性。为了推动学科发展，需要加强对学科带头人的培养和提高，并对其进行管理和考核。同时，还需注重学科带头人的道德修养和纪律意识，加强对其的监督和管理，确保学科建设的顺利进行。因此，华中科技大学同济医学院附属协和医院从三个方面入手：通过第三方评价增强学术领导意识，通过科室主任培训课程提升精细化管理能力，通过学科协作增强整合资源的意识和能力。②注重学术梯队的培养：目前，我国大多数医院都建立了引进与教育相结合的人才培养机制，并对其进行了不同层次的分类。但是，在实践过程中，引进和培养科研人才是一个挑战。完善吸引机制。加强国际交流与合作，以医院领导带领团队多次赴国外知名医学院讲学，发掘骨干人才；注重引进博士后和优秀毕业生，吸引更多高薪、环境良好的"新生代"。建立教育机制，在"全职"科研期间，有项目的研究人员的收益保持不变。选择"年轻科学家"，并确保他们将 80% 的时间用于科学研究。

3. 初步成效：初步形成互为支撑的优势学科群

通过上述措施的实施，该院在学科建设方面取得了一定成效，有力地促进了医院的发展。服务能力显著提升。近年来，一些关键技术优势逐渐显现，带动了疑难重症诊疗水平的提升。以心脏移植为代表的器官移植技术（心脏移植量连续四年位居中国第一）和以基因诊疗为代表的精准医疗技术（在中国人群中首次提出 VET3 基因突变）达到国内先进水平；代表疾病诊疗技术难度的病例组合指数（CMI）位居全省第一，代表疾病谱覆盖广度的 DRG 组位居全省第二。学科实力稳步推进。科研方面，2018 年新增国家科技进步二等奖 2 项，省科技进步奖一等奖 3 项；自然指数（Nature Index）在全国医疗机构中排名第十；近三年，获批国家重点研发计划 8 项。在人才培养方面，2017 年以来，新增"万人计划"3 人，长江学者 2 人，青年长江学者 2 人，国家杰出青年科学基金 1 人，青年"千人计划"1 人，在新发布的复旦榜单中，8 个医院专科进入全国前十，15 个专科入围，综合排名全国第十三位。

（三）南京军区南京总医院

该院提出了医院学科建设评价应遵循分步推进、多维评价、定量比较、求同存异的原则，共有五个具体步骤和实施点。这些步骤包括明确学科发展定位、增强学科发展动力、优化学科资源配置等方面，从而准确评估学科建设的结果。这些步骤的实施可以提高医院学科建设评价的科学性和客观性，为医院学科发展提供有力的支持和指导。

1. 为本专业的发展定位提供客观依据

通过学科评估和该院各阶段专家的评估意见，对该学科在医院不同学科、省级医院同类学科、军队医院同类学科中的发展状况进行了定位。医院的学科可以分为三类：优势学科、中级学科和薄弱学科。优势学科具有较好的综合建设和国际知名度，具备成为领先学科的潜力；中级学科人才队伍和技术能力较强，有较大的发展潜力；薄弱学科是医院发展中不可或缺的但存在较大不足的学科。这种分级划分有多维度的客观依据，被认为是科学和客观的。各学科领导在对全院的总结和评价中，一致肯定了分级划分的客观性和科学性。

2. 学科建设评价

不仅提供了科学定位，也增强了学科发展的动力。评估中，可征求机构内外专家意见和同行专家的智慧用于 SWOT 分析。这使每个学科能够找到建设和发展的切入点，抓住机遇，应对挑战，积极夯实发展方向，形成合力打造技术特色，增强学科可持续发展的动力，为医院核心竞争力的产生创造新的增长点。

3. 为优化资源配置提供了科学指导

根据学科层次划分，形成了"突出重点、区分层次"的学科资源配置策略，并对各学科的建设重点和发展方向进行了分层设计。对于优势学科，加强学科资源，大力推进子学科建设，建立一系列疾病诊疗体系，巩固和提升优势学科地位；对于中级学科，提炼学科资源，不断加强专科疾病建设，提高专科疾病数量和质量，努力实现科技创新的多重突破；积极弥补和改进薄弱学科，以达到中等水平。

（四）江南大学附属医院

学科建设既是公立医院评价的重要指标，也是公立医院高质量发展的灵魂。该院整合成立后，学科建设已成为医院高质量发展的重点。医院依托江南大学，以高质量发展为主线，大力实施专科（学术）提升计划，推行"3+3+X"学科梯级建设模式。一级是烧伤创伤诊疗中心、肿瘤诊疗中心、消化系统疾病诊疗中心；第二级是妇女儿童诊疗中心、心脏诊疗中心、大脑诊疗中心；三级为医学检验中心、影像与核医学中心、病理精准诊疗中心；第四级是针对其他学科的。医院拥有国家临床重点专科烧伤科、江苏省医学重点学科共建单位肿瘤科、国家中医药重点专科建设单位脾胃疾病科（消化内科）的特色优势，创造了"三大院系为主旋律，其他学科齐头并进”的发展局面。具体而言，烧伤学科有三大中心：创伤治疗中心、整形美容中心、康复训练中心以及基础转化研究平台。在肿瘤学科建设方面，肿瘤科、肿瘤内科、肿瘤放疗科、肿瘤研究所形成"三科一院"诊疗体系。消化学科呈现中西医结合的特点，重点研究炎症性肠病的发病机制和早期胃肠道肿瘤的防治，构建消化道疑难疾病的微创内镜诊疗技术体系。近年来，依托临床研究中心、创新转化服务平台等，医院学科创新能力不断提升。

在学科建设过程中，医院加强了与江南大学的深度融合，与江南大学合作建设了 6 个 A 级和 9 个 B 级校级医学学科，并合作建设了临床技能与患者模拟中心和医学研究中心两个公共平台，为学生和研究人员提供高质量的研究场所。在人才引进和教育方面，医院坚持以"教育"为核心，构建分类培养新体系；坚持以"吸引"为关键，构建吸引人才的新路径。学科建设是否完善还需要科学评估，为此，医院积极推进学科评价建设，制订医学学科评价指标体系，推动学科进一步优化发展。

（五）连云港市第一人民医院

在加强学科建设方面，该院采取了一系列"顶天""立地"等措施。在人力资源上，坚持"外引内培"，以"双一流"建设为动力，推动"双一流"建设。依托连云港市良好的医疗服务平台，以连云港市第一批医疗机构为依托，将其建设成创新和转化医疗中心。在传统科室的构建上，通过实施微创手术、内科手术、全程化康复、延伸式护理、简化流程等措施，对部分滞后的技术运用"熔断机制"，实现了医疗机构的重组，并在此基础上，以"一老一小"为重点，建立了医养结合的老年护理机构和儿童心理康复机构。同时，该院还与连云港市紧急医学救助中心建立了一个快速有效的紧急、危重症患者救治信息交流平台，为患者提供了一个全新的、有价值的"定点医院"。急救中心在收到患者的来电后，会立即与医院的急救医疗平台进行沟通，并进行现场的指导，做到最好的急救。

（六）盐城市第三人民医院

该院通过加强对外交流，不断提高自己的专业水平。其中，与上海交通大学九院结成的"医联体"，是该院于 2021 年成立的"医联体"工程。上海交通大学九院的医生们长期在这里进行门诊、外科等各种疑难杂症的诊治，至今已经有300 多名患者接受了 300 多次的治疗，完成了 300 多台手术。在 2021 年 11 月，该院与东南大学中大医院签订了"星火计划"的战略协作协议，成为医疗联合体的一员。依托中大"星火计划"，依托其强大的品牌效应和平台优势，进一步增强其与各医疗机构之间的沟通和协作，提高其标准化诊断和应急处置水平。

继南京医科大学盐城临床医学院成立后，该院又与南京医科大学进行了更深层次的合作。目前，该院已经申请了12位研究生指导教师，其中1位是博导。依托南京医学学院强大的教师队伍，该院还大力支持医护工作者继续攻读硕士、博士学位，使医护工作者的教育水平不断提高。

（七）淮安市第一人民医院

该院围绕"三个中心"的建设，从六个方面应做好相关工作。①在建立亚专科的同时，积极推进三级分类，建立150个专业诊治小组；②在提升医学技术的同时，我们已经搭建起了一套独特的技术体系，可以使我们的专业团队对标省最好的一家医院，不断地向精准化和微创化发展；③就人力资源而言，医院从发展、竞争、质量和服务四个角度，将46个专业分为优势专业、培育专业和潜在专业三个层次，以提高科室负责人的工作积极性；④为了提高医生的水平，在医生被任命为科室负责人或者治疗小组成员的时候，医院会用现场的手术录像来重新授权和评价医生的水平，使医生们能够在术前更严格，术中更谨慎，术后更好；⑤从患者服务、手术管理和危急重症处理三个角度综合评估各科室的医疗品质，并在全院范围内做出各部门的综合评分，将各部门的综合评分与其工作业绩相结合；⑥基于DIP（区域点数法总额预算和按病种分值付费）支付模式的医疗服务项目，开展医疗服务项目研究。

（八）南通大学附属医院

该院两次组织专家对各学科进行了综合评价，将各学科划分为优势学科、中等学科、一般学科和新秀学科四个层次。坚持特色学科引领，打造区域性医学中心；推动中等学科迅速发展，争取在全省位居前列；积极推进普通专业的建设，争取尽快入选省重点专业；帮助新的科目出类拔萃，争取在新的科目中脱颖而出。近几年，我国的医疗机构开始将医疗小组作为评估单位，并借助信息技术的支持，提高了医疗小组的运作效率与效果。通过对诊断小组的详细资料的分析，可以使各个小组之间有一个纵向、水平的对比，这样可以更好地确定工作的目标，也可以更好地激励大家的工作热情。医院实行了病床的集中分配和管理，保证了紧急情况下的"绿色通道"畅通，保证了疑难和危重患者的救治。同时，在每个月最后一个星期四，各科室都会举行一次会议，以确保交流畅通。在此基础上，医院开展了一系列的工作，通过对各个问题的剖析，提出了解决问题的思路，加强了内涵的构建，促进了医院的发展。在面对国家医保谈判药品的时候，医疗机构应该对其展开合理的配置和使用，不能因为医保总额限制、医疗机构用药目录数量限制、药占比等原因，而对此类药品的落地造成不利的影响。

（九）北京大学第三医院

该院于 2019 年正式设立了医疗创新研究中心。通过对医疗创新研究院的顶层设计进行优化，将基础、临床、转化等多个领域的优秀资源与技术力量进行整合，实现多学科、多领域的交叉融合，促进了医疗机构的学科发展与创新，并有效地解决了临床难题，提高了患者的满意度。在此基础上，以北京大学为依托，率先成立了合作与创新联盟。在联盟的范围之内，医院可以对临床问题进行分析并提炼，并将其作为一个整体来进行研究。

在学科间的相互融合上，以 5 个专业为核心，加强各专业间的相互融合，形成了一个完整的学科群。以生育医学学科群为例，该院将生育医学妇产科、儿科、内分泌科、普外科等进行了高效融合，并与研究机构进行了深入交流，从而推动了学科群的全面发展。在多学科诊断与治疗领域，该院构建了多学科诊断与治疗的管理体系，将多学科诊断与治疗小组从"松散"到"有形"。到现在为止，该院已经建立了 37 支多学科诊疗小组，专门从事各种疾病的诊断和治疗工作。在突出优势的基础上，进一步加大了多个专业的建设力度。针对多学科研究的特殊性，医院制订了建立多学科研究中心的条件、考核办法、准入流程及运作方式，以提升临床诊断与治疗水平，提升患者的医疗质量。如创伤中心，就是将骨科、神经外科、胸科和普外等多个学科整合到了一起，使需要多学科联合诊疗的患者，都能得到一次完整的救治。学科中心的发展可以促进管理过程的标准化，从而节省社会资源，还可以增强医院的声望和专家的影响力，从而可以有效地降低医疗费用，并提升患者的就诊经验和身体的健康水平，还可以促进学科创新能力的提高。

（十）西南医科大学附属医院

"创建一流学科，创建一流医院"是医院发展的必然要求。强化高校专业建设的顶层设计，强化专业建设的精细化建设；对学科建设给予了足够的关注，并把其列入发展的重要方针，制订了专业建设的总体计划，成立了专业建设领导小组，成立了专业发展办公室，实行了"党支部""主任""双组长制""三级""三个层次的管理"。同时，对《科技论文管理规定》《科技成果管理办法》《科研业绩量化评估与考核办法》等有关的管理制度进行了进一步的改进，构建了一个科学的、规范化的、高效的学科管理体系，并在此基础上增加了对学科的专项资金的投入，使学科的管理更加科学、规范、高效，促进了学科的发展。

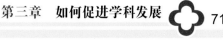

　　要加强高校专业教育的实效性，就要建立完善的考核和奖励制度。在此基础上，参照四川省卫生健康委员会的医学重点专业评估系统，根据该院的具体情况，制订出一套适合该院自身特点的医疗重点专业评估指标。在每一年，医院都实行年终业绩考评，建立了专业发展基金和特殊的业绩激励机制，并依据考评的成果进行分配。采用对重点学科进行动态评估的方法，建立健全考核和激励体系。在2010年，该院开发出了一个科研绩效管理系统，其可以对全院一级科室和在职员工进行科研量化和考核，并将每年的学科和个人的科研分数进行公布。在对科技成果进行科学研究的同时，对科技成果进行科学研究的激励，为科学研究创造良好的环境。加强学科建设，为医院的高质量发展提供有力的支撑。在此基础上，要加强对各专业的分类，建立健全考核和激励体系；要健全科学研究的人才规划，加强高水平的人才的引进和培养；搭建高层次的科研平台，增强科研实力；推进临床实践，强化结果的转化和应用。

（十一）福建医科大学附属南平第一医院

　　在宏观层面，公立医院高质量发展强调稳定均衡发展。为实现这一目标，医院坚持以改革、创新为驱动力，把建设全国医疗中心、创建全国区域性医疗中心作为突破口，把加强学科建设、人才队伍建设、信息化建设作为支持，把提高医疗服务质量、提高医学教育质量、提高临床科研水平作为主要目标，把"国考"作为衡量标准，把制度建设、能力提升等八项工作作为衡量标准。医院将用组建医院集团的方式，来实现一院多区发展模式，推动高质量的医疗资源下沉，使基层医院的医疗技术水平得到迅速提高，最终实现与患者同病同治的目标。在此基础上，以县级医共体为依托，促进各乡镇之间的医疗技术平衡，使患者能够在基层得到治疗。医院不能继续盲目扩大，也不能只对硬件设备进行投资，而要加大对人才的引进和培养力度。

（十二）青海省心脑血管病专科医院

　　学科建设是核心竞争力，医院应着力打造一批优势学科、重点学科，整体提升医疗、教学、科研水平。由于青海省地域辽阔，地广人稀，经济、卫生等方面都比较薄弱，所以在这方面也要加大力度。智慧医院的构建涉及医疗、管理和服务三个方面，这些方面都是一个长期的投资过程。为此，青海省要加快推进医疗服务体系的现代化，加快医疗服务体系的建立，加快医疗服务体系的发展，同时，也要加快推进医疗服务体系的完善和完备。今后，该院将继续加大对优秀人才的培训力度，增加对优秀人才的优厚福利，留住优秀人才，促进青海特色医学的发展。

（十三）河南科技大学第一附属医院

该院在学科建设上十分注重科学研究，并充分利用了奖励制度，使其实现了医学与科学相融合，逐步转变为一家以临床为中心、以科学为中心的综合型医疗机构。一个专业的发展离不开一个专业的领导。在人才的培养和选拔中，医院注重人才的培养和推荐，形成了一支由薄弱到强大的医疗队伍。在科学研究方面，坚持以学科建设为主线，通过加强各专业间的合作，组建多专业队伍，既提高了医疗水平，又为开展科学研究打下了坚实的基础。在药物开发方面，各医院均主动参加药物的联合开发，并将其用于临床。一个强有力的学科群是一所医院实现高质量发展的重要因素，同时，各学科之间也能相互促进，相互影响，实现良性发展。

（十四）武汉大学人民医院

学科建设是医院立身之本，也是医院核心竞争力之根。近年来，该院得到了很大的发展。①医院应适应社会经济发展和病种的改变，把发展的学科与医院的整体计划相结合；②对《重点专科建设办法》《经费管理办法》《学科带头人管理办法》等进行了顶层设计，并制订了相应的规范；③将学科集群的构建和亚专科的构建有机地融合起来，采用"一元化"的工作方式，将科室建设和科研教学等工作纳入科室的工作中，实现科室设置、专科设置和学科设置的"一体化"，并将 MDT 技术应用于科室设置；④大力引进和培育专业领域的领军人物；⑤借助武汉大学的专业优势，推动医药工程、信息技术等领域的交叉合作，组建跨学科的科研队伍；⑥要大力发展科研事业。

（十五）山东大学齐鲁医院

该院确立了"医疗立院,学科强院,人才强院,依法治院,党建引领"的发展思路，为今后的发展奠定了坚实的基础。推动重点学科建设，提高专业水平。当前，在各大医疗机构中，外科的数量所占比例已符合有关法规的要求，而在医学领域，则主要以处理困难和危重症患者为主。当前,我国医疗机构的工作效率在持续提升，患者的平均住院天数在持续减少，患者 CMI 也在大幅提升。

（十六）吉林大学中日联谊医院

该院通过"国考"这把标尺，明确了发展方向，"找差距、补短板、强弱项"。在这当中，医院对外科、急救、战伤、抢救等专业的专科化程度有了更高的要求，并加大了对危重患者的治疗力度。比如，在全国范围内率先修建了直升飞机跑道，并与民航部门形成了联合搜救机制。目前，该院设有急诊和危重症病房 63 个床位，业务范围覆盖整个东北三个省份和内蒙古地区。经过前期的积累，该院被批准为国家紧急医学救援基地。

（十七）徐州医科大学附属医院

临床专科能力建设是国家卫生健康事业发展的重要内容之一。为此，国家卫生健康委印发《"十四五"国家临床专科能力建设规划》，从整体上、系统性上和制度性上对临床专科医院的发展进行了全面、系统性和制度性的安排，以促进临床专科医院均衡、可持续发展为目标，同时，也为临床专科医院的发展提供了长期的保障。该院在这一方针的指引下，制订了一套切实有效的发展策略与规划，推动科技创新成果转化，保障医疗质量与安全，同时，以建立临床重点专业为突破口，进行了一系列的实践与探讨，提高了医院的核心竞争能力。

（十八）南方医科大学南方医院

学科建设需要选择、坚持与提升。学科发展方向的选择是学科建设的首要任务，选择学科发展方向的基本依据是学科评估。在进行学科评估时，应着重研究专业所面临的患者需求，现有的竞争对手，行业的前沿技术以及专业的优势与劣势。比如，在新的一年里，该院的普外手术一直致力于内镜微创技术的研究，并将其作为研究热点，着重于对局部进展性胃癌的内镜诊断和治疗，并将其应用于临床。也就是在 21 世纪初期，面对着神经疑难重症患者多而业内疑难重症的专门诊治学科缺乏的现状，该院神经内科几乎从零开始，一直致力于发展神经系统疑难重症的诊治技术。经过十多年的奋斗，该院已成为全国重点临床专科。

在确立了学科发展的目标之后，要根据科学的评判成果，不断地克服各种障碍，走好自己的路。但是，该领域的发展方向也不是一蹴而就的，需要根据疾病谱的变化以及行业内部和外部的技术发展状况，及时做出调整，随机应变。比如，伴随着乙肝患者数量的大幅下降，院感染内科已经逐渐将发展重点从病毒性肝炎转向了疑难重症感染、肝癌、非酒精性脂肪肝的诊治方向。伴随着微创技术日趋成熟以及数字化技术的飞速进步，医院中一般外科的学科发展已经从微创手术逐渐过渡到了智能化、精确化的手术，而神经内科也从以神经疑难重症为主，逐渐将其发展的重点转移到了神经少见病的诊治上。

要想在持之以恒中有所提高，一是要紧紧抓住"学科领导"这个核心地位；二是要坚持专业的发展导向，建设一个交叉广泛、融合多样、结构合理的专业型的专业人才团队；三是以建立国际级和国家级的学科平台为目标，实现学科开发的有效整合；四是要以扎实的临床工作为前提，开展科学研究，推动专业诊治的提高。不论医学专业的发展方向如何变化，都应该以患者为中心，以"临床第一"为宗旨。

（十九）上海交通大学医学院附属瑞金医院卢湾分院

需要多学科发展，提升区域医疗服务能级。多学科协同发展是区域医学中心建设的必然要求。该院成立瑞金精神病院，并在该地区设立了一所以社区为中心的精神病院；推进"三位一体"六大慢性病中心的建设，建立了代谢综合征规范化治疗中心；心力衰竭中心成立，是中国心力衰竭研究的一个示范点，目前，已经有超过 1000 例的心力衰竭患者在此进行跟踪研究。推动中西医融合，推动本地区中医药事业的发展。医院现已发展为国际上的淋巴管内肌肿瘤（LAM）疾病诊治的科研基地，并在上海市率先开展了"一站式"的中西医联合诊治，提高了诊治水平。在脑病研究中心的构建上，围绕神经调节与脑机接口，建立下丘脑 - 垂体神经核团的研究平台，研发脑机接口与神经调节相关的游戏。从我国推动区域性医学中心建设的实际情况来看，在我国大城市地区，大医院集团对于基层医学服务体系的作用更多表现为"输血"，而不是"虹吸"作用，"引进""输出"是当前的主流。以提高地区整体卫生水平为主要目的，以慢性病管理为主要内容，以"1+1+8"的黄浦模式为依托，以专病一体化和同步性为重点，推进全程卫生管理，搭建一体化运营的专科诊疗平台。

（二十）哈尔滨医科大学附属第四医院

从大学临床医学院的角度出发，公立医院高质量发展的动力主要来自科学规范的管理、高效低耗的运营、优质安全的医疗服务、德才兼备的人才队伍、紧贴临床的医学创新等五个方面。公立医院要始终坚持公益性原则，以患者为中心，注重医疗服务的质量、安全和效率。公立医院要从医生资格的准入、急危重症项目的管理、高危患者和高风险服务的管理着手，提升其医疗服务的品质，同时，要坚持临床诊断、临床路径和诊治规范，重视病案的质量和病案的首页的质控。从安全的角度来说，要做好顶层设计，要做好安全文化建设。公共医疗机构要以患者为中心，倾听职工对医疗品质提升的看法与建议。此外，公共医疗机构也应该积极开展医疗事故、无处罚举报、强化患者安全意识等方面的工作。同时，在提高医疗机构的经营效益方面，也起着举足轻重的作用。在专业建设上，要创造一个良好的专业环境，拓宽年轻职工的成长空间，同时，要重视专业骨干的遴选与培养。

（二十一）江苏省常州市第一人民医院

公立医院高质量发展对专科建设提出了更高的要求。该院现已拥有省级重点专科 21 个，市级重点专科 10 多个。力争在全市医疗机构中，持续推进全市医疗机构建设成为全国医疗机构的"省医疗机构"。以脑卒中中心为例，医院以神经外科学为核心，整合神经内科、急诊医学、影像麻醉科、康复科等学科，将各学科的优势资源整合在一起，以医联体的方式，实现从筛查到治疗，再到恢复的闭环。这一举措开创了脑卒中救治的"常州模式"，成为国内脑卒中救治领域的领军人物之一。

（二十二）浙江省宁波市第一医院

学科建设与发展是医院的根基，也是推进医院可持续发展、高质量发展的重要载体和基石。在医疗服务方式的创新上，与重点专业的建设相结合，将专业特色进行细化，并与国内的主要专业进行联合，使其在学科层次上得到提升。同时，还成立了"专科专科门诊"，实现了新技术新项目的接力，引进了一批高水平的专业技术人员。通过"院内整合""强强联合"等方式，建立起以患者为核心，以病为本的"全过程"的综合诊治模型，实现"医防"的"医"与"病"的"治"相协同。根据宁波市慢性病控制"1+X"的慢病管理模式，建立了慢性病控制中心，以慢性病控制工作为切入点，促进了慢性病控制和服务水平的全面提高。

（二十三）河北省唐山市协和医院

在学科建设方面，医院首先要正确认识自己，明白自身优势和弱项，将原有优势学科真正做大、做强、做精、做细，并以优势学科为引领，补齐短板，才能真正实现医院高质量发展。该院在促进学科发展的过程中，从以下四个角度来看：①致力于提高医学技术的运用水平，对各个子专业进行细化分类，并持续探索新技术和新项目，促进技术的革新和转化，从而建立起技术优势；②持续改进和完善医学诊疗方式，通过引进先进的诊断和治疗理念，大力推行加速康复理念和中西医结合的诊疗方式，全面提高专科医院的整体水平；③要强化综合性人才，要以培养为主，以培养为主，以培养为主，构建高端人才、技术骨干、骨干力量和年轻医生等多层次专业人才的培养体系；④搭好平台，深化协作，共同发展。

二、从专科（学科）角度出发评估医院发展

医院重点学科的评价结果具有非常有效的指导意义。可以依靠专科的发展带动全院的进步，最终实现高质量发展。相比其他国家，我国在常见病、多发病的医疗质量和医疗服务可及性方面都有较好的表现，但是在重大疾病的诊疗方面仍存在短板。医疗机构要制订好学科发展规划，以专科发展为目标，带动整体发展。不同层级的医疗机构需要制订不同的学科定位，以医院优势学科来带动区域发展。未来学科建设的方向是实现"三化"，即内科外科化、外科微创化和微创机器人化。多学科交叉融合、多学科诊疗和中心化发展模式也是未来的趋势，需要研究相关政策并加以实施。

（一）上海市皮肤病医院

该院围绕皮肤专科医院的发展和建设规划，提出需要聚焦专科发展，注重医院内涵转型。今后，我国的专科医院将朝着"注重内涵，注重转型"的方向发展。在突出特色建设的基础上，将建成 10 个专科诊断与治疗中心。现已参与了北京大学第一医院"银屑病标准化诊断与治疗"计划，是全国最早通过认证的单位之一。在科技创新上，医院一直坚持把临床研究放在首位，并设立了多个临床研究中心，构建了临床研究信息化平台和交叉学科的平台，未来，我们要走中西医结合之路，错位发展之路，努力建设中西医结合的"旗舰"。

（二）宁波大学医学院附属医院

要提升专科科研能力，找准目标错位发展。目前，该院皮肤科在宁波市重点学科排名中名列前茅。针对皮肤科的学科发展现状以及当前共同面临的问题和机会，比如与传统大科室比较起来，皮肤专科科室的规模比较小，医院重视度和医生专业技术能力得到认同的程度不高，科室在医院的地位和影响力比较低等。要促进皮肤科专业的发展，首先要找到正确的定位，其次要走"错位"之路。该院瞄准了这个方向，已经有了一定的进展，目前在治疗方面，已经走在了全省的前列。而且，还能利用科学研究，提高自己的知名度，使更多的患者慕名而来。现已完成多个省级和市级重点科研课题的申请和宁波大学变态反应性疾病研究院的筹建工作。

（三）山东省立医院

需要临床带动学科发展，提高免疫学科地位。近年来，国际上对免疫性疾病

的认知不断提升，使皮肤病的临床诊疗已经步入了"精确化"的生物诊疗时期，以银屑病为代表的一类皮肤免疫性疾病的第一个白介素17A抑制剂司库奇尤单抗药物临床疗效显著，大大提高了患者的生存质量。在今后的发展中，皮肤病的防治将从如下方面着手：①提高临床医师的科学研究能力，为该领域的发展做好准备，在此基础上，对皮损部位进行有效的预防和治疗，为临床治疗提供了新的思路和方法；②运用临床资料来推动专业的发展，例如，开设专科诊所，这样既能提高医疗质量，又能提高医疗机构的知名度，还能根据这些资料，发表一些有影响的论文，提高医师的地位；③学科建设需要政府的大力扶持，实现患者和临床的双赢。

（四）上海中医药大学附属龙华医院

要做到四个合适，确保药物临床疗效。在生物制剂的使用及监管方面，有效及安全是指导临床合理用药的两大基本条件，从用药前筛选评价、用药中监控、用药后跟踪到用药过程监控的全过程，在用药过程监控中发挥着关键作用。通过临床监测，要达到四个适宜：适时、适宜的人、适宜的用药、适宜的剂量。若能做好以上四个方面，则可极大地提升药物的效果，降低其不良反应。以治疗银屑病、针对白介素17A靶点的司库奇尤单抗药物为例，其疗效和安全性均优于以抗肿瘤坏死因子为靶点的药物。银屑病是一种具有较长时间特点的疾病，为了保证其疗效及可持续，必须对其进行追踪及评价。在对患者进行跟踪和评价的过程中，与患者进行交流，可以使患者对自己的治疗遵从性得到提升，从而使其获益更大。

（五）上海交通大学医学院附属瑞金医院

医院发展要靠学科来支撑，只有以学科建设为引领，人才培养为根本，才能更好地推动医院高质量发展。在推动公立医院高质量发展的目标下，医院经营主体应寻找出一条适宜于该单位、该专业的发展之路，在建设本单位的同时，也要考虑到其他一些传统、较强的专业，从而建立起该专业在该单位中的位置，并建立起该单位的品牌。对于那些没有形成一定优势的专业，怎样才能使其"再上一个台阶"，从而提高其整体水平，值得广大医院管理者去深思、去探讨。一个专业的发展，需要有领导、有人才、有团队的支撑，一个好的专业，必须经过几代人的奋斗。就拿皮肤病来说，一个好的小组一定能推动一个专业的发展。与此同时，皮肤免疫治疗手段的不断革新，特别是生物制剂在临床上的广泛使用，也在促进皮肤科的发展，皮肤科将会成为许多医院的品牌学科。

（六）上海市中医药研究院皮肤病研究所

学科发展最主要的是要有好的学科带头人。作为一个专业的领军人物，必须具有较强的专业知识和较强的远见，能够领导一个专业及一个专业的发展。一个专业的发展，能够带动一个医疗机构的发展，例如，华山医院的皮肤科，在一个专业的领导下，已经达到了一个新的高度。上海中医药大学附属岳阳中西医结合医院已建成三个以"中医皮肤病研究"为核心的区域性诊治中心，这与其制订的发展战略以及学科带头人李斌博士带领的全体人员的辛勤付出密不可分。所以说，学科建设与医院发展是相互促进的，只有两者齐头并进，才能促进医院高质量发展。

（七）复旦大学附属华山医院

学科建设需要考虑顶层设计，特别是学科带头人，更要站在医院管理和学科发展的宏观层面思考，顺应国家政策，符合医院高质量发展的思路，这样学科的发展才会有据可循。皮肤科是一门投资少，但产量高的专业，重视皮肤科的发展，对医院的发展也有很大的好处。近几年，不断革新的临床诊断与治疗方法，使其在提高患者生活品质的同时，也促进了各学科的发展。要进一步推进该领域的发展，必须搞好临床的基础研究，同时，要加大技术的研发力度。近几年，医院对皮肤科的建设进行了积极的探讨，如建立了风湿病和过敏病专科，并进行了多学科协作；通过保持医院自有配方、强化皮肤与药物的配合等措施，该院的患者越来越多，该院的知名度和患者的满意度得到了进一步的提升。唯有革新诊断与治疗方式，才能实现专业高效的建设。

作为皮肤科特色鲜明的三甲医院，华山医院的定位首先是建立一个高水平的国家医学中心，技术是临床学科发展的生命之源，改善诊疗方法，解决"卡脖子"技术问题，提高危重病症诊治水平，从而提高学科水平，提高学科地位，提高专科排行榜。其次是对人才的培育，没有了人才，科学就无法继续下去，更不用说创造性发展和继承了。皮肤病是一个比较偏门的专业，以前并不被人们所关注，不同区域和不同医院的发展也不平衡，华山医院的皮肤病科一直以来都是兢兢业业，凭借着自己的科研能力、诊断能力和创新能力，走在了国内的前列，与此同时，其还联合了国内的皮肤病科，成立了许多联盟，推动了该专业的不断发展。

（八）苏州大学附属第二医院

要想强化皮肤专业的建设与发展，①一定要抓住顶层设计，其中牵扯到许多的政策指标，医师除了要遵守学科发展的规则之外，也要按照这些政策指标来开

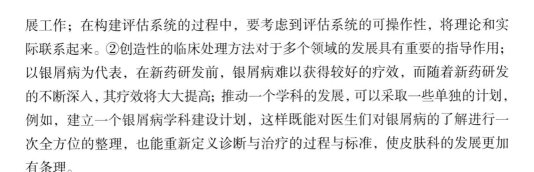

展工作；在构建评估系统的过程中，要考虑到评估系统的可操作性，将理论和实际联系起来。②创造性的临床处理方法对于多个领域的发展具有重要的指导作用；以银屑病为代表，在新药研发前，银屑病难以获得较好的疗效，而随着新药研发的不断深入，其疗效将大大提高；推动一个学科的发展，可以采取一些单独的计划，例如，建立一个银屑病学科建设计划，这样既能对医生们对银屑病的了解进行一次全方位的整理，也能重新定义诊断与治疗的过程与标准，使皮肤科的发展更加有条理。

（九）上海市第六人民医院金山医院

该院领导从医疗机构标准化建设的角度明确了该院骨科建设和高质量发展的探索。医院就手术抗菌药物的使用，组织临床科室药学、医务部门围绕专科标准进行讨论，并严格制订了医院的标准化指标，通过不断的努力，获得了一定的效果，为皮肤专科的应用提供了一定的借鉴和参考。在老年髋骨骨折方面的研究和专科发展上，该院也进行了很多工作，例如，在社区联动、进院手术流程等方面展开了一系列的标准化工作，并积累了许多抢救成功的经验，也已经成为医院自己的标准。在多学科的联合会诊上，医院的骨肿瘤多学科诊治已经进行了 10 多年，由病理科、骨科、肿瘤科、放射科等多专科共同构成的 MDT 队伍，并制定了我国的骨肿瘤化疗标准、手术标准以及专科标准。以期对皮肤科的专业建设及规范化建设有所启示，比如可以与风湿科、感染科等有关科室进行一系列的探讨与尝试。

（十）青岛市市立医院

在学科建设方面，医院皮肤科积极搭建与医保、药学、临床等多个科室交流和交流的平台，增强了临床科室的声音；针对不同的病种，寻找与其专业发展相适应的特色，制订可持续的发展计划，采取相应的对策来留住优秀的专业人才，并在技术、药物、诊疗流程和支付方式等多个环节上进行了深入的探讨，促进了多学科交叉的发展。为了应对医疗保险的限额，要做到早诊早治，早治早减，这才是该院高质量发展的大势。与此同时，医院管理部门、医保部门和医务部门应该强化交流和合作，这样才能对医保的实施进行统一，真正惠及患者。

（十一）山东济宁医学院附属医院

从药事管理角度提出，对临床专科的建设支撑，具体表现为：①对医院用药目录进行科学的优化，把一些有治疗价值的新药和好药列入其中；②通过信息技术为药房管理工作提供有力的技术支撑，药师应根据药物说明书，向医师说明药物的禁忌证和累积剂量；③药剂师能够很好地为临床药品实验提供帮助，比如，医院要申请一个具有药品临床试验资格的医疗科研机构；④要强化医院与医疗机构之间的沟通，使医院从药物的视角提出合理的治疗方案，这对于医院有很大的促进作用；⑤通过对药品使用情况的监控，提醒医护人员避免在药品使用过程中产生不安全的影响，确保药品的安全性和有效性。

三、第三方评价机构：复旦大学医院管理研究所中国医院综合排行榜/专科排行榜

不但医院能够对自身进行有效的评价，而且第三方的评价角度也能够对医院的评价结果做出很好的贡献。比如，我国一个第三方的学科评定组织——复旦版的医院排名，坚持以声誉为中心，以临床为中心进行评定，参照美国的最佳医院（Best Hospital）的办法来进行学科的建设；使用了同行声誉与科研产出相结合的方式，对学科进行了评价，从最初的 27 个学科发展到了 42 个学科。从 2014 年开始，对地区专科和医院的综合排名进行了公布，从 2018 年开始，对各个专科进行了声誉与科研投入产出的定量评价。

2021 年 11 月 20 日，由复旦大学医院管理研究所邀请国内著名同行专家担任评审的复旦版《2020 年度中国医院综合排行榜》和复旦版《2020 年度中国医院专科声誉排行榜》在上海市发布。中国医学科学院北京协和医院、四川大学华西医院、中国人民解放军总医院、复旦大学附属中山医院和上海交通大学医学院附属瑞金医院位列排行榜前五名。全国共有 100 家医院进入"复旦版中国医院综合排行榜"，42 个专科（前 10 名）榜上有名。这是复旦大学医院管理研究所作为独立第三方开展的公益性项目，也是复旦版中国医院排行榜连续第十二年发布。

中国医院及专科声誉排行榜，中国医院排行榜最初参考了美国的"最佳医院排名"，但在许多方面有所改进，使其更加符合中国国情。如复旦版中国医院排行榜更加强调医院的声誉和学科能力，学科建设是医院发展的重中之重，是医院品牌、声誉和地位的基石，也是医院增进绩效、合理分配、吸引人才的基础，同时，也是医院加强管理、提高质量、发展业务的抓手。为了推进医院学科建设，复旦大学医院管理研究所自 2010 年开始，每年推出上一年度的《中国医院专科声誉排行榜》和《中国医院排行榜》。排行榜评比有利于为医院学科建设建立标杆，帮助医院提高服务质量和治疗水平，更好地造福患者。同时，排行榜还可以突出医院专科的国内和国际声誉，为医院增加知名度和吸引力。为了更好地服务广大病患，该研究所从 2015 年开始增加了全国七大地区的专科和医院排行。这有助于区域性

地引导患者就医，促进更多的医院进入民众和患者的视野。

2021年，专家组成员较上年新增196人，涵盖多个学科，评审专家共计5406人，专家组成员名单已全部更新完毕，其中包括：①根据中华医学会官网发布的信息，中国医生协会发布的关于专家名单的公告以及各个医疗机构的最新推选专家名单。②将已连续两年无法联络到的数量相等的专家剔除出去，今后将视需要不断更新该专家数据库。从每年四月开始，学院将以书信或电话方式与专家们联系，邀请专家们根据学科建设、临床技术和医疗质量、科研水平等三个指标，对中国某一专科至前十位的医疗机构进行投票。然后，再由专业人士评选出排名。根据各个学科的专家意见，对各个学科的评分结果进行综合后，得出中国各个学科的医疗学科排名；综合以上研究成果，与各大医院的SCI及科学研究成果，共同构成本年度"中国医疗机构排名"。在基础上，通过对中国七个区域的综合评价，确定各区域的前五位，并以相同的方式进行各区域的专业排名和各区域的综合排名。最后得到的答复达到3678个，创造了新的纪录，与一年前相比增长了316个；从一年前的64.53%，到现在的68.04%，已经远远超过了美国32年前的最高排名，也就是最高排名的33.5%。复旦中国医学排名第一年（2010）的专家数据库仅有1824个，而2021年的专家数据库数量已经翻了三番；2010年只有807位专家，而现在，这一数字是2010年的4.6倍。

近年来，中国各大医疗机构对专业的评价越来越高，为满足新情况下对专业的需求，今年，各大医疗机构对专业的评价由40个提高到42个，并新增了肺结核和全科医学两个专业。复旦中国医疗机构排名始终重视导向和可达性，导向突出了对专业的重视，而可达性则着重于把国内最好的医疗机构尽量"入榜"。肺结核在美国的医院排名中已经有很长一段时间了。肺结核是一个具有悠久历史的学科，国内众多医院的专家医生们在这一领域中默默地工作了几十年，在这一领域中也做出了巨大的贡献，但是近年来，整个社会对于肺结核防控的重视程度有所降低，使肺结核的发生率呈现上升的趋势。例如，伴随中国城镇化的快速推进，大都市的农民工越来越多，北上广深等大都市的农民工已经占据了40%～70%的人口，而这些农民工多来自肺结核高发的乡村，他们进入都市后，由于工作生活压力和居住环境过于拥挤，机体抵抗力降低，易发生肺结核。与此同时，流动人口不但有较高的患病率，而且也有难以控制的问题。上海市某区域肺结核患者中，75%为外地人，89%为高流行区域，多数患者在上海居住5年后才开始出现肺结核。所以，肺结核的预防和治疗仍然是一个很大的问题。今年能上榜，说明医疗机构对肺结核的重视程度还是很高的。无论是在国内，还是在国外，全科医学都已经被证明是一种很好的治疗手段，其在预防和治疗常见疾病、康复和转诊、疾病防控等方面都发挥着举足轻重的作用，在"健康中国"的战略中发挥着重要的作用。

由于国内医院的数据系统仍在建设和完善中，因此，排行榜的数据应用还需要加强其准确性、全面性和代表性。目前，排行榜主要参考美国最佳医院排行榜的专科声誉评比方法。然而，该方法的品质取决于评审专家的权威性和敬业程度。因此，对于排行榜的可信度和权威性，仍需要进一步地考量和改进。尽管如此，排行榜评比仍然是一种重要的参考方式，有助于激励医院加强学科建设和提高服务质量，以更好地满足广大患者的需求。

（一）科研能力的评价

通常来说，医院所提供的医疗服务的品质可以从三个角度来进行度量，分别是基础设施、服务过程和服务结果，而其中，医院自身的专业的学科水平是最主要的因素。依据不同的专业特色，制订相应的基本条件评估指标。研究能力作为一种软件力量，其重要性不亚于硬件力量。SCI、国家科技奖励等研究结果往往能够体现出医院的科研水平。所以，中国医疗机构排名中，既可以体现出医疗机构专业人员的科学研究水平，又可以体现出医疗机构专业队伍的可持续发展水平，也可以体现出医疗机构专业队伍的整体水平。

利用SCI引文库及国家科技奖励公示系统，实现了全国各大医院科研成果及科研成果的检索。这些指标能够客观、准确地反映出一个医院的科学研究水平和可持续发展水平。我们选择SCI论文数、国家科学技术进步奖获奖数来评价医院的可持续发展能力，其做法如下所述。

1. 接收与SCI论文和国家科学技术进步奖相关的数据

根据医院声誉排名，选出了150家医院，并委托医学技术情报研究所对这些医院进行SCI论文、期刊影响因子和国家科学技术进步奖的检索。检索时间为一年，即从每年的1月1日至12月31日。需要注意的是，SCI论文的必备条件是该院的第一作者的第一个工作单位必须是该院本身。此外，医院的评价标准包括国家自然科学奖、国家科技进步奖和国家技术发明奖三种奖项。

2. 计算每个医院的科研学术得分

计算医院所发表的SCI论文的影响因子的总和，得出SCI得分。对于国家科学技术进步奖，一等奖得分100，二等奖得分50。SCI得分加上国家科学技术进步奖得分，即为医院科研学术得分，其代表着医院的可持续发展能力。

3. 实现"可持续发展能力得分"的标准化

为使医院之间可持续发展能力得分的差异更具可比性，复旦医管所对各医院的可持续发展能力进行了标准化。

（二）学科社会声誉的评价

在对患者进行社会信誉评估的同时，对其进行评估，也能反映出一个医院的医疗水平。本研究拟通过对复旦大学2016年度中国医疗机构排名进行评估，选取中华医学会专业委员会主任委员及全体委员、省级医学会专业委员会主任委员及中华医学会青年委员等4173位专家，对评估结果进行评估，以提升评估有效性。

2017年该所针对37个临床专科进行了评估，其中包括病理科、传染科、耳鼻喉科、放射科、呼吸科、风湿科、妇产科、骨科、精神医学科、口腔科、麻醉科、泌尿外科、内分泌科、皮肤科、普通外科、神经内科、肾病科、神经外科、消化科、小儿内科、小儿外科、心血管科、心外科、胸外科、血液学科、眼科、整形外科、肿瘤学科、老年医学科、康复医学科、检验医学科、烧伤科、核医学科、超声医学科、急诊医学科、重症医学科以及临床药学。专科类别随着临床专业学科的发展而不断更新，到2020年度的已经增加至42个专科。通过编制调查表、发放调查表、回收调查表、输入调查表结果以形成数据库、计算"专科声誉分"、实现专科声誉分的标准化、计算"医院声誉得分"。

（三）医院排行的形式

以上工作构成了复旦大学医院管理研究所医院排名的方法，基于此，最终每年形成并发布3种不同的医院排行榜：《中国医院专科声誉排行榜》《中国医院声誉排行榜》《中国医院排行榜（全国综合）》。此外，把中国分成7个区域：华北区、华中区、华南区、华东区、西北区、东北区、西南区，并公布各区域的前20名综合性医院，即各区域的"医院综合实力排行榜"。区域性医院排行榜能更好地反映局部地区的相关医疗医院的分布，帮助患者更好地获取当地的医疗资源，更有效率地解决一系列问题。经过多年的发展，复旦大学医院管理研究所公布的《中国医院排行榜》已成为最具影响力的医院排行榜之一。

复旦版医院排行榜评选初期只考虑专家库中专家对医院声誉的评选，权重曾高达100%。2017年度起首次引入了科研考评机制（权重20%），使整体评价方式更科学。因为仅仅依靠专家声誉评选效果相对滞后，而科研评分效果比较敏感，故需引入科研评比的敏感性来引导、补充声誉评选的滞后性。如上海市第六人民医院2018年度骨科科研分排名靠前，声誉排名全国第四。后因进一步注重科研产出，连续两年骨科声誉排名上升至第三。这表明，重视科研和学科建设、坚持科研产出的医院，有利于提升专科声誉。

复旦版《中国医院排行榜》一直注重学科建设和人才建设的重要性，同时，也强调学科建设必须扎根于社区，优质医疗资源应该均等化，以便使整个社会在享受优质教育的同时，也能享受到最近最快的优质医疗资源。被评选为"第一方阵"的相关医院，除了搞好学科建设外，还应主动与国家医疗均等化发展方向接轨，承担国家医疗均等化使命，努力完成国家各项任务，推动全国优质医疗均等化。

此前，国内大型医院的负责人主要是对医院的总体收益、业绩和他们所关心的医院的大小等方面进行了研究。复旦医院的排名从十二年前就开始了，一直以来，其都是围绕着一个学科的发展和评价，在这个过程中，所有的医院都会进行一场激烈的比赛，百家争鸣，排名靠前的几个人，有时候只有几个人的差距，比如复旦中山医院与上海瑞金医院，排名第四和第五的时候，只有 0.043 个人的差距。最近几年，我国医疗机构在前 5 位的位置经常出现"微妙"变动，甚至在"十大"中，最后 7 位的位置也出现了"翻天覆地"的变动。例如，深圳市从来没有一家医疗机构跻身复旦版百家医疗机构榜单，也从来没有一家医疗机构跻身复旦版十家医疗机构榜单，而今年，深圳市三院却跻身百家医疗机构榜单，其肺结核科室跻身五家医疗机构榜单。广东省人民政府曾要求广州市有十家医院的学科进入复旦版中国医院专科声誉排行榜前十名。经过六年的持续发展与改进，今年已经圆满完成工作。

经过复旦排行榜 12 年来的发展，可以直观地看到两个趋势，一是复旦版《中国医院排行榜》和复旦版《中国医院专科声誉排行榜》逐渐得到同行认可，并已将榜单作为医院专科间比较评价的依据，这就表示排名所给患者的资讯是正确且为大众所接受的。二是患者通过排名结果来就医，说明排名结果具有一定的社会意义；在 12 年的时间里，榜单与全国的医院管理者在重视学科建设、加强学科建设上达成了一致，而这共识，与复旦版《中国医院排行榜》多年来的引领密切相关。

复旦版医院排行榜带来了诸多社会效益。可以为就医患者提供有益的资讯。通过各种类别的排行榜，患者可以很容易地、直接地找到自己想要的有关的排行榜以及医疗服务的提供方。在此基础上，通过榜单确定各专业之间的差距，为各专业之间的差距提供参考，从而促进各专业的发展。对各临床医院来说，榜单可以成为其业绩评估的基础，将其与各医疗机构的业绩评估相结合。对当地政府来说，榜单可以用来指导当地的现代化医疗管理专业的建设。

医科院科技量值也是复旦医院排行榜的关注要点，其以《中华人民共和国国家标准学科分类与代码》为学科分类标准，从科技投入、科技产出和学术影响三个维度，量化评估医院的"科技影响力"，2018 年改名为"中国医院科技量值（STEM）排行榜"，评估学科也从 20 个扩展到 29 个学科。

从复旦医院排行榜的角度来看，浙江医大附院医院的学科举措可以效仿，包括以国家和区域医疗中心为目标的学科框架和学科建设制度：学科氛围、学科评估、资源配置；二、三级学科清晰、领袖人物明确、学会任职组织干预、高层次人才培养和引进；附属医院向研究型医院的转型：大举建设科研大楼、科研平台、学科带头人或项目负责人的科研成果落实；大项目、重大奖项的培育和组织；鼓励创新的概念、IIT 临床试验的开展。

四、医院学科建设案例：广州市第一人民医院

以广州市第一人民医院（华南理工大学附属第二医院）为例进行医院内部学科发展评估。以广州市第一人民医院及本次参与评估的 21 个学科为研究对象，研究和分析 2018 年广州市第一人民医院学科建设发展情况，总结学科建设的成效和问题，分析医院建设的优势和短板原因；通过建立院内学科评估体系，定量评估医院各学科发展状况，划分优势学科、培育学科及潜力学科；帮助医院梳理较快能够实现突破和跃升的专科；分析学科的发展瓶颈、问题和对策，提出医院学科发展总体战略和实施路径的建议。

广州市第一人民医院始建于 1899 年，是广东省首批三级甲等医院。1952 年与广州市立医院合并为广州市人民医院，1954 年正式更名为广州市第一人民医院。目前，医院现有职工 4217 人，其中卫生技术人员 3257 人，高级职称 679 人；2018 年门急诊量达到 256 万人次，编制床位 2490 张，2018 年住院手术达 5.69 万人次，出院患者达 9.21 万人次。医院由院本部、南沙医院和鹤洞分院三个院区组成，坚持一院三区同品质医疗。1997 年，该院被市政府确定为广州医学院附属医院，2017 年为华南理工大学附属第二医院，现有博士生导师 33 人，硕士生导师 111 人。享受政府特殊津贴专家 10 人，已建立陈孝平院士工作站、李兆申院士工作站；引进教育部"长江学者"特聘教授、国家杰出青年科学基金获得者、"百千万人才工程"国家级人选、国家有突出贡献的中青年专家、国家优青等特聘教授 10 余人。医院与西藏、新疆、贵州、安徽、广西、广东等 6 省（区）共 22 家医疗机构结成对口帮扶关系。

  1. 研究方法

（1）院内量化评估：构建学科综合评估模型，收集广州市第一人民医院各参评学科的人力资源、教学工作、学科科研、临床医疗数据，客观评估医院学科建设现状。

（2）学科发展经验与需求：访谈医院关键知情人，总结支持学科发展的举措，梳理学科发展遇到的问题。

（3）外部评估查找差距：参考复旦医院排行榜等外部第三方评估结果，对标同级同类医院，比较学科发展差距，树立学科发展参照标杆。

2. 学科评估理论框架及指标体系

"四纵四横"学科综合评估模型，是指根据平衡计分法的原理，结合相关经验构建"四纵四横"学科综合评估模型。指标体系及权重设定原则：

（1）社会效益和经济效益相结合原则：评估指标应能体现社会效益和经济效益两个方面。在目前，新医改的背景下，公立医院评估指标在考虑经济指标的同时，更应该突出社会效益导向，体现以患者为中心的理念，引导医院努力提高医疗服务质量。

（2）系统性原则：在设计评估指标体系时，需要考虑将局部评估和整体评估有机结合起来。其意味着不仅要考虑整个系统的表现，还要考虑系统中每个部分的表现。通过将局部评估和整体评估有机结合起来，可以更好地了解系统的整体表现以及系统中每个部分的贡献。此外，在选择评估指标时，需要根据实现评估目标的重要程度进行合理取舍。不同的评估指标对于评估目标的重要程度是不同的，因此，需要对这些指标进行权衡。这可以确保评估指标既能突出重点，又能保持相对的均衡统一，实现系统的最优化。最后，需要避免简单堆砌评估指标。选择过多的评估指标可能会导致混淆和冗余，从而使评估过程变得更加困难和复杂。因此，选择合适的指标并将其合理组合，以确保评估过程是有效和高效的。

（3）科学性与客观性原则：综合复旦大学医院管理研究所对于全国医院学科评估体系的研究成果，提炼出一套科学有效的学科评估指标体系。同一层次各指标之间相互独立、不相互包含、不相互重叠、不存在因果关系，指标与指标之间的导向一致。以客观数据产生评估结果，不以主观意志为转移。

（4）可操作性原则：指标评估体系逻辑清晰、简单明了，指标含义界定清楚易懂；以定量指标为主，指标相关数据来源明确、容易获得，指标计算方法准确、规范，利于掌握和使用，确保学科评估指标体系具有较好的可操作性。

（5）可比性原则：在医院评估中，各个学科之间的表现有很大的差异，如果评估指标不具备可比性，就难以进行横向比较。因此，在评估指标的设计中，应该充分考虑到各学科的特点和差异，选择具有普遍意义的指标，以确保不同学科之间的比较具有可比性。

此外，评估指标的可比性还涉及时间上的纵向比较。医院评估是一个持续的过程，需要对医院在不同时，间段内的表现进行比较，以了解医院的发展趋势和表现变化。如果评估指标没有可比性，就难以进行时间上的纵向比较。因此，在设计评估指标时，需要选择具有稳定性和持续性的指标，以确保时间上的比较具有可比性。

评估指标的可比性原则是确保医院评估结果具有可比性和有效性的重要保障，需要在评估指标的设计和选择过程中予以充分考虑。此外，指标体系突出引导性和敏感性，指标的选择和权重的设置，体现医院学科建设的发展导向和重点，引导医院和学科带头人关注学科发展内涵；综合运用不同的计分方法，在体现学科核心实力的相关指标计分方法上强调敏感性，评价结果能适当拉开不同学科间的差距，使优秀学科得以脱颖而出。

3. 评估模型指标体系及权重设置

按照评估模型指标体系及权重的设定原则，学科评估模型选择了四个方向的评价内容，分别是人才建设、教学工作、学科科研、临床医疗；并以此为基础构建质量、服务、竞争、发展四个维度，具体细化为25项定量指标、3项定性指标（负性指标）。其中质量维度的考核指标为定性指标，均为负性指标。质量维度的考核实行扣分制，有一项就按照标准扣一项，直至该项评价内容的总分分值扣完。

（1）评估计分办法：学科评估采取定量考核办法，满分100分。

（2）质量指标：采用扣分制，其他指标采用加分制。

（3）计分方法：按计分方法，分为加权计分指标和排序计分指标：加权计分指标，指标计分最高分不超过本指标权重；排序计分指标，以该项指标得分最高的参评学科得分作为满分，对各参评学科得分进行标化处理。

（4）缺项处理：部分学科某些指标没有数据，如医技类学科没有病种难度数据，则作缺项处理。

4. 学科分类结果

本次参评科室共21个，按照评估模型最后计分分值的总体情况分成优势学科、培育学科和潜力学科。其中，优势学科6个，分别是消化内科、普外科、老年病科、泌尿外科、医学影像科、血液内科；培育学科6个，分别是骨科、肾内科、呼吸内科、麻醉科、检验科、康复科；潜力学科9个，分别是神经内科、肿瘤科、内分泌科、儿科、神经外科、重症医学科、急诊科、妇产科、烧伤科。

（1）不同科室的主要优势和劣势：参评的21个科室中，6个优势学科的综合实力均较好，消化内科的优势更加显著。按照科室不同属性进行分析，非手术科室以消化内科为首，老年病科居次，但两者差距较为明显。消化内科的发展更为均衡，人才建设、教学工作、学科科研和临床医疗这4个评价内容中有3个排名第一。手术科室以普外科最为突出，泌尿外科次之，但两者得分非常接近；手术科室中，普外科发展最为均衡，4个评价内容中有3个排名前三位。排序靠前的几个学科具体情况如下：

非手术科室的前三名分别为消化内科、老年病科和血液内科。整体而言，这三个科室的临床医疗水平相对较高，老年病科、血液内科和消化内科分别位于第一、第二和第四；而学科科研相对较薄弱，老年病科和血液内科均位于五名之外。

①消化内科：综合评分排名第一，综合实力最强，发展最为均衡的学科。人才建设、教学工作、学科科研均位于第一位；临床医疗略显美中不足，排名第四位。进一步深入挖掘显示，临床医疗的发展维度得分较低，如何在高位运行的门诊和住院服务量上寻找新的增长点是消化科需要深入思考的问题。②老年病科：综合评分排名第三，人才建设、教学工作和临床医疗均排在前五名；特别突出的是临床医疗，排名第一；而学科科研排名第七，还有待进一步提升。③血液内科：综合评分排名第六，临床医疗排名居前，位居第二；人才建设排名第十，教学工作排名第十一，学科科研排名第八。

手术科室的前三名分别为普外科、泌尿外科和骨科。整体而言，这三个科室的学科科研水平相对较高，均位于前五名，而临床医疗水平相对较低，泌尿外科排名第十，骨科排名第十五。

①普外科：综合评分排名第二，人才建设、教学工作、学科科研均位于第三位；临床医疗略显薄弱，排名第七位。进一步的数据挖掘显示，临床医疗的竞争维度得分较低，在发挥传统学科优势基础上，如何优化结构，创新技术，提高高难度手术的比例是普外科需要继续努力的方向。②泌尿外科：综合评分排名第四，人才建设排名第五，教学工作排名第二，学科科研排名第二；而临床医疗排名第十，相对靠后。科室在临床医疗的服务和发展维度都需要进一步提高，特别是在提高业界科室声誉度上需要努力。③骨科：综合评分排名第七，四个评价内容排名跨度较大。人才建设排名第二，教学工作排名第九，学科科研排名第四，而临床医疗排名第十五。相对于其他三者，临床医疗还有待进一步提高。临床医疗的重点在于服务维度和竞争维度，其中三四级手术的比例呈现下降趋势。

（2）参评学科四个不同内容的具体分析：人才建设情况总体较好。参评学科中有7人入选国家级人才计划。消化内科、普外科、老年病科、医学影像科、骨科、麻醉科在省级学会任职较多，其中，消化内科、老年病科、影像科和骨科由省级层面的主委任职，有15个科室有省级层面的副主委任职，另有13个科室有市级层面的主委任职；医院重视人才引进与培育，在高端人才上，启动了"领军计划"，分别引进了李兆申院士工作站和陈孝平院士工作站；在职人才培养方面，启动了"助飞计划"，修订了《在职人员出国管理办法》，近5年选派76名年轻骨干出国研修1～2年，2018年共推荐40名年轻医生报读全日制或在职博士。后劲发展主要考察了学历结构、职称结构，采用排序计分，大部分学科的人员研究生比例、高级职称比例普遍较高。

从教学工作来看，常规教学服务工作能正常开展，参评的 21 个学科共举办国家继续教育项目 17 次，举办省级继续教育项目 17 次；21 个学科，共培养进修生 100 名，占工作人员总数的 5.51%；教学的竞争力偏弱，没有参与主编或主审国家规范化教材，也未获得国家级教学成果，普外科和老年病科为国家级专科医师培训基地；教学工作的开展维度上，博导总体数量上很少，博士生与硕士生导师总体占比仅 5.5%，且相对集中在几个专科，比例仅消化内科、血液内科、泌尿外科和普外科达 8% 以上。

从学科科研发展来看，2018 年医院药物临床试验基地年度承担项目 40 项，以泌尿外科、血液内科、骨科、消化内科和呼吸内科居多；所有参评科室未举办国际会议，国际影响力亟须提高。科研竞争力上，2017—2018 年参评科室获得国家级科研项目 35 项，并发表了 78 篇 SCI，SCI 影响因子数总计为 263。其中，消化内科、检验科、康复科和泌尿外科的国家级科研项目最多，其科研项目竞争力较强；泌尿外科、普外科、消化内科和麻醉科的省、市级科研项目较多。SCI 转化能力以普外科和消化内科最强。科研奖励共计 6 项，其中省级三等奖 3 项，市级一等奖 1 项，市级二等奖 2 项；专利申报 23 项，授予发明专利共计 6 项。国家级和省级科研平台暂无，广州市重点实验室 1 个。

从临床医疗来看，医院的门诊、出院和手术业务量总体上升，内外科的门诊、出院人次、手术台次均有所增长。手术科室中，普外科的门诊量增长明显，骨科次之；剔除年度床位调整因素，普外科和烧伤科的出院人次增长明显；神经外科和普外科的手术台次增幅最大。非手术科室中，血液内科、康复科和肿瘤科的门诊量增幅较大；剔除年度床位调整因素，血液内科和呼吸内科的出院人次增幅最大。部分科室呈下降趋势，手术科室中，妇产科的门诊量，骨科、妇产科、泌尿外科和神经外科的出院人次，骨科和烧伤科的手术人次呈下降趋势。非手术科中，老年病科、儿科的门诊量，儿科、神经内科、内分泌科和老年病科的出院人数呈下降趋势。学科的竞争力，病种难度评估，非手术科室中，康复科、重症科、肿瘤科、血液科、老年病科的病种难度绝对值较高，消化内科、肾内科和内分泌科的病种难度增幅居前；手术科室中，骨科和泌尿外科的三四级手术比例绝对值居前，泌尿外科的三四级手术比例增幅最高；医院的优势学科中，泌尿外科、老年病科和血液内科在病种难度上得分较高，消化科、普外科等病种难度还需要加强。医院各学科对新技术的引进和使用尚可，共获批开展新技术 89 项。医院有 2 个学科入选为国家临床重点专科，19 个学科入选为省级临床重点专科。老年病科入选 2017 年复旦医院排行榜（华南区域），排名第 4；消化内科、血液内科、医学影像科、呼吸内科、肾内科获得 2017 年复旦医院排行榜（华南区域）提名。

5. 学科发展建议

目前，我国的医疗卫生体制改革已进入深水区。当前我国公立医院正处于由"以量取胜"到"以质取胜"的转变过程。近年来，广东省提出了"登峰计划"，打造高质量的医疗机构，作为一家优秀的医疗机构，该院的领导干部，更是肩负着发展医学事业的重任，积极主动地把握好这个重大的战略机会，将该院的事业再上一个台阶。近几年来，我国医院的学科发展呈现出良好的势头，目前，所要解决的问题就是由单纯的诊疗为主向"医教科研"三位一体的转换。要达到这一目的，必须从顶层设计，明确路径，提高能力，完善制度；还要求全体人员，尤其是中坚力量，凝聚一致，团结一致，奋发图强。

（1）进一步概括本专业的发展趋向，充分体现有针对性的导向：①明确发展方向，制订专业发展计划。医院发展战略是指一所医院的目标与目标。每一个特定的学科都是医院的一个组成部分，其必须以医院的发展目标和定位为依据，与医院发展策略相矛盾的学科建设，既不能推动医院的发展，也不能实现长期发展。广州市第一人民医院重视多学科交叉，地理位置优越，在经济发达，优质医疗资源集聚的大城市——广州市，市场上存在着很强的竞争力。广东在 2018 年开始实施"登峰计划"，拟在全国范围内遴选 20 余所高质量的医疗机构，并在全国范围内遴选，该院作为全国第一个被遴选的医疗机构，在全国范围内均有较大的影响力。在这种机会与挑战共存的情况下，高校专业设置应遵循三条基本原则：一是优先发展的原则。在总的资源受限时，要做到"做什么就做什么""做什么就做什么""做什么就做什么"。聚焦于广州市一院"重中之重"，力争在 3～5 年时间里实现跨越式发展，打造一批具有国际影响力和国际影响力的重点学科，打造一支具有国际竞争力和国际影响力的学科队伍。二是分级推动的思路。针对不同的专业类别，应分别构建相应的专业考核指标和考核机制，坚持"过程"和"目标"并举，"构建"和"管理"并举。支持那些有发展基础，有发展前景的专业，加快发展。三是坚持综合与创新的原则。以项目为纽带，促进并加强学科之间的合作，促进多学科之间的相互渗透，将多学科的优势完全地展现出来，积极地构建起以疾病为纽带的学科群，利用制度创新，提高各学科的共同建设以及相互之间的交叉协作所带来的整体效率，进而对学科结构进行更深层次的调整和优化。②科学规划学科，合理安排学科之间的联系。在专业设置方面，要突出重点专业，以发挥专业的聚集作用；院系领导班子应亲自参与学院和科室的专业发展规划，做好专业发展规划，确保各项工作落实到位。一是建设集约化、紧凑化的胃肠病诊疗中心。医院消化、普外科具有较大的规模和较强的临床实力，应在亚专科上继续形成自己的特点；

对主要和关键的消化内科疾病，进行多学科的综合诊断和治疗，实现从诊断到检查到治疗和随访的全流程一体化；规划好临床研究的发展方向，以课题为联结，充分实现资源、资料、研究基础及研究平台等方面的资源共享；要把发展定位得更高，在全省范围内寻找突破口，力争早日进入全国一流行列。二是老年医学学科集群的建设与整合。在今天，中国的人口老化现象凸显出来，在接下来的20年里，中国的老年人将会迎来一个高速增长的时期，在2050年，这个时期内，中国的老年人数量将会占到中国总人口的1/3，届时，中国将会步入老龄化。发展老年人医疗事业，既有其必要性，又有其自身的依据。在发展中，必须坚持以创新的方式，在建设中借助外力，在研究中融合。老年医学的特殊性决定了其在各领域的整合与分离，在整合与整合中，必须突破各领域的"围墙"，实现其整合与整合。在医学方面，对老人进行全面的护理；在教育方面，要整合生理、病理、心理和人文等方面的资源；在研究方面，建立起临床与基础、国内与国外、医学与其他学科之间的相互渗透与紧密配合的关系，最终达到了将健康管理、紧急治疗、慢病管理、康复照料一体化的目的，将整个生命周期都进行好的服务工作。与此同时，对整个生命周期的服务进行数据收集、分析和总结，坚持以临床为牵引，推动有关的科研工作，从而打造出一个有医院特点的老年医学集群。三是建设一个立体的康复治疗和治疗体系。康复医学是20世纪中叶兴起的一种新的理论和方法，其与预防、护理、临床并列为我国的"四大医学"。作为一门"朝阳科室"的康复医学，正在逐步走向多元化，逐步扩展到各个临床领域，并已成为当代医学中不可或缺的一环。本研究拟在前期工作的基础上，以华南地区各专业排名为依据，结合《"健康中国2030"规划纲要》，建立康复诊断与诊治中心，强化临床与康复服务，同时借助医联体、专科合作、远程医疗等多种形式，建立不同医疗机构之间定位明确、分工协作、上下联动的康复医疗服务网络。医疗机构要按照分级诊疗要求，结合功能定位按需分类地提供康复医疗服务，并健全完善机构间转诊及技术指导交流机制；加强康复医学科住院医师规范化培训及康复治疗师规范化培训，加强培训基地建设；积极推动神经康复、骨科康复、心肺康复、肿瘤康复等康复医学亚专科建设，开展亚专科细化的康复评定、康复治疗、康复指导和康复随访等服务。四是将专业划分和专业综合相结合，使专业发展成为一个整体。专业的进一步细化是医疗事业发展的需要，对亚专科进行科学的划分，可以使专业水平更高、更强、更快地提高。但是，要建立亚专科，还得有一些基本的要求，简单来说，就是在生产力发展到足以改变生产关系的时候，才是建立亚专科的时候。需要指出的是，少数亚学科还存在着病床数量不足、患者接诊不饱和、病种界限模糊、运作效率低下等问题。对此，应给予足够的关注。在新一轮的学科结构与调整中，一定要把"细化"与"综合"结合起来，把具备了一定的优势的专业划分为不同的类别，把它们划分为不同类别，而那些不具备相应的优势，则要把它们合并起来，形成一个专业群。亚学科的细化具有其内部发展的"动能"，并具有其发展的逻辑路径；亚学科的细化同样存在着外部"引力场"，也就是"势能"，即医院按阶段发展的目标需要。在特定的情况下，"动能"与"势能"是可以互相转换的，应尽力创造转换的环境，使"动能"与"势能"达到一个频率上的共鸣，从而使学科发展所构成的整体力量最大化地发挥作用。

（2）在高校科技人员的培养中，更好地起到引领和带动的作用：①各功能单位应强化自己的专业技能培训，制订出一条适合自己的发展道路。一是制订适合于医院发展的中长期人力资源开发计划；要根据医院的学科规划，制订出一份与之对应的中长期人才计划，并以该计划为依据，构建出一份人才梯队的结构框架，构建出一份人力资源库。医院的人力资源管理部门要做好人力资源的前瞻性管理工作，在人才的进、培、管、用上发挥更大的积极和高效的作用，紧紧围绕着医院的总体战略目标。二是要找准实施"人才战略"的途径。制订好培训方案，对学科带头人、业务骨干和青年医生的培训应该构成一条培训系列链条，经过一层又一层的培训与选拔，可以使更多的优秀人才从中涌现出来，并建立起一个完整的人才阶梯。早布局、早规划、早行动，积极谋划、积极筹备，提高从医院内部培养出优秀的学科领军人物和学科骨干的能力。三是注重培养和引入的人才。通过引入国外的优秀专家，可以加速医院的发展、提高医学技术、减少医学专业的建立时间、提高医学专业的品牌影响力等，从而形成"鲶鱼效应"。而培养本地的优秀人才，可以使不同类型的优秀人才得到均衡发展，建立起一个完善的人才阶梯，形成一个良性的人才生态圈。在人才的培育上，坚持"引育"并举，努力实现目标明确，学科精准对接，成效评估；自主育人应扩大眼界，广收人才，提升育质，抢抓育期。②加强科室负责人和指导教师的培养。科室负责人在学科建设中起着举足轻重的作用。医院需要制订出一套对核心人才队伍进行任期考评的体系，对科主任的考核应当从学科整体建设和个人业绩两个角度进行全面的评价，从而提高这支团队的工作效率和工作效率。科室负责人是学科带头人和引路人，是学科建设的一面旗帜。要求在临床工作中，他们的业务水平要高，他们的学术理论要扎实，他们的思维要快，他们还要具备一定的创新精神，他们的研究能力要强，他们的性格要谦和，他们的思想要宽广，他们要具备领导团队的能力和组织经营的才能。提高科室主任团队的综合素质是很关键的，科室主任强大，科室就强大。科室负责人的配备，要注意新老人员的搭配，要有条理。在我国高校毕业生教育中，研究生的指导教师队伍起着举足轻重的作用，在高校毕业生教育中发挥着重要作用。要对研究生导师的遴选机制进行规范，要严格控制进入的门槛，对选聘原则进行明确，实行分级选拔，实行评聘分离，构建好研究生导师的招生资格审核制度，实行动态管理，对在聘期内没有任何项目、没有经费、没有成果的研究生导师，在原则上都会停止招生。要加强对学生的指导和训练，完善学生的交流和评估制度，增强学生与学生之间的学术联系，扩大学生的研究领域，从而提高学生的科学和技术的创造力。③对人才的培育，必须加大投资，加大考核力度。此次考核结果显示：各科室的科室负责人既无任职中、终期考核，也无每年的工作汇报与考核。该院开展的"助飞计划"，主要是为了资助国内科研工作者到国外进修学习，回国后又不经过评估，这一现象值得关注。没有了考试，就不会有压力；没有了压力，就不会有干劲；没有了干劲，就不会有成果。建议将长期目标分解成阶段性目标或年度目标，利用考核与目标的完成情况进行对比，找出不足之处，以实现不断改进。人才的培育不仅要有长期的资金投入，而且要有相应的考核和管理机制。

（3）加强科学研究的全流程管理，找准科学研究的发展方向：①医学和科学的结合。科研对一个学科的发展起着巨大的推动作用。要坚持以学科发展的导向和特点为中心，确定研究的立题对象，构建院校、院际、院级和院科的研究平台，并与医院的特点相结合，使研究和临床紧密地结合在一起。经过多年的努力，取得了较高的科研成就。对于研究型医院来说，要做到临床和科研并驾齐驱，全面发展，做地区临床医疗中心，引领产业发展和革新；科学研究应面向临床，并将科学研究的结果转变为实践和技术。在此基础上，以临床疑难复杂疾病和危害人民健康的重大疾病为主要研究对象，在技术和方法上取得突破，并形成新技术、新疗法和新标准。从评估的客观数据反映，到评估访谈的过程反馈，目前，医院的一些负责人和职工还没有充分认识到科研和临床对于学科发展是一体两翼，具有同频共振的重要意义和重要作用，因此，科研工作仍然存在着"机关热，临床冷"的现象。要营造良好的科学研究环境，强化科学研究的导向和指导作用；应增加医学领域的科学研究经费，建设院系层次的实验室；重点关注临床和科研的协作，关注新技术和新方法的应用，建立基于新技术和新方法的医学数据共享机制和平台，争取在消化疾病中心、老年和康复等多个交叉领域取得重大突破。②航迹和航迹配合。培育和支持科技人才的发展，营造科技人才"引培"的体制和气氛，实现科技人才发展的途径和目的的统一。一是动员青年参与，表彰激励，创建学习型医疗机构，将青年引入科学研究氛围；并把科学研究的各项指标，转变为晋升职称、选择指导教师和科室主任的必要条件。二是建立健全科学研究的标准体系，建立科学研究的一系列考核和激励机制，制订科学研究的档案，确保科学研究的顺利进行。建立公开、公平、公平的激励体系，完善激励措施，提高科研工作者的积极性。三是要抓好科学研究目标实现的全流程管理。目前，该院的 NSFC 项目仅有 15 个项目，已进入瓶颈期。这一点，一方面要强化科学研究的意识，提高国家自然科学基金的申请者水平；另一方面要关注国家自然科学项目的数量（只是一个形式上的审核），从"写标书"到"中标"，再到与省、市、院三个层次的项目合作，调动所有人的热情，使青年学者们有更多的机会进入国家自然项目，为国家自然科学项目的顺利实施打下坚实的基础。四是建立完善的奖励和惩罚制度。对高级科技人员、学科带头人、博士生导师和高级职称人员，要加大对他们研究成果的评估力度，切实实行相应的奖励和惩罚措施。

（4）突出临床特点，做大做强学科的品牌：①找到切入点，明确各学科的特点。住院患者主要疾病类型的多少，反映了一个专业的核心能力与竞争能力。科室负责人应重视疾病构成的优化，重视主要治疗效果的评价，从而反映出科室的影响力和辐射能力。在重点学科的建设中，要根据"人无我有，人有我优"的思路，选择和培育学科发展的优势。以普外科举例，从这次的排名来看，普外是该院的强项。然而，放眼整个外部，不管是在全省，还是在国内，都有很多的高手，因此，普外科的总体发展面临着一些难题，只能在夹缝中求得生存。不过，普外科也是一个非常关键的基础和主干学科，具有很大的牵引与辐射效应，因此，不管是医院还是科室，都要从战略的角度来思考普外科的发展和建设。一方面是为了提高总的质量，提高三级、四级手术，白天手术和快速恢复患者的数量。二是重点关注地方性、重点人群，如广东作为消化道恶性肿瘤的高发区，要注意逐渐形成自己的特色病种和手术方式；癌症的外科处理是形成临床特色，优化病种构成，提高疗效的重要核心指标。三是要做好不同的发展，因为普外是涵盖范围最广的领域，所以要从自己的特点出发，在每一个子领域里，都要有自己的特点，才能有所突破。在红海的残酷竞争中，寻求自己的一片蔚蓝。②从"拼量"向"拼含金量"转变。在此次的学科评估中，我们可以看到，许多科室的病种结构并不十分合理，高难度的病种数量较少，体现高技术和高水平的病种所占的比重较小。这一现象在医院的手术科室中表现得尤为显著，手术科室的病种难度评分显著低于非手术科室。在医院层次，要强化对三、四级手术率，CMI 值，内科操作率／外科手术微创率，CD 型率，内科初诊患者率等关键医疗指标的考核，要将考核的成果与员工的日常运作绩效联系起来，与职称晋升联系起来，要与科主任的任命联系起来，以此来指导各个学科将重点放在特色优势病种上，提升学科诊治疑难杂症的水平。与此同时，要充分起到与之有关的支持学科的保障作用。比如，想要提高手术科室的手术率，需要麻醉科、病理科、输血科等平台科室的支持，想要提高内科科室的初诊患者比例，就需要医学影像科、超声科、检验科等科室的支持。③把重点放在革新，特别是科技革新上。高校科技成果转化为高校科技成果转化的动力，是高校科技成果转化的动力。在科主任级别，要对本学科的前沿技术予以重视，对体现核心能力、关键技术的发展方向进行重视，持续用技术创新来牵引和带动学科的整体发展。通过对该院新业务和新技术的申报和应用情况的分析，认为一些专业在新业务和新技术的申报和应用方面还存在较大的不足。医院应当强化对这一领域的管理，制订并完善相关的制度和机制，在对患者的日常运营绩效考核中给予相应的支持，激发患者的创新积极性，使他们始终拥有创新的能力和创新的动力。

（5）加强学风建设，确立学风发展方向：①培养想一门学科、干一门学科、奔一门学科、争一门学科的精神。由于市场竞争日趋激烈，资金投入相对不足，人才相对匮乏，因此，省级以上公立医院面临着"夹在中间"的困境，因此，更加关注如何提高其经营效率。在专业建设氛围中，医、教、研三位一体的总体观念比较淡薄；在新的重要的历史契机下，必须进行全方位的改革和发展，这对我们来说是一项艰巨而又复杂的任务。高校要谋求更快更好的发展，必须从根本上解决高校的"风气"与"意识"问题。一个学科的建设离不开一个好的氛围，包括学习氛围、科研氛围、教学氛围、文化氛围、创新氛围等，这些因素都可以从一个侧面反映出一个学科的发展潜能和软实力。良好的学科气氛将会对医院职工形成一种软性的强制力和吸引力，从而形成爱学习、重科研、强教学、搞创新的良好局面。在学科环境方面，应采取"组合拳"，把"软力量"转化为"硬制度"。例如，每年举行一次学科发展会议，制订一套清晰的方针；在学术方面，组织各种形式的学术活动，把学习制度化、形象化；组织学术沙龙，学术报告会，教学查房等；可以在饭馆里进行一些讨论，也可以在咖啡厅里进行一些学术上的交流。对此，院系领导和各行政部门负责人必须以身作则，主动参加，发挥带头作用。使全院上下，都有一种"想一门学科，努力一门学科"的自觉。②培养以专业建设为工作重心的管理思想。"学科兴衰，医院兴衰"，要把学科建设作为推动医疗事业发展的先导。在医院各个部门的经营中，都要以"学科发展"为核心。为此，提议如下几点建议：一是以医院为中心，建立医院的管理系统。干部任用、职称晋升和绩效分配，是医院转变方向和调整结构的最有力的指示，同时，也是员工最为关心和敏感的"风向标"。多年之前，医院的绩效考核方案已经被制订出来（新方案 2019 年开始推行），其已经不能与当前的形势与要求相匹配了。因此，建议将新绩效考核方案推出作为一个机遇，将学科建设的整体目标展开分解，建立一个以学科建设为导向，凸显临床特色与优势的医疗运行绩效考核体系。把科学研究的成果和成果的定量评估，作为高级职称晋升和聘任的准入条件；把学科发展的阶段性结果与领导干部的任命和考评相结合，为高校的发展注入一股源源不绝的内在力量。二是建立机制和平台，为新技术的培育和专利申请提供支持。评价结果表明，该院仍有一些新技术申报、应用方面存在着一定的空白。制订实施新技术的激励制度，充分调动医护人员的工作热情与创造力；要制订新技术、新产品的市场准入制度，使新技术在评审和批准过程中更加方便；实施医疗技术革新的全过程的质量控制，确保医疗安全和风险的可控，确保技术革新的实施并实现预定的目的；在新技术引入后，加速其成果的转换，并对其进行指导和技术支持。三是为开展国际学术会议和继续医学教育计划等方面的工作做好支撑和保证。从评价结果来看，该院参加的国际学术研讨会几乎全部是"缺位"状态，大约50%的科室没有参加过国家级的继续医学课程，少数科室省级和市级的也是"缺位"状态。学术交往中的这种缺失，对于提高学术水平，彰显学术地位，扩大学科声誉都是不利的。而对广州市第一人民医院的高水平专家进行学术交流，则是为其所引进的高水平专家"背书"最为自然和有效的方法。这不但要有考核和倒逼的机制，更要为协会和培训班的开办创造方便。③一只手进行定期的专业评价，另一只手进行日常的专业管理。高校专业建设的成败，离不开严谨的管理。为确保该专业的建设能够顺利开展并获得良好的结果，其在经营过程中应该关注如下几个方面：首先是强化专业评价，促进专业建设；要建立一套清晰易行的评价制度，明确评价的准则。这一次的考核，就是在这样的基础上，制订出了一套"四纵四横"的学科综合评价体系，医院可以参照该体系，并根据自己的实际状况，对其进行细微的调整，并制订一套定期的评价体系，评价周期与聘任和考核同步进行，3～5年内，并对其进行评价，从而对学科的发展进行全方位的评价。要强化评价成果的运用，及时调整专业发展计划，为新一轮专业发展提出新的设想。其次，加强常态化管理工作。一是成立学科建设理事会，实行"学院-专业"两级的管理制度。在建设过程中，医院要对相关问题进行统筹和处理，对重要学科的人力、财力、物力做好保证，并予以一定的倾斜；专业建设必须有完善的管理体系，严格按照规章制度办事；学校的各项管理制度应严格按照学校的办学目的和评价标准来运作。二是要充分利用各专业的优势。高校的科研成果与高校领导的主动性及对高校科研工作的投资有很大关系；要明确学科带头人的责、权、利关系，只有这样，才能明确自己的职权范围，才能保障自己的权益。三是赋予课程设置以足够的独立性。管理部门要对学科建设的目的和管理体系有一个清晰的认识，在科室人员的安排、经费的使用以及课题的设置等问题上，都可以使学科自己来安排，为学生提供一个相对轻松的工作氛围。四是要有赏有罚。本次评价结果显示，仍有一

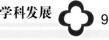

些"三无"部门（没有论文，没有基金，没有成果），也没有具有高水平技术职务的"三无"部门。在人才培训方面，应针对不同水平的学员制订相应的培训计划：就实习医生而言，其培训内容以"三基"为重点；在主治医生以上职称的人才中，要注意专业水平的提高，同时，要注意突出临床特点；高等专业技术人员在做好医学工作的同时，应注重医学教学科研的综合发展；对于在学科建设中取得显著成绩的学科和个人，要对其进行适当的表彰，对于那些没有完成建设任务的学科，要责令其进行整改，对于那些一再无法完成任务的科室，可以将其取消。五是要重视对评价结果的反馈，分析和指导，做到以评价促进建设、突出特色、补齐短板，形成评价的闭环。

第四节　如何遴选学科带头人：千军易得良将难求

我国医药卫生体制改革的深入，促使公立医院更加重视对自身的研究，并全方位提高服务水平。构建医院核心竞争力的主要着力点之一是做精、做细、做强特色专科。学科带头人是学科建设的领导者和组织者，承担着学科梯队建设、人才培养、学科规划等重要职责，他们的学术实力体现了学科的整体水平，他们的整体素质对其所在科室的医疗、教学、科研等工作的质量、竞争力以及未来发展的后劲都有很大的影响。

在 2017 年《国务院办公厅关于构建现代医院管理制度的指导意见》中可以清楚地看到，在现代医院的核心中，人才发挥着非常关键的影响。在这一过程中，医院的所有活动都要依赖于专业的人才系统，而作为领导科室的学科带头人更是最关键的一环，一个优秀的重点学科和学科带头人的培养和遴选对整个医院有决定性的影响。

二八原则，又称帕累托定律。该定律表明，大约 20% 的要素对 80% 的成果产生作用。这意味着，在一切不确定因素中，只有 20% 是最主要的因素，而剩下的 80% 则占据了大部分，比"主要的少数因素"要小得多。首先，确定了重点学科的建设和确定了重点学科带头人的遴选标准。医院的学科发展对于医院的发展具有举足轻重的作用，是提升医院档次和创建品牌的关键。学科机构是医疗机构发展的核心，是医疗机构发展的"制高点"。在高校的发展过程中，重点学科和学科带头人发挥着关键的作用，正确运用"二八"原理可以有效地促进高校的发展。

一、医院学科带头人的重要性

学科带头人是世界一流学科建设的关键节点，其遴选和培养至关重要。一流学科带头人应当具备领袖型学者的特质，包括提出学科愿景、战略布局、资源整合、队伍建设等职责以及学术研究、战略规划、内外部关系建立、组织管理和资源整合、团队建设和领导艺术、个人素养和声誉等多个方面的胜任能力。目前，学科带头人主要是自然产生的，为促进一流医院建设和学科科室的建设，应该建立科学的遴选和考核标准，通过公开竞聘择优选拔学科带头人，实施好带头人的培养和继任计划，提升其战略管理能力、学科使命感、组织管理和领导艺术等能力。

选拔优秀学科带头人。学科带头人是学科建设的核心，其能力大小直接影响学科建设水平和质量。选拔学科带头人不仅需要高超的专业技术水平和创新精神，还需具备高尚的医德、强烈的事业心和责任感以及一定的领导能力。此外，医院也需重视学科带头人的管理水平和效率提升，加强年轻学科带头人的培养。构建医院学科团队。打造一支德才兼备、结构合理的人才队伍，是医院学科建设的关键。学术团队需具备年龄、学历梯次和凝聚力、战斗力等特征，只有这样的人才队伍才能成为真正意义上的学术团队。

优秀的学科带头人是大学一流学科的核心竞争力所在，他们的能力和声誉对于一个学科的产生、发展和社会影响力具有很大的影响。然而，目前学科带头人主要是自然产生的，缺乏科学的培养和选拔机制，这会导致学科带头人的供给不足，甚至缺失。这也将成为一流学科持续发展的瓶颈。

因此，科学遴选和培养具有领袖型学者实力的一流学科带头人已经成为创建世界一流学科和世界一流大学的关键。大学需要建立科学的选拔机制和培养计划，通过多种途径，如引进海外优秀人才、提升本土人才的学术水平和领导能力等，来推动学科带头人的培养和选拔。此外，大学还应该重视对学科带头人的关注和支持，为他们提供必要的资源和支持，以促进学科的发展和创新。

人才是医院最重要的资源，而学科带头人则是人才中的关键，因此，医院必须高度重视对学科带头人的培养、任用和考核。科学的绩效考核需要客观、有效地评价学科带头人的工作业绩，并激励其在日后工作中更上一层楼。学科带头人是医院专业能力和专业水平的领跑者，为医院提升技术水平和声望，并为广大医生的学习和成长提供直接的示范作用。同时，学科带头人的品牌效应对患者选择医疗资源具有重要影响，因为患者对名医的信任往往是选择医院的关键。此外，学科带头人对医院的发展具有引领作用，能够促进整个科室的整体水平和团队优势的进一步提升，从而促进学科带头人、后备带头人、技术骨干和整个团队的形成。

临床学科带头人应具备高学历和高学位，广博的专业知识和其他相关知识。需要有精湛的专业技能，强大的创新、科研和学习能力，并在本专业领域处于领先地位。此外，一般需要具备出色的人际沟通、组织协调和领导管理能力。应该有正确的政治思想素质，谦虚、勇于奉献以及严谨求实的学术作风。最后，临床学科带头人还需要有能力打造学术梯队和进行传帮带以及营造团队团结协作的精神。

二、如何遴选医院学科带头人

医院的发展离不开重点学科的发展，因而如何培养和引进学科带头人成为现代医院专科发展必不可少的一环。在对学科带头人的遴选也应有一定的基本要求，在学科带头人选拔中应重视学历结构，博士学历是必备条件。此外，未来的学科带头人还应具备强大的专业技术创新和基础研究能力以及较强的综合素质。

培养学科带头人需要医院长期的投入，而学科带头人的引进，作为人才培养的捷径，相对来说需要时间比较短，可以短期内开展学科的发展，并提升医院的服务质量。但是，引进学科带头人一次性投入较大，需要有高于外界的吸引力。另外，磨合期相对较长，容易被排外或难以生存，所以有效地结合重点学科带头人的引进和培养才是促进医院学科不断发展的源泉。

随着山西省中西医结合医院近几年的发展，某些专业学科带头人的引进迫在眉睫，计划加大引进顶尖人才力度。

①采取柔性引进，以"两院"院士、"长江学者""国家杰出青年科学基金"获得者、享受国务院政府特殊津贴专家等高层次人才及团队。提升医院重点学科无论是科学研究还是重大疾病诊断治疗能力和水平，使其在领域内能有独树一帜的成果打造自己的品牌，从而以点带面，带动全院的学科建设及发展。②有计划引进急需专业的院外学科带头人，给予搭建业务、学术、科研平台，快速打造学科建设发展。③加快引进博士毕业生，为医院人才队伍建设和学科带头人选拔储备人才。

医院需要具备培养人才的能力，这是医院人才队伍建设的重中之重。在选才方面，应选择政治素质高、品德优秀、身体健康、具有高专业技术或管理水平的德才兼备者作为重点培养对象。在培养方面，要着眼于提升专业技术和管理水平，量身定制个性化的培养方案，打造有学术影响力和号召力的学术团队。为了更全面、深入地进行人才培养工作，山西省中西医结合医院制订了符合实际的人才培养工程。

①选派学科带头人赴国外先进医疗机构进行为期 3 ~ 6 个月学习，提高专业水平，提升科研能力。②针对学科带头人后备骨干在这个阶段选派他们到行业领先的医院进修学习，更新临床学科技能水平。同时，选拔 3 ~ 5 位后备骨干到国外进修学习，开阔眼界，学习先进医疗技术水平，培养科研创新能力。③积极参加山西省"百千万人才培养"工程，医院已有 3 位中青年骨干列入省级培养对象；积极参与北大医学部访问学者，近年医院先后已派出 11 人次，进行为期 10 个月导师"一对一"培养模式。④依托高校附属医院的优势，加强院校合作，积极承办科研课题的转换，促进医、教、研协调发展。建造一支"人无我有、人有我优"的学科带头人团队。

三、对医院学科带头人考核方法

由于学科带头人在医院中起着至关重要的作用，因此，更要建立科学的绩效评价制度，以表彰和奖励他们的努力，并指导他们的前途。

济南市儿科医院为实现对学科带头人的科学评价，采用均衡计分卡作为一种手段，试图构建一种全面、客观、公正的评价体系，对学科带头人的工作进行深入的评价。

建立科学的评价体系要想对学科领导进行有效的评价，就需要建立一套科学的评价体系。本文从学科带头人的任务与责任出发，提出了对学科带头人进行综合评价的基本原则：注重实绩，科学评价，客观公正。基于这一点，科学带头人具有区别于普通骨干的任务，因而具有更大的测验性，要强调其对本专业医、教、研的指导，对专科建设的作用，对人才的培养，对质量的控制等。据此，依据四个主要方面，确定了各层次的专业领军人才归属指数：第一个层面的工作绩效包含两项的工作绩效指数，即工作的数量和质量；第二维的职业素质包含了两个主要的综合素质：技术素质和科学素质；第三维度为患者的医疗水平及专业认可两项主因子；第四维度为医师的专业行为。在此基础上，对各个层次的评价进行了进一步的细化，形成了可定量评价的第二层次评价体系。在构建了企业业绩评价的指标体系之后，对各项指标进行了科学的评价。同时，建立一个科学的评价指标体系，并将其作为评价指标的一个重要的参考。

评估过程的 PDCA 对于一个学科领导者的评估，并不仅是依赖于以上的指标体系，在每一个循环中，对被评估人的工作实行了一个静态的评分，其是一个持续的过程，是一个动态的过程，是一个帮助和支持被评估人更好地将工作做好并取得优异成果的过程，是一个 PDCA 的过程。

（1）规划阶段（P）：要对医院自身在该学科领域中的地位和总体状况有一个全面的认识，并对其进行一个合理的评价，从而确定一个学科带头人的发展方向。

（2）执行阶段（D）：在此期间，一个学科领军人物要经过持续的工作和学习才能达到自己的目的，在此期间，医院必须提供一些必要的帮助，比如为其提供海外学习和交流的机会，为其提供适当的工作场所和工作空间，并提供足够的科研资金。

（3）检查阶段（C）：要科学的评价学科带头人的实际工作绩效，并对目标实现的偏差和过程中存在的问题进行深刻的剖析，提出改进意见。

（4）实施阶段（A）：将检验阶段提出的改进意见纳入下一轮的工作或评估工作中，并以规范化的应对措施（如改进评估方法、调整目标、加大资源支持力度等）来促进下一轮工作的顺利进行。

四、建立科学的学科带头人管理机制

对学科带头人的绩效考核，其主要目标是：一方面，要对其工作成绩进行公正、客观的评估，并在此基础上进行适当的反馈；另一方面，要对其工作积极性进行有效的激发，以促进其取得更大的成绩。此外，还可以对其需要的资源进行充分的认识，这对今后的资源统筹规划有所帮助。而要达到这一目的，除了要对其进行业绩评价外，还要对其进行相应的、与其相适应的管理。首先，必须有一套科学的接近制度；必须清楚地认识到，做好与做对学科带头人有关的各项工作，必须以此为依据；只能从政治素质、职业品德、科研成绩、临床实绩等各方面进行综合评定，并采用公开民主的方式进行评选。其次，建立以评价为基础的奖励制度；绩效评价的成果只有在激励制度下，才能真正实现绩效评价的功能。一般情况下，激励包括了两个方面：一个是精神激励，一个是薪酬激励，在后者中，具体包括了职位晋升、职称晋升、荣誉证号、岗位培训、项目立项、经费支持优先等内容。工资包括工资、奖金和相关的特殊奖金。最后，还应该对一个学科带头人优胜劣汰，只有通过这种方式，才能使这个领域的竞争更加高效，进而增强他们的荣誉感和责任感。

上海某三级医院学科带头人提出了胜任力素质评价的方法。

（1）学科带头人胜任力素质测评的研制：为上海三级医院学科带头人管理提供了一个新视角，通过探索并建立学科带头人胜任力素质，用以评价学科带头人具备的内在素质，与其外显能力充分结合，构建出完整、科学的评估工具。

（2）学科带头人胜任力素质提取：对学科带头人素质进行提取，采用行为事件访谈法既能保证目标人群可通过访谈提取素质要求，也能避免德尔菲法等所需要的访谈量过多、收集到信息基本重复的情况。

上海某三级医院学科带头人胜任力素质一级指标框架有 3 个（管理自我、管理他人、管理事务），在一级指标下提取二级指标 14 个，且各项素质重要性结合行为事件访谈法中提及频率和问卷获得的数据结果进行排序，二级指标按照重要程度排序如下：

（1）管理自我：弹性与适应、富有激情、抗压与受挫、追求卓越、自我学习。

（2）管理他人：培养他人、团队合作、沟通协调、激励他人、团队建设。

（3）管理事务：全局观念、信息分析、任务分配、系统思维。

学科带头人胜任力素质测评的结果在一定程度上反映了学科带头人存在的问题。

在一级指标"管理他人"下，"激励他人"该项均值得分仅位居倒数第二，值得引起管理层重视。作为学科带头人需要有激发、引导和维持团队工作的热情，并在恰当时机激励成员尽力而为，鼓励团队为达到目标投入更多的努力。或许在"职场马斯洛"现象较为普遍的当下，对拥有绝大部分是高级知识分子的三级医院而言，不仅从物质上给予一定程度的激励，更为重要的是精神上的支持。学科带头人在培养他人的同时，也要时刻关注、激励他人。

结合行为绩效，完善学科带头人评价体系。目前，对于学科带头人考核缺乏量化标准，仅以某些可显示的指标作为依据，例如，SCI 论文数、课题总经费、社会任职情况等，但学科带头人自身能力与学科发展程度缺乏明确、直接、可衡量的标准。以评价学科带头人胜任力素质为目标，一是突出胜任特征和行为绩效关联度，具有更强的工作绩效预测性，完善以外显能力为标准的评价体系；二是基于胜任力岗位分析，有效识别不同个体和潜在的风险，减少有限资源的浪费；三是通过对学科潜力青年人才进行遴选、支撑性培养，并在学科发展过程中起到引领作用，带动学科人才梯队的建设。随着胜任力特征模型在人力资源领域内的广泛应用，学术研究成果需要与环境及具体目标需求相融合。在已有的胜任力特征基础上进行调整，确定与组织文化、战略目标和工作要求相匹配的胜任力要素，使其在应用阶段更科学、客观，具有预测性。

学科带头人能力的前景预测能力不能单独起到重要的作用，必须与学科带头人的选拔、培养和发展等实践活动相结合，才能真正显示出能力的价值。①需要将程序与其相匹配：要选择学科领军人物，必须有一个储备人才的储备，若运用在开发上，则会有学习的地图、训练的课程体系等；②建立健全支持体系：通过对人员素质的分析，实现了人事与整体战略的有机结合，为职工的发展开辟了一条新的道路，使职工的综合能力与综合素质得到了有效的提高；③及时进行修改和改进：能力品质特性是动态变化的，在运用的过程中要进行改进，对学科领导能力进行定期评价，既要对其进行跟踪，又要对其进行检查、修正和完善。在医院发展策略、企业文化与企业核心价值的转变下，需要对专业领导能力特质进行修正。总之，品质是指一个人的内心品质，其决定了一个人的行为习惯和思维模式，从更广泛的意义上讲，还可以包含技术和知识。在一个学科的领导中，通常都不会缺少其自身的职业素养，而真正对其工作效率、学科成果以及引领学科持续发展起到重要作用的，则是隐藏在冰山模式下的深层品质。要成为一位杰出的学科领导，必须在"冰山"之下磨炼自己的"软实力"，从"单干式"到"组合式"，不断提高自己的素质。

江阴市人民医院靠技术、人才与专科建设实现高质量发展。有了重点学科带头人，才有技术和专科。以一个县市区的医疗机构来说，当前的医疗机构在人才的引进上出现了"短腿"的问题：对于某些热点专业来说，没有什么太大的问题，而对于传染病、儿科、急诊科和病理科来说，却是一个巨大的障碍。为此，有必要请相关部门在医院的招聘和引进方面给予一定的指导。同时，也可以邀请更高级别的医疗机构，派更多的专家下基层。县级医院要切实建立起一支优秀的医疗队伍，才能更好地为群众提供更多的医疗保障，才能更好地当好"守门人"。

南通大学附属医院表示，重点学科带头人、重点人才是学科发展的根本。医院投入应切忌"撒胡椒面式"，要确保对重点学科、重点人才的培养，并加大科研创新、技术引进等的支持。近几年，该院逐步突破了科室主任的终身制，实行了科室主任的选拔制度。该院增加了60个门诊小组长，实行"能上能下"的考核聘用制度，保证了核心人员的素质，引导了一个学科的发展。

西南医科大学附属医院表示，针对的学科建设，需要加强人才外引内培，增强学科发展动力。为加强对学科带头人、紧缺人才及高层次、高学历人才的培育，该院采取全日制引进和"柔性引智"相结合的方式，对海内外优秀人才进行全面引进。该院通过建设项目，搭建平台，整合资源，吸引更多的优秀人才。在2020年度，该院将继续开展"科学研究青年科学家""青苗计划"等工作，为该院的科学研究提供有力的后备力量，不断推进该院科学研究，培育出更多高水平的科学研究成果。加强科学研究，建立高水平研究平台，建立成果转化平台。在此基础上，进一步提炼研究领域的优势，深入挖掘学科的创新性，依托核医学、神经外科、内分泌、儿科等优势学科，争取获得省级科技平台，如四川省重点实验室、四川省医学研究中心、区域医学中心等，提高其完成重要研究课题的水平，并为其提供技术支持。

总之，对医院的学科骨干进行引进、选拔、培养和管理，是一项十分重要的系统工程，必须制订出切实可行的培养方案。医院的管理人员要有一颗识才之心、一颗爱才之心；全体医生要树立维护大局意识，尊重人才意识，争先创优意识，为学科领军人物和学科团队的发展创造有利条件。对于学科领军人物来说，应该立足于自己的实际情况，抓住机会，进行创新发展，吸收国外的先进技术和思想，加大与国外的合作和交流力度，充分调动专业人员的积极性，将专业水平提升到一个新的高度。建立并完善与其相适应的医疗服务体系，提高医疗服务质量。

第五节　如何提升专科能力：关注核心病种与质量控制

学科建设中最重要的评价标准便是专科能力。专科能力作为医疗服务能力的核心，影响着公立医院高质量发展的核心竞争力。2022年7月31日，国家卫生健康委、国家中医药局联合发布《关于印发公立医院高质量发展评价指标（试行）的通知》，将"专科能力指数"纳入评价指标体系，促进医院强化专科建设。因而产生公立医院强不强，关键看专科的说法。"专科能力指数"按疾病病种分类，将病种例数、四级手术占比、微创手术占比、平均住院日、次均费用等相关参数纳入专科能力考核体系，正确引导公立医院专科建设方向，推动专科技术水平、病种质控水平持续提升。

《"十四五"国家临床专科能力建设规划》的相关要求可体现，在针对专科建设和服务情况中，主要考核近三年来住院患者医疗服务能力、服务效率和质量安全。考核的病种是肿瘤、神经、心血管、呼吸和感染等专科主要病种，尤其是各专业纳入国家单病种质控范围的病种。

"专科能力提升"是衔接《国务院办公厅关于推动公立医院高质量发展的意见》中"构建公立医院高质量发展新体系"与"引领公立医院高质量发展新趋势"的要求，同时《关于推动公立医院高质量发展的意见》、《公立医院高质量发展促进行动（2021-2025年）》、《"千县工程"县医院综合能力提升工作方案（2021-2025年）》、《"十四五"国家临床专科能力建设规划》、《国家三级公立医院绩效考核操作手册（2022版）》等相关文件也都不同程度的提出了专科能力建设相关要求。可见"十四五"以来，国家对医院专科能力建设的密集布局，将推动医院以专科发展带动诊疗能力和水平提升，引领公立医院高质量发展新趋势。

第二篇

医学人才培养

发展是第一要务、创新是第一动力、人才是第一资源。当前,我国深入实施新时代人才强国战略,加快建设世界重要人才中心和创新高地,为全面建设社会主义现代化强国提供了坚实的人才支撑。做好医院人才工作,是面向人民生命健康、进一步完善医疗卫生服务体系、激活公立医院高质量发展新动力的关键所在。本篇将从人才基础理论、医学人才培养与引进、医院人才管理与使用、人才评价与薪酬制度等方面展开讨论,分享公立医院"国家队"(浙江大学医学院附属第一医院、华中科技大学同济医学院附属协和医院等)人才工作的丰富经验,探索医院人才队伍建设的有效路径。

第四章 何为人才？何为医院人才培养？

第一节 人才概念：国内外理论简述

一、人才概念起源与内涵发展

"人才"这个词汇最早在出现《诗经·小雅·菁菁者莪》，诗中将人才比喻为受人爱戴的繁盛的植物。春秋战国时期，墨翟的《墨子·尚贤》提出尚贤"为政之本"，主张统治者打破血统界限，从各阶层中选拔真才实学之人，从而翻开了研究人才问题的历史篇章。三国曹魏的刘邵编写《人物志》，从哲学角度为识别、评定、选拔人才提供了系统的理论依据。这些早期的人才学论著积淀深厚，为中国赢得了人才研究发源之国的历史地位。1979 年，在总结中国人才发展、人才工作历史经验和实践经验的基础上，逐步形成和发展起来一门综合性新兴学科——人才学。其是 20 世纪后半叶中国人独创的唯一一门人文科学、社会科学学科。

现代以来，特别是自 20 世纪 70 年代人才学创立到 21 世纪初科学人才观提出之前，人才概念的定义不断发生变化。第一阶段强调社会对杰出人才历史作用的认识，人才是"对社会发展和人类进步进行了创造性劳动的人"这一阐释，为多数人才学研究者所接受。第二阶段关注到人才问题的复杂性和层次性，增加了对人才的社会性、相对性、进步性等问题的探讨。第三阶段至今，随着人力资源开发理论从国外引入，越来越多的研究者接受人力资本之父西奥多·舒尔茨（Theodore W.Schultz）的理念，将人看作一种资源和资本，对应的英语名词有 Talent、Genius、Human resources、Human capital、Talentship 等，分别从特殊技能、天赋、创造性等异于常人之处对人才进行定义，人才概念的外延不断拓展。

目前，我国关于"人才"的通用定义来源于《国家中长期人才发展规划纲要（2010—2020）》（以下简称《规划纲要》）："人才是指具有一定的专业知识或专门技能，进行创造性劳动并对社会作出贡献的人，是人力资源中能力和素质较高的劳动者。"人才是我国经济社会发展的第一资源。

二、人才类别与层次

按照不同的标准，可以对人才进行不同的分类。根据人才的职业或行业领域，划分为教育人才、科技人才、艺术人才等类别；根据人才所在或所属的地域分为国内人才与海外人才、各省市地区人才等；根据人才的学历、职称等，通常划分不同的层次等级。围绕本书主题，主要介绍以下高层次人才、医院人才等相关类别。

（一）高层次人才

高层次人才存在一定的相对性，在时期不同、领域不同、类型不同的背景下，高层次人才会有着不同的延伸与定义，而在21世纪的当今社会，已用更高的标准来界定高层次人才的概念，这个群体正处于最高的尖端，具有对社会贡献大、业务能力强、知识层次高、素质水平高的特点，基于沟通协调管理能力的充分发挥，带领组织队伍达成工作目标、共同进步。

习近平总书记在2021年中央人才工作会议上的讲话中，重点提出了四类我国需要加快建设的高层次战略人才力量，包括战略科学家、一流科技领军人才和创新团队、青年科技人才、卓越工程师。

（二）医院人才

医院人才是指受过系统的教育和专业技能训练，业务能力突出和综合素质较高的，就职于医疗卫生机构，具备相关的执业资格、从事卫生健康服务或行政管理工作的人员。

医院人才是一个复杂的动态组合体，具有多重层级、多重要素、多重序列的特性，涉及性别、年龄、学历、岗位、类别、职称结构等多种分类，通常按岗位可分为临床、医技、科研、行政后勤等，按类别可分为医生、护士、技师、药师、管理、工勤等。

当前研究较为集中的医院高层次人才，在统计上是指具有高级专业技术资格或硕士及以上学历的人才。这个队伍将尖端的医疗技术全盘掌握，且能够引领医学领域未来的发展，具备将目前医护人才持续维持、合理开发、团队稳定的能力，是有责任担负起医学行业科技创新、科学研究以及推动医院科学稳定发展的主导者、先驱者，由此不难看出，高层次人才是医院建设发展的重要动力。

三、人力资源管理基础理论

以人作为管理对象时，了解人力资源管理的相关理论，有助于分析人才培养、引进、流动与集聚等现象，帮助管理者更加科学有效地提出建议或作出决策。

（一）人本管理理论

人本管理把人的要素作为管理的首要因素和本质因素，主要特点概括为识人、用人，也可以简单理解为"以人为本"的管理理念。在人力资源管理中关心人、重视人，激发人的积极性、主动性和创造性，就具有了人本管理的思想。人本管理更深层次的含义是以人为目的，谋求人的全面发展。通过以人为本的管理理念和方式，以较少的付出获得尽可能多的产出，达到培养人、锻炼人，使人获得超越生存需要的更为全面的自由发展。

医院管理体系也应该立足"以人为本"。人才是医疗活动中最重要的组成部分，发挥着至关重要的作用。人本管理把人看作是服务的主体、管理的主体，一切以人为中心，而不是工作的工具，只有这样才能留住人才。通过以人为本的管理理念，突出人的管理能力，有效提升人才的地位，确保其享有优厚的待遇。人本理念不仅要考虑到物质需求，还要照顾到人才的情感需求，善于通过及时的奖励、晋升机制来满足人才的情感需求，使人才深切感受到被尊重，获得工作上的成就感，工作能够更加热情，积极创新。在和谐的工作关系中，有效维持医院人才的稳定性，积极发挥员工的价值，医院与员工互利共赢，共同促进医院高质量发展。

（二）人力资本理论

人力资本指通过对人的投资而形成的为投资者带来持久性收益的劳动能力。人力资本是劳动者的知识、技能和体能等要素的总和，运用对人力资本的投资，例如，培训、健康保障等，提升人的综合素质，并通过人的生产和劳动创造新的价值，从而实现人力价值的增值。

人力资本理论提示医院管理者，人才流出是一种资源的浪费，无形中会增加单位的运营成本，造成对单位长期负面的影响。人力资本的管理为了能使人才实现自身价值的最大化，更大地激发人才的潜力。医院必须重视人才，综合各种激励方式用好人才，要正确认识人才投资的意义和必要性，使人才转化为一种可增值的资源。

（三）激励理论

医院在留才、用才、服务人才等方面采取的举措往往需要以激励理论作为科学支撑，最常用的激励理论包括马斯洛需求层次理论、赫茨伯格双因素理论和亚当斯公平理论。

马斯洛需求层次理论由美国心理学家马斯洛提出，他认为人的需求是复杂的，由低到高可以归纳为五大类：最原始的是生理需求，进而是安全需求，第三是社交需求，第四为尊重需求，最高层级是自我实现的需求。其中，生理需求与安全需求的属性是物质方面的，属于低层次需求；社交需求、尊重需求、自我价值实现需求的属性是精神方面的，属于高级需求。随着低层级的需求得到满足，逐步递进到高层级需求。对于个人来说，没有得到满足的需求才会有激励作用。这提示我们，在医院的日常管理中，要密切关注、收集人才的正当诉求，调查了解人才不同阶段的正常需求，以适应人才需求的变化情况，及时采取有效激励策略，使人才感受到组织的关心和关注，提高人才对单位的信赖和归属感。

赫茨伯格在调查研究工人满意度的基础上提出"激励－保健"双因素理论。保健因素指同事关系、待遇等与工作相关因素。激励因素指能激发员工的积极态度从而提高劳动生产率的因素，比如工作中的成就感，责任感。保健因素可以消除员工的不满情绪，激励因素能提升员工的满意度。因此，在医院构建激励机制时，为了使激励措施起到预期的作用，需要同时考虑激励因素和保健因素。如果只考虑到保健因素，则起不到激励作用；如果仅考虑激励因素，保健因素不到位可能会导致人才的不满意。

亚当斯提出的公平理论，指的是公平性影响员工的工作积极性。公平性是在薪酬工资、各种福利和职务职级晋升中所体现的。员工与其他人的劳动量与其收入做对比产生激励心理。员工对于收入的满意程度，不仅与获得报酬的绝对量有关，而是更关注相对劳动报酬比。与他人付出及酬劳进行比较后会得出是否公平的结论，公平感产生的主观感受对工作动机产生直接影响。因此，医院若考量薪酬对人才满意度的影响，应设计既体现竞争又保障公平的薪酬体系，同时，也要关注人才职业发展、工作机会等影响公平性的因素。

第二节　人才理念：人才强国背景下人才强院

推动国家发展，实现民族振兴，离不开优秀人才的引领和支撑。医院高质量发展应与党和国家发展的脉搏同频共振，医院谋划和开展人才工作，也应积极树立新时代人才观，主动对接和融入人才强国战略，在政策指引下培养、引进、用好人才，为加快建设世界重要人才中心和创新高地贡献力量。

2021年9月27日至28日，在中国共产党成立100周年的重要时刻，一场高规格的会议——中央人才工作会议在北京召开，这是我国人才事业发展进程中具有深远意义的大事。习近平总书记出席会议并发表重要讲话，从党和国家事业发展全局的高度，科学回答了新时代人才工作的一系列重大理论和实践问题，为做好新时代人才工作指明了前进方向，提供了根本遵循。讲话全面回顾了党的十八大以来人才工作取得的历史性成就、发生的历史性变革，从"党对人才工作的领导全面加强""人才队伍快速壮大""人才效能持续增强""人才比较优势稳步增强"等四个方面作出高度概括。深刻总结了新时代人才工作新理念、新战略、新举措，从根本保证、重大战略、目标方向、重点任务、重要保障、基本要求、社会条件、精神引领和思想保证等八个方面作出精辟论述。科学分析了新时代人才工作面临的新形势、新任务、新挑战，对在更高起点、更高层次上加快建设人才强国作出顶层设计和战略谋划，明确提出"加快建设世界重要人才中心和创新高地"的战略目标。深入阐明了新时代人才工作的战略部署和重大举措，对"深化人才发展体制机制改革""加快建设国家战略人才力量""全方位培养、引进、用好人才"等作出全面部署。

一、新的历史起点

习近平总书记在会上作出重大判断："我国已经拥有一支规模宏大、素质优良、结构不断优化、作用日益突出的人才队伍，我国人才工作站在一个新的历史起点上。"

（一）新形势、新任务

当前，我国进入了全面建设社会主义现代化国家、向第二个百年奋斗目标进军的新征程，我们比历史上任何时期都更加接近实现中华民族伟大复兴的宏伟目标，也比历史上任何时期都更加渴求人才。综合国力竞争说到底是人才竞争，必须增强忧患意识，更加重视人才自主培养，加快建立人才资源竞争优势。

（二）不适应的地方

我国人才工作与新形势新任务相比还有很多不适应的地方。人才队伍结构性矛盾突出，人才政策精准化程度不高，人才发展体制、机制改革还存在"最后一公里"不畅通的问题，人才评价唯论文、唯职称、唯学历、唯奖项"四唯"等问题仍然比较突出。这些问题，不少是长期存在的难点，需要继续下大气力加以解决。

（三）原则要求

必须坚持党管人才，坚持面向世界科技前沿、面向经济主战场、面向国家重大需求、面向人民生命健康，深入实施新时代人才强国战略，全方位培养、引进、用好人才，加快建设世界重要人才中心和创新高地，为2035年基本实现社会主义现代化提供人才支撑，为2050年全面建成社会主义现代化强国打好人才基础。

二、我国人才事业发展的规律性认识

党的十八大以来，党中央深刻回答了为什么建设人才强国、什么是人才强国、怎样建设人才强国的重大理论和实践问题，提出了一系列新理念、新战略、新举措，并以"八个坚持"进行了全面总结和深刻论述。

（一）根本保证：坚持党对人才工作的全面领导

千秋基业，人才为本；党管人才就是党要领导实施人才强国战略、推进高水平科技自立自强，加强对人才工作的政治引领，全方位支持人才、帮助人才，千方百计造就人才、成就人才，以识才的慧眼、爱才的诚意、用才的胆识、容才的雅量、聚才的良方，着力把党内和党外、国内和国外各方面优秀人才集聚到党和人民的伟大奋斗中来，努力建设一支规模宏大、结构合理、素质优良的人才队伍。这些重要论述，深刻阐明了加强党对人才工作全面领导的重大意义，抓住了团结凝聚专家人才的根本，是加快人才强国建设的政治保证和组织保障。

（二）重大战略：坚持人才引领发展的战略地位

人才是创新的第一资源，人才资源是我国在激烈的国际竞争中的重要力量和显著优势；创新驱动本质上是人才驱动，立足新发展阶段、贯彻新发展理念、构建新发展格局、推动高质量发展，必须把人才资源开发放在最优先位置，大力建设战略人才力量，着力夯实创新发展人才基础。这些重要论述，把人才的重要地位提高到战略高度，使我们进一步坚定了加快人才强国建设、加快建设世界重要人才中心和创新高地的信心和决心。

（三）目标方向：坚持面向世界科技前沿、面向经济主战场、面向国家重大需求、面向人民生命健康

必须支持和鼓励广大科学家和科技工作者紧跟世界科技发展大势，对标一流水平，根据国家发展急迫需要和长远需求，敢于提出新理论、开辟新领域、探索新路径，多出战略性、关键性重大科技成果，不断攻克"卡脖子"关键核心技术，不断向科学技术广度和深度进军，把论文写在祖国大地上，把科技成果应用在实现社会主义现代化的伟大事业中。这些重要论述，阐明了我国人才工作的坐标，明确了广大人才科研报国的方向。

（四）重点任务：坚持全方位培养用好人才

必须坚定人才培养自信，造就一流科技领军人才和创新团队，培养具有国际竞争力的青年科技人才后备军，用好用活人才，大胆使用青年人才，激发创新活力，放开视野选人才、不拘一格用人才。这些重要论述，指明了新时代人才工作的战略重点，明确了推进人才工作的使命任务。

（五）重要保障：坚持深化人才发展体制、机制改革

必须破除人才培养、使用、评价、服务、支持、激励等方面的体制、机制障碍，破除"四唯"现象，向用人主体授权，为人才松绑，把我国制度优势转化为人才优势、科技竞争优势，加快形成有利于人才成长的培养机制、有利于人尽其才的使用机制、有利于人才各展其能的激励机制、有利于人才脱颖而出的竞争机制，把人才从科研管理的各种形式主义、官僚主义的束缚中解放出来。这些重要论述，阐明了释放我国人才创新、创造活力的基础条件和制度保障。

（六）基本要求：坚持聚天下英才而用之

中国发展需要世界人才的参与，中国发展也为世界人才提供机遇；必须实行更加积极、更加开放、更加有效的人才引进政策，用好全球创新资源，精准引进急需紧缺人才，形成具有吸引力和国际竞争力的人才制度体系，加快建设世界重要人才中心和创新高地。这些重要论述，体现了我党在坚定不移推进民族复兴大业中宏阔的人才视野和战略眼光。

（七）社会条件：坚持营造识才、爱才、敬才、用才的环境

必须积极营造尊重人才、求贤若渴的社会环境，公正平等、竞争择优的制度

环境，待遇适当、保障有力的生活环境，为人才心无旁骛钻研业务创造良好条件，在全社会营造鼓励大胆创新、勇于创新、包容创新的良好氛围。这些重要论述，揭示了人才发挥作用、成长成才的重要前提，明确了营造良好环境的着力点。

（八）精神引领和思想保证：坚持弘扬科学家精神

必须弘扬胸怀祖国、服务人民的爱国精神，勇攀高峰、敢为人先的创新精神，追求真理、严谨治学的求实精神，淡泊名利、潜心研究的奉献精神，集智攻关、团结协作的协同精神，甘为人梯、奖掖后学的育人精神，教育引导各类人才矢志爱国奋斗、锐意开拓创新。这些重要论述，为广大人才建功新时代注入了强大精神动力。

三、深入实施新时代人才强国战略

结合历史、立足现实、放眼未来，坚持问题导向和效果导向相统一，坚持国际和国内相统一，做好新时代人才工作、加快建成人才强国，主要有三个方面的部署。

（一）深化人才发展体制、机制改革

1. 向用人主体授权

人才怎样用好，用人单位最有发言权。习近平总书记强调，当务之急是要根据需要和实际向用人主体充分授权，真授、授到位。行政部门应该下放的权力都要下放，用人单位可以自己决定的事情都应该由用人单位决定；同时，用人主体要发挥主观能动性，确保下放的权限接得住、用得好等。

2. 积极为人才松绑

要遵循人才成长规律和科研规律，进一步破除"官本位"、行政化的传统思维；完善人才管理制度，做到人才为本、信任人才、尊重人才、善待人才、包容人才；赋予科学家更大技术路线决定权、更大经费支配权、更大资源调度权。同时，建立健全责任制和"军令状"制度，确保科研项目取得成效。深化科研经费管理改革，改革科研项目管理，优化整合人才计划，使人才静心做学问、搞研究，多出成果、出好成果等。

3. 完善人才评价体系

我国人才发展体制、机制一个突出问题是人才评价体系不合理，"四唯"现象仍然严重，人才"帽子"满天飞，滋长急功近利、浮躁浮夸等不良风气。习近平

总书记强调，要加快建立以创新价值、能力、贡献为导向的人才评价体系，形成并实施有利于科技人才潜心研究和创新的评价体系；继续采取措施为"帽子热"降温，避免简单以学术头衔、人才称号确定薪酬待遇、配置学术资源的倾向；面向国家战略需求推进院士制度改革等。

（二）加快建设国家战略人才力量

1.大力培养使用战略科学家

战略科学家是科学帅才，是国家战略人才力量中的"关键少数"。要坚持实践标准，在国家重大科技任务担纲领衔者中发现具有深厚科学素养，长期奋战在科研第一线，视野开阔，前瞻性判断力、跨学科理解能力、大兵团作战组织领导能力强的科学家；坚持长远眼光，有意识地发现和培养更多具有战略科学家潜质的高层次复合型人才，形成战略科学家成长梯队等。

2.打造大批一流科技领军人才和创新团队

要建立"卡脖子"关键核心技术攻关人才特殊调配机制，制订实施专项行动计划，跨部门、跨地区、跨行业、跨体制调集领军人才，组建攻坚团队；发挥国家实验室、国家科研机构、高水平研究型大学、科技领军企业的国家队作用；围绕国家重点领域、重点产业，组织产学研协同攻关，在重大科研任务中培养人才；优化领军人才发现机制和项目团队遴选机制，对领军人才实行人才梯队配套、科研条件配套、管理机制配套的特殊政策，加快"卡脖子"关键核心技术突破等。

3.造就规模宏大的青年科技人才队伍

青年人才是国家战略人才力量的源头活水。要把培育国家战略人才力量的政策重心放在青年科技人才上，各类人才培养引进支持计划要向青年人才倾斜，重视解决青年科技人才面临的实际困难，完善优秀青年人才全链条培养制度等。

4.培养大批卓越工程师

制造业是我国的立国之本、强国之基。要探索形成中国特色、世界水平的工程师培养体系，努力建设一支爱党报国、敬业奉献、具有突出技术创新能力、善于解决复杂工程问题的工程师队伍；必须调动好高校和企业两个积极性，探索实行高校和企业联合培养高素质复合型工科人才的有效机制，实现产学研深度融合，解决工程技术人才培养与生产实践脱节的突出问题等。

（三）全方位培养、引进、用好人才

1.走好人才自主培养之路

"我国拥有世界上规模最大的高等教育体系，有各项事业发展的广阔舞台，

完全能够源源不断培养造就大批优秀人才，完全能够培养出大师。我们要有这样的决心、这样的自信！"人才培养首先要聚焦解决基础研究人才数量不足、质量不高问题。高校特别是"双一流"大学要发挥培养基础研究人才主力军作用，建设一批基础学科培养基地，吸引最优秀的学生立志投身基础研究，建立交叉学科发展引导机制，培养高水平复合型人才，制订实施基础研究人才专项，长期稳定支持一批在自然科学领域取得突出成绩且具有明显创新潜力的青年人才。全面建设社会主义现代化强国，要培养造就大批哲学家、社会科学家、文学艺术家等各方面人才。

2. 加大人才对外开放力度

强调人才自主培养，绝不意味着自我隔绝。要结合新形势加强人才国际交流，千方百计引进那些能为我所用的顶尖人才，使更多全球智慧资源、创新要素为我所用；同时，不仅要引进来，还要走出去，采取多种方式开辟人才走出去培养的新路子，使人才培养渠道多元化，储备更多人才等。

3. 用好用活各类人才

对待急需紧缺的特殊人才，要有特殊政策，不要求全责备，不要论资排辈，不要都用一把尺子衡量，使有真才实学的人才有用武之地。要建立以信任为基础的人才使用机制，允许失败、宽容失败，完善科学家本位的科研组织体系，完善科研任务"揭榜挂帅""赛马"制度，实行目标导向的"军令状"制度，鼓励科技领军人才挂帅出征；为各类人才搭建干事创业的平台，构建充分体现知识、技术等创新要素价值的收益分配机制，使事业激励人才，使人才成就事业。

四、坚持正确政治方向

做好人才工作必须坚持正确政治方向，不断加强和改进知识分子工作，鼓励人才深怀爱国之心、砥砺报国之志，主动担负起时代赋予的使命责任。广大人才要继承和发扬老一辈科学家胸怀祖国、服务人民的优秀品质，心怀"国之大者"，为国分忧、为国解难、为国尽责。要优化人才表彰奖励制度，加大先进典型宣传力度，在全社会推动形成尊重人才的风尚。

第三节　人才生态：如何构筑人才高地

构建良好的人才生态环境，为人才工作发展营造健康的文化氛围，不仅是尊重人才的表现，也是人才价值得以实现的重要条件。

一、人才生态系统

国内关于人才生态系统的概念于 1990 年在研究论文中首次提出。随着党的十八大、十九大召开，明确提出了要实行人才优先的战略布局，贯彻国家中长期人才规划为主线，推进人才强国战略，关于人才生态系统的研究也明显增加。目前，人才生态系统的定义还未形成共识，不同角度定义主要包括以下几点特征：①在人才所处的特定空间和时间内。②人才和其生存的自然环境和社会环境是相互作用的动态网络系统。③在人才生态系统内持续地进行物质循环、能量流动、信息传递。依据常用的评价标准，人才生态可被划分为人才市场环境、经济环境、文化环境、社会环境、生活环境和自然环境等子系统。

人才生态系统的状况与人才流动集聚现象之间具有相互作用，一方面，人才流动和集聚给人才流入地带来技术、知识、资源，使该区域的产业结构重组，有利于实现最佳的资源配置，但也会进一步拉大不同区域之间的差异；另一方面，健康的人才生态系统能吸引人才流入和集聚，使人才有更好的工作、学习环境及发展机会。

二、人才流动与集聚

（一）人才流动与集聚的相关概念

人才流动是指专业技术人员的服务单位或服务对象按照本人意愿发生变化的社会现象。既包括专业技术人员改变隶属关系的流动，也包括在不改变隶属关系条件下的智力流动，如借用、兼职、讲学、技术攻关、承包项目、咨询服务等。

人才集聚是指人才在地区间和组织间的流动的特殊现象，是一定数量的人才资源以组织为单元汇集、协作、竞争从而达到创新效应的过程。

人才流动是社会化大生产的必然产物，是人力资源配置的必然要求。人才集聚是流动中的集聚，人才资源的流动和集聚是一体两面的过程，集聚是流动的结果，流动是集聚的前提，集聚之后还有着二次流动的可能。

对于工作单位而言，对单位的发展具有积极作用，甚至是关键岗位的人才，出于本人意愿而并非单位意愿解除工作关系的现象，即通常所说的人才流失。

（二）人才流动与集聚的模式类型

人才流动和集聚的模式一定程度上与国家、地区或组织的人才配置方式有关。依据政府发挥作用的高低、市场机制的发展程度，人才流动和集聚实践模式可分为市场主导型、政府扶持型和单一计划型三种。

1. 市场主导型

以美国硅谷、德国鲁尔区为代表，源于其资源禀赋的天然优势及市场经济的成熟完善。地方政府充当后勤保障角色，人才高地由市场、民间力量自发推动搭建。产学研一体化过程中，地方政府仅提供完善的公共产品和恰当的政策法律体系、精简办事机构和流程、改进人才政策、实施柔性管理与政策引导。硅谷发展早期，政府与民间机构合作规划硅谷的发展，由国防工业提供必要的技术力量，政府资助科研项目、创建企业孵化器。市场发展需要什么，政府就提供什么，但不会干预其自然发展轨迹。

2. 政府扶持型

典型国家为印度、韩国等，学习西方国家相关经验，经过改良政策变量，优化人才集聚环境，推动本地区、本国人才集聚。政府是区域人才流动和集聚的"总导演""总设计师"。集聚自上而下产生，通过政府扶持与市场机制调节共同促进。此模式适用于市场机制对人才集聚的自发调节作用比较弱、单纯依靠市场机制很难在短期内创造足够的条件实现一定规模的地区。政府扶持模式取得一定成效之后，人才集聚对计划的依赖性便会降低，市场模式逐渐发挥作用。此时，政府的职能和角色定位也需要进行相应的调整，计划主导职能逐渐减弱，否则便会对区域人才流动产生负面影响，降低企业、人才的积极性和主动性。

3. 单一计划型

此模式是计划经济条件下特有的，以日本筑波科学城和苏联等的人才集聚模式为代表。计划经济背景下，政府制定经济计划，在全国范围内进行人才集结。与市场机制背道而驰的计划模式不符合市场经济发展规律，存在众多缺陷，成本高而效率低，人才消极而被动，因此，单一计划型人才集聚模式只有与其他集聚模式有机结合，才能在当代找到存在和发展的空间。

我国的人才集聚模式主要包括市场主导型、政府指导与资源引导相结合型、政府重点辅导型，并且与区域划分之间有着较强的联动性，特征表现为向沿海发达地区集中、向区域中心城市集中、向大型企事业单位集中。医院的人才流动与集聚情况基本与所在地区的人才流动特征一致。

（三）人才流动与集聚的影响因素

对于人才流动与集聚的动因，国内外研究者从不同的理论角度进行了探讨。

"推-拉"理论是探讨人才流动影响因素的最基本理论，该理论强调人才聚合的"推"和"拉"因素。更好的生活是人才流动的目的，由此，拉力便是流入地有利于改善生活条件的因素，而推力是流出地不利生活的因素。人才流入地存在起主导作用的"拉"力吸引外来者。产生"拉"力的因素主要有：就业机会、高工资收入、更好的受教育机会、更完善的文化交通设施、更优良的气候条件等。迁入地同时也存在不利于人才迁入的"推"力因素，如潜在的亲人分离、陌生环境、激烈竞争等。综合来看，当"拉"力大于"推"力，占据主导地位，才能产生、提高人才吸引力。人才流动是推力、拉力和中间障碍因素的综合作用结果。拉力和推力并存于迁入地和流出地，中间障碍因素主要有语言文化差异、迁移距离、迁移者本人的价值判断等。

基于人力资本理论，舒尔茨把人力资本投资范围和内容归纳为五个方面：卫生保健设施和服务，在职培训，正规初等、中等和高等教育，校外学习计划，个人和家庭进行迁移以适应不断变化的就业机会。前四项增加个体人力资本数量，最后一项则涉及最有效的生产率和使个体获得利益最大化的人力资本。根据此理论，人才流动便是个体经济投资过程，从经济学视角切入，应用成本收益法进行分析，那么从成本上来看人才流动成本包括与迁移直接有关的货币成本、迁移所产生的机会成本以及放弃熟悉环境、迁入新环境的心理成本。人们愿意选择流动的原因是其长期收益能超过短期迁移成本。一个理性的人才会对其迁移成本和流动收益进行权衡，进而做出流动决策。

勒温的场论认为，个人的绩效与其能力、素质以及环境之间存在着密切关系。如果个人置身于较差的工作环境中，相对难以发挥其个人的优势，也难以取得应有的绩效。而在一般情况下，个人对客观存在的环境改变的可能性较小，只有改变自己，离开当前较差的环境，到适合工作的新环境中去，从而产生了人才流动。

卡兹的组织寿命学说调研发现，组织寿命的长短与组织内信息沟通水平、获得成果的多少等情况有关。在此基础上绘制出一条组织寿命曲线，即卡兹曲线。卡兹曲线表明：组织和人一样，也有成长、成熟、衰退的过程，存在最佳年龄区间。由此从组织活力的角度证明了人才流动的必要性，同时也指出人员流动不宜过快，流动间隔应大于2年，这是适应组织环境和完成一个项目所需的最短时间。

国内有研究者从信息对称性视角切入，发现影响人才流动和集聚的更深层原因之一是羊群效应。市场信息非对称性、不完全性会导致人才羊群心理的滋生，进而出现羊群行为。在人才集聚的过程中，第一个"吃螃蟹"获益的人必然吸引大批跟风者；最初流入某地区获得区际迁移增值的"领头羊"出现时，"小羊"们会自发地去往"领头羊"所处地区，以期获得同样的迁移增值。羊群效应的出现会使迁入地获得快速引进人才的契机，地方政府、企业及相关部门可以利用相应的筛选、激励和培养机制选用人才，为地方经济发展、产业转型升级积聚人才智力资本。当然，事物有正必有反，羊群效应也可能带来人才集聚波动，导致"泡沫"的产生，这就需要相关单位正确认识并有效利用此效应，把握好其中的临界点。

从宏观、中观、微观三个层面，也可以对不同的影响因素进行分类分析。

在宏观层面，国内生产总值（gross domestic product，GDP）和财政教育支出均具有显著的积极影响；对于低人才集聚度的中部地区来说，收入和公共服务水平具有显著的积极影响；对于高度人才聚集的东部地区来说，城镇化水平具有显著的积极影响；对于中度人才聚集的西部地区来说，在校大学生占比具有显著的积极影响。此外，综合环境的影响因素包括地区或城市的经济、科研、自然与生活环境，行业或产业的影响因素包括产业升级带来人才就业结构改变、产业集中形成的"磁场"吸引、产业生命周期以及与人才的互动关系等。

在微观方面，职业发展机遇，个人的消费、权力与地位等是主要的影响因素。例如，人才总是往职业流动机遇更多、职业流动层级更高的地方集聚；当某些技能的人才供不应求时，往往在消费、权利、地位、收入等能最大化自我价值的地方集聚；认知、信息、学习、动机和能力等个体行为因素是人才流动和集聚的主要内因。

把人才流动和集聚现象放在人才生态系统中进行分析时，通常认为生态系统的失衡或亚健康状态会导致人才的流动。不同的生态系统有不同的生态环境，适宜不同的人员生存和发展，人才在不同系统间的流动会使流进和流出地区的人才生态系统有所变化，这种变化有时是好的，有时是坏的。人的流动与生态系统的科技、经济、政治、资源和文化条件是相互作用的，这些因素会影响人才流动的形式、流向、流动的频率、流动规模和流动率。如果现有环境的资源无法满足人才发展的需求，人才会流向更适合自己发展的地方，或者有些人才的能力无法达到在这个环境中生存的要求，这部分人才就会受排挤而离开，而更优质、强势的人才会流动到这个生态系统中。在人才生态系统中，人才都有特定的生态位促进自己的发展，人才的流动是不断寻找和变换自身生态位的过程。

（四）人才流动与集聚的效应

人才流动分为合理的人才流动和不合理的人才流动，对人才生态系统的影响也有正反两个方面。

一方面是正面效应。合理的人才流动会使智力成果在不同区域、组织间流动，有利于促进经济社会的发展，实现人尽其才，增强组织活力。由于知识在流动过程中的不断更新与增值，这个过程还会产生"流动效益"，例如，国际人才流动，使欠发达国家获得新技术，发达国家通过生产基地的转移拓宽了业务市场，从而实现两类国家经济发展的共赢。

另一方面是负面效应。随着知识的不断积累，人才已不满足于当前的发展环境，往往会向发达地区或高层次组织流动，这会导致区域或行业组织之间的差距拉大，且太过频繁的人才流动会导致才人流失、人才结构不合理等问题。例如，医院培养一个专业人才的成本和招人顶岗的成本很高，人才的跳槽不仅会给医院带来直接的经济损失，甚至可能会把核心技术、管理经验、科研专利产出等带给竞争对手，其损失有时是难以估计的，而学科骨干人才的辞职还有可能导致科室人心涣散，给学科发展带来沉重负担；对个人来讲，人才跳槽往往会消耗大量的时间和金钱成本，且频繁的跳槽很可能使人质疑他们的职业道德和责任，不利于个人成长发展。

人才集聚带来人力资本积累，对区域或组织产生持续而复杂的效应。

正面效应包括通过信息分享、集体学习、知识叠加、持续激励、区域空间与集成规模等对地区发展产生良性影响。其中，信息分享效应指的是人力资源信息共享，进而降低信息成本、交易成本；集体学习效应指的是研讨会、经验学习、创新大赛等为不同领域知识在人才圈内的交换开辟路径；持续激励效应指的是产生群体性竞争，对获胜群体给奖励、对失败群体给鼓励；区域空间效应指区域专业化发展，人才在各经济区域内有机组合，方能产生人才集聚的正面效应；集成规模效应指人才规模化集聚、个人知识与技能可同时服务于多个组织，逐渐形成集成规模效应。

负面效应包括人才资源过度集中导致的边际效益递减，引起恶性竞争与管理难度递增；"极化效应"与"涓滴效应"体现出两极分化逐渐明显；规模逆效应、环境逆效应和流动不经济性等都会给人才集聚地区或组织带来较大的不利影响。

因此，人才政策与配套机制非常重要，人才流动和集聚虽然在空间上进行了人力资源的动态配置，但是还需相关的配套机制投入、运行，更新人力资本，发挥正面效应，规避负面效应。

（五）人才汇聚策略与流动补偿机制

促进高端人才汇聚的策略主要从国家和省市层面进行区分。

1. 国家层面人才汇聚策略

为应对人才竞争和吸引海外高端人才，国家政策方向包括重大活动引才、重大人才工程引才、重大发展平台引才、柔性引才、优惠政策优质服务引才、吸引海外留学人员和华人华侨回归引才、吸引在华留学生引才、市场化引才，致力于建立更加开放的人才制度体系，充分挖掘和利用国际国内人才红利，同时，从软环境建设、人才体制机制完善和建立健全人才移民制度等方面应对人才流失。

2. 省级层面人才汇聚策略

京津冀三地主要建立高层次人才租赁制度和人才柔性引进机制。北京在引才上不断拓宽选人用人的视野，以中关村为创新中心的载体，鼓励高校、院所、企业与境外科研机构搭建研发的合作平台，高水平地建设首都国际人才平台，广泛地引进海内外的领军人才，打造世界水平的创新团队。新疆等西北部地区持续加大人才投入力度，加快人才培养的速度，重点引进急需人才，推动人才合理流动，通过营造和谐用人环境等增强对人才的吸引力。

3. 城市层面人才汇聚策略

发达城市都非常重视人才工作，锚定大都市定位，创新人才引进方式和建设现代人才汇集体系：定期发布人才需求目录；通过面向海内外公开选聘，建立特聘教授、特聘研究员制度，鼓励来市设立总部、研发中心，以研究室、实验室、创作室、工作室和技师工作站以及研发机构等多种方式加大引才力度；建设高端载体和平台，加强产业升级与人才支撑互动，进行联合项目研究；建立国际化人才引才引智工作站，设立海外研发机构就地引智引才，发挥驻外机构作用，构筑海外引才网络，推动国际化人才的回流；创造自主创新的城市氛围，优化人才服务环境，深化人才服务和保障措施，努力实现高层次人才价值。欠发达城市在地域和知名度上一般不占优势，主要在强化政策引导的基础上鼓励各行业自主引才，借助高层次的平台项目集聚人才，通过身份编制和福利待遇优待等增强对人才的吸引力。

4. 医院人才汇聚策略

公立医院主要在改进优化人才的评价、激励、培训和引进制度等方面下功夫，拓展人才引进渠道，创新人才培训模式，将晋升机制和薪酬机制进行完善，注重人才素质的评价与考核，对考核结果的应用予以重视。同时，以人才红利反哺医院发展，推动医院人才队伍整体素质的不断提升，提高医院综合业务水平和整体实力，进而加强对人才的吸引力。

随着人才竞争愈演愈烈，人才流动过程中的一些公平问题也逐渐显现出来。例如，各单位通过自设薪金待遇和工作条件，层层加码争抢高端人才，甚至出现挖墙脚、人才违约等情况。挖来的往往是原单位的学科带头人，原单位的学科建设不可避免地受到削弱，但一些被挖走的人才在跳槽后却出现"水土不服"的情况。高校间这种对于现有人才非理性的无序竞争，属于"零和博弈"，换来的是个别单位单方面数字上的"虚假繁荣"，从区域或国家层面讲，人才总量并无增长，但用人单位成本却大幅攀升。异化而逐利的人才流动实则降低了创新效能，同时，加剧不同地区间和各创新主体之间的不平衡，拉大区域之间和各创新主体之间的差距，扰乱良性人才生态，也有悖社会公平原则。

基于这样的现象，人才流动协商补偿机制的呼声日益高涨。补偿机制旨在高层次人才流动时，保障为人才培养付出巨大努力和成本的一方基本权益；科学设置人才合理流动的评价和薪酬体系，合理确定不同层次、不同学科人才的薪资水平，协调和平衡海外人才与本土人才、引进人才与自有人才之间的待遇差距，维护各创新群体的合理利益；倡导人才柔性流动，鼓励高层次人才以项目、咨询、兼职的形式在不同创新主体间流动，最大限度地实现人才资源的合理配置。

第五章　如何培养引进医学人才

第一节　培养形势：高质量背景下医学人才引育新要求

医学是人类在长期与疾病作斗争的实践中产生和发展而成，在其漫长发展历程中，大致经历了原始医学、古代经验医学、近代实验医学和现代医学等过程。医学人才培养承载医疗活动相关经验和知识传承，与医学发展如影随形。当前，我国社会主要矛盾已经转化为人民日益增长的美好生活需要和不平衡不充分的发展之间的矛盾，具体到卫生健康领域，主要是人民对健康有了更高需求。在新兴科技创新和产业升级对医学领域不断渗透冲击下，医学发展日新月异，医学人才培养因时应变也迫在眉睫。

一、医学人才培养新形势与新要求

中国医学人才培养方式，既受到了苏联模式5年制本科教育体系的影响，也借鉴了美国医学教育模式"4+4"的有益经验。随着我国高等教育不断普及化，医学教育的国际竞争力也明显提升，中国医学教育越来越具有自己的特色。纵观各个时期的情况，中国的医学人才培养经历了从小到大的过程，正处于由大向强的发展阶段。

（一）中华人民共和国成立以来我国医学人才发展概况

中华人民共和国成立以来特别是改革开放后，我国医疗卫生事业取得显著成就，医药卫生人才规模不断扩大，人才质量不断提高，人才结构得到改善，人才效能明显提高。2009 年我国卫生人员总量已达 778 万人，每千人口拥有执业（助理）医师 1.75 人、注册护士 1.39 人、专业公共卫生机构人员 0.53 人。然而，面对我国医疗卫生事业发展的新形势，尤其是深化医药卫生体制改革的新任务以及国际人才竞争的新特点，我国医药卫生人才总量仍然不足，素质和能力有待提高，结构和分布尚不合理，政策环境亟待完善，特别是基层卫生人才严重短缺，难以满足人民群众日益增长的医疗卫生服务需求。

2011 年《医药卫生中长期人才发展规划（2011—2020 年）》应运而生，旨在加强医药卫生人才队伍建设，加快实施人才强卫战略，突出我国医药卫生人才发展机制创新，完善医药卫生人才发展政策，推进医药卫生人才全面协调发展，为人民健康、国家强盛提供强大的医药卫生人才支撑。到 2015 年底，我国卫生计生人员总量达到 1069.5 万人，其中卫生技术人员 800.7 万人。人才结构得到优化，卫生技术人员中本科及以上学历人员比例由 2010 年 24.9% 提高到 2015 年30.6%，医护比由 1：0.85 提高到 1：1.07。人才效能稳步提高，医师日均负担诊疗人次由 2010 年 7.5 人次提高到 2015 年 8.4 人次，日均负担住院床日数由 1.6（日）提高到 1.9（日）。但是，我国卫生计生人才发展的一些结构性、制度性矛盾仍然突出，人才结构和分布尚不合理，基层人才、公共卫生人才以及健康服务人才短缺，人才发展的政策环境还有待完善，需要加强体制、机制创新，进一步增强人才活力。

根据我国发展情况，党的十八大确立了 2020 年全面建成小康社会的宏伟目标，卫生计生事业发展面临新的历史任务。①随着经济发展、居民生活方式以及环境的变化，对公共卫生与健康服务的需求越来越多；②随着老龄化和人口政策的调整，康复、老年护理、妇幼保健等相关服务需求更为迫切；③随着社会保障制度的逐步完善，医疗服务需求进一步释放；④随着分级诊疗制度的建立，互联网与信息技术的快速发展，对医疗卫生服务模式和服务水平必将产生深刻影响；⑤随着全面两孩政策实施，妇幼健康、儿科等专业人才的需求将大幅增加。这些变化对卫生计生人才的服务内容和服务质量均提出了新的要求，加强卫生计生人才队伍建设十分迫切。2017 年国家发布《"十三五"全国卫生计生人才发展规划》，目标是提高人才素质、优化人才结构、创新人才政策，健全体制机制，卫生计生人才数量、素质、结构、分布适应经济社会发展和人民群众健康需求。到 2020 年，我国卫生计生人才总量达到 1347.5 万人，其中全科医生达到 36.5 万人以上。每千人口执业（助理）医师达到 2.9 人、注册护士达到 3.3 人、专业公共卫生机构人员达到 0.66 人，均超过既定目标。

经过十年的快速发展，我国医药卫生人才规模、结构和服务能力已经基本满足人民需求，但是在全科、儿科、精神科、老年医学等专业仍有一定缺口。

（二）高质量发展时期医学人才培养新要求

2016 年国家发布《"健康中国 2030"规划纲要》突出大健康的发展理念，提出健康中国"三步走"的目标，即"2020 年，主要健康指标居于中高收入国家前列""2030 年，主要健康指标进入高收入国家行列"的战略目标，并展望 2050 年，提出"建成与社会主义现代化国家相适应的健康国家"的长远目标。"健康中国"建设需要大量优质卫生健康人力资源的支撑和保障，从而对我国医学教育规模、结构、质量提出了新要求。"新医科""高质量"成为新时期医学人才培养的重要关键词。

1. "新医科"改革成为医学人才培养的新模式

世界医学教育经历了三代改革：第一代改革是 20 世纪初启动，其突出标志是以科学为基础的课程设置；第二代改革是 20 世纪中期实行以问题为基础的教学创新；第三代改革是最新提出的以系统为基础的岗位胜任力培养改革。世界医学教育改革的逻辑和趋势，为我国新医科建设提供了参照。一方面，医学学科体系呈现整合化趋势：第二、三代医学教育改革，遵循着医学知识内在生产逻辑，不断弥合科学与人文、微观与宏观、理论与实践之间的缝隙，医学学科体系呈现出整合化趋势。另一方面，医学教育组织变革呈现系统化趋势：纵向上从大学学术中心向初级医疗保健机构、社区医疗中心拓展；横向上形成了地区或全球网络系统、医学教育联盟等联合体，新一代医学教育组织形成了多中心、全球化的医学学术系统。

2018 年 8 月，中共中央、国务院印发关于新时代教育改革发展的重要文件，首次正式提出"新医科"概念。同年 10 月，启动实施"卓越医生教育培训计划 2.0"，对"新医科"建设进行全面部署，使"新医科"改革成为医学人才培养的新模式，为医学人才培养发展提出了"中国方案"。"新医科"紧紧围绕健康中国战略实施，树立"大健康"理念，深化医教协同，推进以胜任力为导向的教育教学改革，优化服务生命全周期、健康全过程的医学专业结构，促进信息技术与医学教育深度融合，建设中国特色、世界水平的一流医学专业，培养一流医学人才，服务健康中国建设。

新医科建设的内涵主要体现在新理念、新结构、新模式、新质量和新体系五个方面。①新理念：创新型、科技型、综合化的新医科教育；新医科建设要紧扣新时期医学发展需求开展人才培养工作，既注重对现有临床医学、基础医学培养体系的升级，又要加强"医学 +X"交叉学科的建设，发展创新型、科技型、综合化的医学教育，培养卓越科技型医生。②新结构：多学科交叉融合的新医科专业结构；随着医疗技术和医学科研技术的不断进步，对未来医生的知识结构提出了新要求；新医科建设需要主动设置和发展新兴医学专业，并推动现有医学专业的改革创新，发展人文、医学专业、理工基础、前沿科技以及交叉学科等课程有机结合的医学专业"新结构"。③新模式：医教产研协同的新医科人才培养模式；在新医科建设中，需要进一步完善多主体协同育人机制，在"医教协同"的基础上，引入"医教产研协同"机制，建立多层次、多领域的合作办学，探索多学科交叉融合的医学人才培养模式，建立跨学科的人才培养体系和项目平台，开发创新型临床及医学科研实践基地，培养精医学、懂科技、引领时代的卓越医学人才。④新质量：具有国际竞争力的新医科教育质量；在当前形势下，中国医学教育应以"新医科"建设为契机，立足国际医学教育改革发展前沿，加强医学人才培养质量标准体系建设，建立并完善中国特色、国际实质等效的医学教育专业认证制度，打造"中国理念""中国标准"，不断提高专业人才培养质量，增强中国医学教育国际竞争力。⑤新体系：面向未来的中国特色新医科教育体系；随着中国国际影响力、感召力、塑造力的不断提高，中国的医学教育改革也要以引领人类文明发展为目标，建立中国特色医学教育"新体系"，包括优化培养制度、更新课程设置、改变教学模式、注重实践教育等，以引领全球医学教育的改革方向。

2. 以高质量人才培养推动医院高质量发展

随着我国医疗环境不断改善，医学人才培养逐步由量的积累转向质的提升。2021年6月，《国务院办公厅关于推动公立医院高质量发展的意见》（国办发〔2021〕18号），要求通过5年的努力，公立医院发展方式从规模扩张转向提质增效，运行模式从粗放管理转向精细化管理，资源配置从注重物质要素转向更加注重人才技术要素，其为公立医院的发展指明了方向，清晰勾勒出新发展阶段公立医院改革"路线图"。

推动公立医院高质量发展，人才是第一资源。2021年9月，习近平总书记在中央人才工作会议上指出，要坚持党管人才，坚持面向世界科技前沿、面向经济主战场、面向国家重大需求、面向人民生命健康，深入实施新时代人才强国战略，全方位培养、引进、用好人才，加快建设世界重要人才中心和创新高地。医院的长远发展离不开人才培养，人才的质量决定医院服务的质量，人才的水平决定医院医疗的水平，因此，要将高质量发展的理念应用到医院人才培养。医院人才高质量发展是指医院在人才发展过程中应秉持高质量发展理念，在建设医院医疗人才队伍时要将高质量作为人才队伍建设的根本要求，指导医院各项人才培养计划的建立和实施；将高质量作为医院人才培养的指向标，贯穿人才队伍建设的全部阶段；摒弃重数量的旧观念，贯彻落实高质量人才发展新理念。要从保护和发展生产力的高度，把医院资源配置的重点从硬件建设转向人力资源发展，从提高薪酬待遇、拓宽发展空间、改善工作环境等方面来入手，充分调动医务人员的积极性、主动性、创造性。推动公立医院高质量发展的新征程，是医院人才发展的新机遇，又是人才竞争的新挑战。机遇与挑战并存，需要理性分析形势，科学做出规划设计，遵循人才发展规律，脚踏实地推动实施。

二、新时期公立医院医学人才培养重点要求

（一）深化医教协同育人

医学教育涉及教育、医疗两个最为关键的民生问题。医学教育的目的就是要培养合格医学人才、满足人民群众健康需求，卫生健康事业发展既为医学人才培养提供更加优良的条件和环境，吸引更多优秀的人才学医、从医，也为医学教育改革提出了新的要求。医改和教改的关联性、互动性很强，必须加强医、教两个系统的协同配合，着力构建招生培养、就业、使用联动机制，实现医改、教改的良性互动，实现培养与使用激励的紧密衔接。

医院与高校本着双赢的原则强强联合、促进协同育人应加强院校协同，共建教学基地。对于医学教育来说，医院是学校教育的加油站，其地位和作用不言而喻。要想实现高质量、重实践教学的医学教育，离不开高水平的临床教学基地作保障，共建教学基地的根本目的是希望培养能满足社会需求的医学人才。因此，学校与医院双方要共同履行职责，在明确各自职责的前提下，本着共享双赢的原则，形成合力，致力于建设高校附属医院、教学医院、实习医院等三类不同性质的临床教学基地，以教学基地为依托，强化实践教学为重点，积极整合各方有效资源，形成实践育人合力。

（二）加大急需紧缺医学人才培养

目前，国家在全科医学、老年、儿科、麻醉、重症、病理、传染病等专科人才短缺，亟须加强培养。对急需紧缺医学人才培养要充分发挥政策优势：①优化学科结构，要求临床医学博士专业学位授权单位设置相关学科。②扩大研究生招生规模。③统筹推进住院医师规范化培训工作。以全科、儿科、精神科和妇产科等紧缺专业为重点，戴帽下达紧缺专业培训招收任务，加大人才培养力度。④加强紧缺专业人才转岗培训；鼓励符合条件的有关专科医师参加转岗培训，进一步拓宽紧缺专业转岗培训渠道。⑤提高岗位吸引力，包括改善执业环境、优化晋升路径、提

高薪酬待遇等。

（三）提升岗位胜任力

理论指导实践，实践产生理论、验证并发展理论，两者相辅相成。因此，医院在人才培养中，一定要处理好理论与实践的关系，加强基础知识、专业知识学习的同时，将理论知识与实践联系起来，培养其积极开拓进取的创新精神，提高其适应能力和创造能力，增强其学习和学以致用的能力，能始终紧跟社会和科技发展的步伐，达到既能"说"又会"做"，增强临床医学实践能力的同时，提升医学科学研究水平。

各高等医学院校应培养学生的自学能力，使学生在不同的岗位上有能力不断地接受新知识，与时俱进，不断充实自我，完善自我。对学生自学能力的培养要树立终身教育的思想，要注重基础教学，加强外语和计算机的教学，在教学计划中构筑较强的基础课平台，使学生在坚实的基础平台上构建系统的知识网络，提升岗位胜任力。

总而言之，就是要强化基本技能训练，提高分析和解决问题能力，全面培养医学生的独立思考、创新思维和临床操作能力。

（四）注重复合型人才培养

主动适应医学新发展、群众健康服务新需求、健康产业发展新要求，推动"新医科"发展，用新理念、新标准、新方法、新技术、新评估、新认证加快医学专业变轨超车。促进医科与工科、理科等多学科交叉融通，前瞻性布局新兴医学或医学相关专业建设。主动应对国际医学竞争，瞄准医学科技发展前沿，对接精准医学、转化医学、智能医学等新领域，开展"医学+X"复合型高层次医学人才培养改革试点，培养多学科背景、具有国际视野的医学未来学术型领军人才。及时将"互联网+健康医疗""人工智能+健康医疗""线上线下混合教学"等医学领域最新知识、最新技术、最新方法更新到教学体系中。

第二节　目标任务：打造一支留得住、能战斗的人才队伍

医院人才是医院生存、发展的基础，是医院最重要的战略资源。人才培养对于医院在提升医院综合服务水平、核心竞争力等方面起着重要作用。面对当前复

杂的竞争环境，做好人才工作，已成为影响医院生存发展的关键问题。医院应当认真审视自身实际，根据中远期发展规划，制订人才培养策略，分层次、有重点建立起各级人才培养与管理的规范化制度。

一、医院人才培养存在的主要问题

（一）培养观念落后

当前很多医院的人力管理部门在人才培养上没有能够充分体现公开、公平、自主的角色特点，在思想意识上仍将人才培养工作等同于一般的行政管理职责。在培养观念上，由于缺乏"为人才服务"的主体意识，部分医院管理者将人才培养管理当作行政干预，对人才效益性的认识不够，未能够充分认识人才培养对医院发展前途的重要性，因而出现虽口头上高度重视，但实际培养舍不得投资的局面，全员积极性没有得到充分发挥；同时，部分医务人员过分看重个人的经济利益，工作中宁愿靠"吃老本"保证眼前收入，也不肯花时间进行科研创新，甚至不愿意外出学习进修，科研氛围、人才氛围不浓。

（二）缺乏规范的培养模式

缺乏统一的培养模式，导致在临床医学教育中，"师徒式"盛行，不过，这不一定是绝对的弊端。其实，在医学生开始踏入临床之时，遇到一位好的带教老师非常重要。一位好的带教老师能使医学生终身受益，而如果碰到一位差的带教老师，那么多少也会受其影响。恰恰是这种"运气的成分"暴露了我国"师徒式"医学教育所带来的风险和弊端。理想情况下，好的医学教育模式应该杜绝那种差的运气成分，遇到的每一位带教老师都是规范的、标准的，甚至是一流的。另外，师徒式带教风格多见于三级以下医院，由于带教不规范，那些刚走进临床的医学生或者是新入职的低年资医生，所受到的医学带教大部分是带教者的经验所授。而在医学中，经验是不确定的，因为其包括好的经验，也包括坏的习惯、不规范的诊疗等，如果医学生不加以辨别，可能会全盘接收，这样会导致"复制效应"，即新来的医生可能只是老医生的复制版，甚至还不如，这样对于提升这个群体的医疗技术水平完全不利。

（三）人才培养与医院发展不相适应

受管理体制改革和管理任期制的影响，部分医院管理者对医院发展的定位缺少深层次和前瞻性思考，使医院没有明晰的发展战略和中长期发展规划，这同样也制约了人才培养的整体性和科学性。同时，传统的人才培养往往将其与医院整体发展独立开来，在引进、培养和使用人才的过程中，只重视解决短期的矛盾和问题，而没有长远和系统的培养计划，显得"东一榔头，西一棒"，难以形成规模效应和叠加效益。

（四）人才梯队薄弱

当今社会，医院越来越重视人才培养，普遍采取了培养措施，但部分医院仍沿用很多陈旧的管理制度和观念，培养方式依然停留在大而杂、粗而浅的层面，培养策略缺乏创新，尚未形成科学化、规范化的现代人才培养机制，这些都严重制约了人才培养工作的开展和创新。部分医院也因此出现了人才成长速度慢、核心人才薄弱、后备力量缺乏等一系列严峻问题，难以形成可持续发展的人才梯队。

（五）人才培养机制和激励机制不够健全

近年来，多数高校附属医院都比较重视优秀人才的引进工作，但人才引进后对继续教育培养及支撑工作的重视程度不足，往往缺乏较为系统的、科学的人才梯度建设和使用机制，缺乏长效的、完善的人才成长和上升通道及科学的激励政策。这不利于充分激发医务人员的创造潜力，促进健康事业发展的管理目标。

（六）科研工作与临床工作难以平衡

由于受市场经济影响，多数医院管理者在医院管理过程中，较多地关注临床业务工作量攀升这些短期内看得见的收益，而忽视科研创新和新技术开发、利用才是医院发展的长足驱动力。同时，受成本核算的限制，临床工作繁重而人员相对不足，使医务工作者没有更多的精力投入科研创新工作中去，使大多数人员发出"心有余而力不足"的感叹。

（七）人才引进与本土培养"顾此失彼"

目前，医院为了加强学科建设，提高人员层次，往往通过引进人才这一途径来解决现存的发展需求，并实施一系列优惠政策来激发引进人才的活力。但是，在本土人员的培养方面就相对显得投入不足、力度不大、重视不够，在一定程度上挫伤了本土人员的积极性，甚至出现外院人才花大力气引进，而本院人才却留不住的现象，难以从根本上解决学科发展问题。

（八）人才流失问题严重

一些医院在培养人才时投入力度不足，会对人才稳定及发展产生不良影响。如职称晋升条件不合理、职务提拔不公开、绩效考核不完善、薪酬水平参差不齐等情况会加重医院的人才流失问题，严重的人才流失问题阻碍了医疗服务水平的整体提升与均衡发展。想要解决这一问题，医院除了需加快自身发展步伐外，还需对人才培养与人才梯队建设工作高度重视并不断完善，充分认识到医疗人才对医院发展的重要性，加大相关投入。

随着我国医疗技术的创新发展和卫生体制改革的逐步完善，人才培养工作取得了长足进步。但是，在专业技术职务聘任方面，还有一些医院尚未打破终身制、论资排辈等现象，职务晋升通道不畅；另外，由于缺乏促进优秀人才脱颖而出的激励政策，很多人才在课题申请、研究经费、实验设备、团队配备等方面得不到有效保障，出现了各类优秀人才"孔雀东南飞"的现象。骨干人才，特别是顶尖学术人才、学科带头人的流失，已成为许多医院发展中遇到的"拦路虎"。

二、医院人才培养的目标

医学人才培养的目标是塑造一支学历层次较高、临床诊断准确、技术能力精湛、科研实力突出、德才兼备的技术人才。具备良好的创新精神与团队合作精神，掌握医学知识的技术人才与经营管理人才，并形成层次分明的人才队伍梯队。实现人才带动学科，学科培养人才的良性循环，使医院的经营走上技术过硬、服务优质、管理规范、质效并举的可持续发展之路。医院人才的培养必须根据医院的实际情况，确定科学、合理以及可行的人才资源开发规划，并根据不断变化的外部环境调整思路、优化流程、创新方法，只有这样才能"选得出、引得进、用得好、留得住"人才。

（一）健全人才培养制度

人才培养是一个长期渐进的过程，必须建立起制度化、规范化的、能适应医院专科发展特点、符合岗位要求的人员培养机制，保证医务人员得到知识更新、技能创新的机会。坚持用制度建设，推动人才队伍建设，不断完善人才培养、使用和激励保障等方面政策。在全院形成科室之间、个人之间比知识更新、比业务素质、比医疗质量的良性竞争态势，促进医院长足的发展后劲。

（二）培养品德突出的医疗工作者

要更加注重医生的德行培养，树立正确人生导向。新冠疫情防控期间，无数个不畏生死、勇于奉献、用生命守护生命的医者，成了最美逆行者。作为大国医者，钟南山院士84岁仍旧奋战在对抗疫情的第一线。医院要积极探索和创新医德教育体系，在培养体系上挖掘特色，在育人项目上创新模式，在理论教学上发掘案例，在实践环节上情景体验，构建全程、全员、全方位育人体系，使青年一代医学生能够坚持正确的人生导向，不断提升自己的专业素养和业务水平，使其成为医德高尚、医术精湛、医风端正、人民满意的好医生。此外，还需要紧紧抓住人民健康的新需求，坚守纯粹医者信念，不断提高医疗服务质量和水平，要着力打造有温度的医院，提供有关怀的医疗，培养有情怀的医生。

（三）建立符合医院战略发展需求的人才梯队

在医院面临的改革压力和发展挑战日益严峻的形势下，加强人才队伍建设显得尤为关键。医院在制订人才培养计划之前，要首先明确自己的战略发展定位，以此定位为基础制订人才需求和培养计划，完善可持续发展的人才政策，不断提高医院人才队伍整体素质，建成一支符合医院战略发展需求的人才梯队。面对改革发展的挑战，医院要进一步解放思想、转变观念、深化改革、开拓创新，着力为人才队伍创造团结和谐、公平宽松的成长环境，建立竞争激励、脱颖而出的用才机制，开拓培养提高、施展才干的有效途径，努力开创人尽其才、才尽其用、人才辈出的健康、稳定、可持续发展新局面。

（四）强化骨干人才培养

现代医学发展一日千里，医学知识日新月异，现代医院发展要与国际接轨，人才培养更应紧跟国际医学发展。学术骨干、学科带头人等骨干人才是医院人才梯队的中坚力量，应采用"引进来，送出去"的培养战略，打造国际型人才。医院可制订人才发展规划，设立专项资金用于资助骨干人才赴海外国际一流大学或科研机构进修学习，鼓励骨干人才对国际前沿医疗技术和尖端科技开展跟踪学习。设置专款基金和设备资助，帮助学科骨干人才到国外开展新技术、新业务学习。对于学成归国人才，可采用科研启动基金等形式鼓励他们将先进理念和技术成果迅速转化成临床成果，为深入开展医学研究、填补学科空白、推动医院技术发展作出应有的贡献，并将脱产学习、对外交流讨论、继续医学教育、日常岗位培训、外出进修、学术会议等各种手段结合起来，充分砥砺每一名医务人员的思维与实务能力。

（五）提升人才队伍的稳定性

双因素理论认为，引起人们工作动机的因素主要有两类：一类是保健因素，主要指如医院政策、生活保障、人际关系、工作条件等；但这类因素并不能对员工起激励的作用，只能起到保持人的积极性、维持工作现状的作用。二类是激励因素，指那些与人们的满意情绪有关的因素，如工作上的成就感，由于良好的工作成绩而得到的奖励，对未来发展的期望，职务上的责任感；基于此理论，医院可以进一步完善保健因素，为人才提供良好的工作与生活环境、创造在院培训和外出进修的机会，为人才提供良好的发展空间；应重视激励因素的运用，建立良好的选人用人机制，打通晋职晋升通路，对人才定期进行适应性、适岗性的评估，建立公开、公平、公正的绩效考核机制；提高医院吸引力与知名度，为人才打造更高、更好的平台，拓展职业发展空间。

三、医院人才培养主要任务

（一）制订医院人才发展规划

医院所面临的竞争环境越来越激烈。然而，竞争的核心还是人才。因此，构建良好的人才梯队是医院获得可持续发展的基础和不断壮大的不竭动力。而医院人才建设必须依存于组织战略，以组织战略为目标，制订人才建设规划，只有这样才能保证组织战略目标的实现。

医院战略是医院长期发展的方向和目标，为了实现战略目标，需要将长远的目标分解。分解的方法包括时间纵轴上的时段目标和横向的功能分类目标，即每一个时间段内，医疗、教学、科研等方面需要达到的目标，而实现医院整体绩效水平提高的主体是"人"，因此，依存于医院战略的人才建设规划是实现战略目标的保证，医院的战略是人才建设规划的航标。

科学地规划医院人才建设总目标，需要在充分了解国内社会形势发展总体趋势，医药卫生政策近期重点和长期趋势，同行对手的情况，自身优势劣势的基础上，制订适合自身特点的实施方案和细则，进行人才的培养、引进和储备，不可一味跟风。否则，制订的人才建设目标和措施就可能发生偏差，不切实际。

（二）营造人才培育的和谐氛围

近年来，该院坚持从源头抓起，大力倡导"尊重人才、崇尚创新"的医院发展观，在营造和谐氛围中体现"三心"，即通过大会宣传全院知晓、政策讨论全员统一、交流座谈消除隔阂、后勤保障关心慰问等措施，为引进人员营造事业发展的有利环境和友好氛围，做到使引进的专家"安心"；通过院庆，医院重点专科专家廊，医院老名医、医院在职名医评选等活动，加大医院现有专家的宣传，激发全院上下"人人学习专家，人人争做专家"的热情，做到使本土人才"放心"；同时，通过党支部与中青年人员谈心活动、建立青年沙龙、启动青年科研基金项目资助等举措，为青年人才培养根植土壤，做到使青年人才树立"信心"，从而在全院营造出有利于人才培养、有利于人才发展的良好氛围。

（三）做好人才培养的结构调整

通过对人才队伍的现状分析和对专科建设的定位分析，从医院战略发展的需求出发，整合专家资源，调整培养重点，做好 3 个方面的结构调整。①与专科建设嵌入式培养：根据医院学科中长期建设发展规划，做好与之匹配的重点科室、一般科室、普通科室的人才培养方案，进行分层次梯队式培养；②依托重大课题牵引式培养：确立医院整体的、有较大规模和影响力的重点课题，选拔老、中、青人员成立课题组，通过牵引式、传帮带培养，依托一个重点课题使一批人员得到锻炼；③项目协作群体化培养：通过建立多学科协作组，开发团体合作项目，来整合专家资源，利用群体优势，从而有效避免技术项目的重复开发和小型分散，最大限度地发挥专家群的集体智慧。

（四）发挥人才优势的核心竞争力

在人才梯队的集聚发展方面，把握住了三个层次的培养重点。①用好现有人才：医院目前拥有的科主任是支撑医院建设发展的主力军，必须首先加强对该类人员的继续培养；近年来，医院通过与其签订科主任任期目标责任制和重点科室责任状等，进一步强化了科主任的责、权、利；同时，针对医院学术、学科发展的实际情况，量身定学，给他们提供了专业培训和提高的机会，既帮助他们拓宽思路和眼界，也给他们加任务、压担子。②引进急需人才和关键人才：根据科室发展规划，采取福利待遇、分配等各类政策倾斜，职务、科室安排方面的事业倾斜，有计划地引进学科带头人，以改善和提高医院的人才队伍结构和层次。③储备未来人才：注意在专业发展方面积极做好后备人才的培养与储备；要求一批有发展潜力的青年骨干攻读博士，提升学历层次；安排外出进修深造，签订培养责任书等，为发挥业务骨干及后备人才的作用积极创造条件。

（五）搭建人才创业的良好平台

瞄准前沿目标、站在优势起点，精心打造"育才、聚才、用才"的三个平台，为院内人才的成长、创业提供广阔舞台。①建立产学研平台：瞄准政策需求，协同政府攻坚计划，建立产学研平台。②搭建对外合作平台：瞄准国际、国内先进医疗机构，寻求合作和发展，拓宽发展半径。③建设科研创新平台：开展新技术新项目，作为推动医院学科建设和人才培养的重要途径。一方面采取请进来的办法，每年邀请国内外著名学者来华访问、讲座或召开国际学术会议，加大对本院科研的开发和指导力度；另一方面采取派出去的方法，鼓励优秀人员参加国内外学术活动，积极引入和扶持开展各类新技术，加快医院临床研究型人才的培养力度。

（六）健全人才发展的完备机制

从健全人才培养的制度着手，促进人才与医院互补发展链的有效建立，完善竞争机制。医院根据专科发展规模、人才培养层次，制订相应的考核内容、标准和办法，形成岗位责任明确、培养目标明确、培养期限明确、考核淘汰明确的选拔机制和管理制度，保证人才队伍始终处于"优胜劣汰"的良性循环。鼓励现有学科带头人外出寻找合作的商机，探求专科发展的道路，促进院内有序竞争。落实激励机制。针对不同对象的培养定位及培养实绩，从绩效管理、薪酬管理、学术奖励等方面制订一系列激励举措。如医院为提升重点专科等科室的核心竞争力，制订重点专科及肿瘤学相关科室项目责任书，针对今后 2 ~ 3 年的博士培养、SCI论文、省自然基金科研课题或社会发展指令性课题等学科建设的突出问题与科主任签下目标责任状，落实任务、明确奖励，并在晋级、住房等问题上量化标准、优先照顾，引导主任去组织开展相应的重点发展工作。做活引入机制，将引进人才工作既作为医院和专科建设的重点，又作为现有科主任的目标责任，落实到完成任务的奖惩中，实现目标双赢；将引进人才的使用管理和作用发挥既作为医院管理的评价指标，又作为科室管理的成效体现，实现责任共担；采用年薪与业绩考核来调节引进人员与本院专家之间的收入平衡关系，实现政策共享。

（七）信息化人才培养管理平台

信息化是实现人才培养状态跟踪和绩效评估的重要手段，因此，构建信息化人才培养平台建设具有重要的意义。立足现有医院的文化背景和条件，从以人为本的管理角度出发，将传统人才培养的引进、选拔、培训、发展与激励约束机制与现代信息技术、数据库管理、评价理论等内容有机结合，构建科学、系统、高效的信息化人才培养管理平台。该平台将为医院提供一个有力的管理工具，帮助医院动态跟踪人才培养状态，正确认识和挖掘人才的发展潜力，实现医院规划与人才发展方向的协调统一。

第三节　培养体系：既要分层分类，更要综合发展

一、医院人才培养组织框架

医院的人才培养工作是一项系统性工程，建立一个科学合理的组织架构是做好人才培养工作的重要前提。医院应根据自身的实际情况，明确人才培养的目标，做好规划和计划。可以尝试建立由党委领导主持，党办、院办、人事处、科研处、医务处、研究生办、教学办等相关职能部门组成的人才工作小组。人才工作小组负责医院人才工作的顶层设计，下设人才工作办公室负责协调具体事务。

人才培养小组来加强对人才的理论和技能的综合考察，既要满足相关各科室发展的需要，又要考虑各职能部门的综合意见，对医院的专职科研人才队伍建设和学科建设进行全面考量，全面统筹医院人才队伍、学科发展的各个方面（图5-1）。

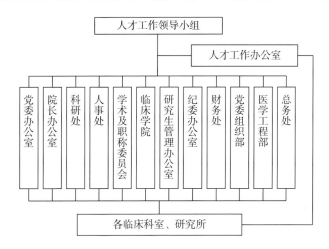

图 5-1　医院人才工作组织架构图

（一）人才工作领导小组

由医院党委直接领导，进行人才工作的顶层设计与决策，包括人才发展规划的设计、人才政策的制订与落实。

（二）人才工作办公室

负责协助人才工作领导小组处理具体事务，包括人才盘点、人才引进、人才培养、人才考核、人才服务等；聚焦高层次人才引进与培育；对学科发展、人才梯队进行监测和建议。

（三）各临床科室、研究所

提出科室需求、用人计划；对人才进行直接考核评估；与人才进行洽谈沟通。

（四）人事处

根据科室和团队需求，发布招聘信息，筛选简历，人才招聘；提出培养计划，办理人才培养手续以及日常服务协调。

（五）科研处

针对拟培养的人才，进行科研业绩和能力的评价；制订科研促进政策。

（六）临床学院

本科医学生培养；继续教育人员培养。

（七）研究生管理办公室

研究生培养；落实拟培养人员研究生指标。

（八）学术及职称委员会

由医院的学术和职称专家组成的委员会，对拟培养人才进行综合评估。

（九）其他部门

依据人才工作领导小组决策，参与人才培养工作。

二、医院人才培养体系

（一）以胜任力为导向的培养体系

2015 年，北京协和医院联合国内 6 家顶尖教学医院共同成立"中国住院医师培训精英教学医院联盟"。2018 年发布的《中国住院医师培训精英教学医院联盟住院医师核心胜任力框架共识》，包括 6 项核心胜任力，重视个人发展和体系发展，强调教学延续和终身学习的培养过程，秉持从基本到高阶并着眼未来的培养目标，为医学精英人才培养指明方向。

根据框架共识，住院医师核心胜任能力包括职业素养、知识技能、患者照护、沟通合作、教学能力和终身学习 6 个方面，分别以 6 种颜色呈现。职业素养是紫色，冷静中立，象征高尚的职业精神，是所有胜任力的基石。知识技能是蓝色，沉静包容，象征知识的海洋。患者照护是红色，激情热忱，象征医生对患者的仁爱同情之心。沟通合作是橙色，欢快活泼，象征逐步成长融入团体并主导团队。教学能力是绿色，生机勃勃，象征对学员的悉心教导。终身学习是金色，恒久光芒，象征终生孜孜不倦，追求卓越。

框架共识还对每项胜任力提出 3 ～ 4 项子要求。职业素养包含职业道德、敬业精神、人文素养和系统改进能力。知识技能包含理论知识、临床技能和临床思维。患者照护包括临床决策、患者管理和患者教育。沟通合作包含医患沟通、团队合作、领导能力和管理能力。教学能力包括临床带教、医学科普和跨专业教育。终身学习包括自我提高、循证医学、审辩性思维和学术研究。

（二）医教协同培养体系

医学类专业实践性非常强，专业课程的教学必须依靠有丰富临床经验的医生，特别是临床见习课程，必须进行床旁教学，使学生早临床、多临床和反复临床。实施医教协同培养体系，医学院与附属医院协同培养医学人才，是本科阶段重要培养方式。

1. 完善大学与附属医院协同育人机制

①严把附属医院准入关。②明确双方职责：双方根据人才培养目标、要求，制订了师资、教学和学生管理规定，签订协议并认真履行相应职责；同时，学校下发对附属医院教学工作的相关指导文件，医院根据文件要求制订相应规章制度。③成立附属医院联盟管委会。

2. 共同制定人才培养标准

①共同制订人才培养方案：各附属医院任课教师和管理人员代表参与学校每一轮本科人才培养方案修订，并结合医院所需的岗位胜任能力要求，不断优化培养要求。②共同制订和执行同样的教学标准：根据人才培养方案课程设置，由专业管理学院统一按照教研室建立有效渠道，开展集体备课和疑难病例讨论，共同制订课程教学大纲并按照同样的进度进行教学，各附属医院按照视频内容进行同

标准教学。③实施教考分离同卷考试。

3. 建立双师型教学团队

①建立教师培训和聘任制度：学校定期组织专家到各附属医院对教师进行理论授课、见习带教、病例讨论、教学查房、临床技能带教等专题培训，通过相应考核发放培训合格证，由学校人事处下发兼职教师聘书。②实施助教岗位和严格新教师准入制度：结合学校中青年骨干教师培养、青年学术带头人培养、助教岗位制等制度加大青年教师培养力度；同时，严格执行学校和医院的新教师试讲制度，老教师主要发挥指导、传帮带的作用，校外教学点理论教学教师必须为高级职称教师。③形成"以赛代练"的教师教学能力提升机制：各教学点积极选拔教师参加学校每年两次教学比赛，课堂讲课、微课、课件、说课、教案等比赛及临床技能、病例分析、PBL案例等不同形式的教学比赛，以赛代练逐步提高教师教学能力。④严把质量监控关：医院严格执行学校和院内督导、教学工作委员会和学生评议制度，每学期教学管理部门及时收集各级评议意见并向教师本人反馈并督促整改。

4. 更新教学理念，创新教学方法

①深化教学改革，积极更新教学理念：借鉴校内开展的以器官系统为中心课程体系，各教学点积极开展教育教学改革，注重因材施教，改进教学方式，依托信息技术，完善教学手段。②根据医学发展规律积极改进教学方式：积极探索启发式、探究式、讨论式、参与式教学，合理渗入TBL、PBL、CBL等教学方法，充分调动学生学习积极性，激励学生自主学习。

5. 强化实践教学

①加大实践教学比例，强化应用型人才培养：通过进一步修订培养方案，适度减少课堂理论教学，增加自学学时，加大实践教学力度，使专业课程理论学时和实践学时基本达到1：1。②充分发挥医院教学主体功能，提高实践教学质量：学校组织教师到各实习点进行实习带教和教学查房示范；各实习点将课程教学安排之外的临床技能列为实验室开放项目，利用无课时段到医院规培基地进行自主训练；登录校内医学技能实训中心网站观看各项目操作视频及相关平台训练临床思维。③开展以赛促学、以赛促教活动，提升学生核心技能水平：以每年参加"中国大学生医学技术技能大赛"、学院每年的技能竞赛和毕业前临床技能考核为契机，加强各实习医院临床技能培训，达到以赛促学、以赛促教的目的。

（三）"四鹰"人才分层培养体系

"四鹰"人才培养体系，即根据群体情况，分层制订了雏鹰计划、飞鹰计划、精鹰计划、雄鹰计划，此计划可以贯穿在职业发展生涯的不同阶段。

1.划分"四鹰"人员

通过对全院人员数量结构和岗位分析并进行职业发展规划，从人才储备类别、资格条件、考核、晋级等方面，构建"四鹰"体系（表5-1）。

表5-1　"四鹰"人才培养体系

培养计划	人才储备类别	资格条件	考核	晋级
雏鹰计划	初、中级职称人员	工作1~5年，积极上进、肯于钻研	阶段考核，动态调整，考核优异者保留或晋升下一梯队，考核不合格者淘汰	满足条件具有优先替补权
飞鹰计划	中级职称骨干（内聘副高）	工作5年以上，具有较强医疗处置能力		
精鹰计划	高级职称骨干（副高、正高级人员，省部级人才）	具有独立医疗能力		
雄鹰计划	领军人才（学科带头人、国家级人才、院士候选）	具有远见卓识，能带领学科发展		

2.甄选"四鹰"人员

按照"四鹰"体系的划分，甄选适合人员入选并进行培养，既为职工做好职业生涯规划，又为单位长远发展做好人才储备。"雏鹰"针对积极进取的新入职人员通过入职"师带徒"培训等，为"雏鹰"储备人才，使其逐步成为单位骨干后备；飞鹰面向有5年以上工作经验和有培养潜质的员工，通过年轻骨干后备选拔机制为"飞鹰"储备人才，使其逐步成为骨干医疗人才；"精鹰"针对具有培养潜质的医疗骨干，通过优秀年轻人才选拔机制为"精鹰"储备人才，使其成为高级医疗骨干和业务管理干部，为领军人才或者亚专科带头人储备；"雄鹰"面向正高级骨干，通过专业技术人才梯队、领军人才选拔机制为"雄鹰"储备人才，做好国家级专家的人才储备，打造专业领军人才。

3.培养"四鹰"人员

针对"雏鹰"，开展启蒙培养，刚任职的初级医疗人员处于角色转换过程中，除自我调节外，管理者需对其开展"启蒙教育"，通过建立科学和规范的选拔培养体系，营造良好的人才成长氛围；针对"飞鹰"，注重过程培养，入职5年以上的职工，处于事业发展的起步阶段，作为中级医疗骨干，除不断汲取专业知识外，更重要的是经验的总结；针对"精英"，注重创新培养，除保质保量完成医疗工作外，还应注重工作创新，以促进专科建设，多渠道拓宽人员视野，激发新创意；针对"雄鹰"，他们是亚专科或者学科的带头人，是专业的风向标，是行业内的标兵，通过采取多元化途径支持，提高其综合素质和行业知名度。

4.评估"四鹰"人员

为明晰医疗人员的培训与考核要求，编制医疗人员考核大纲，既规范培训与考核标准，又提升医疗人员总结和积淀能力；研制培训与考评系统，开展"一体化"培养模式。

（四）"三名一优"人才分类培养工程

"三名一优"工程是华中科技大学同济医学院附属协和医院在《协和医院中长期人才发展规划纲要（2019—2028）》中提出的顶层设计。《纲要》指出，人才是医院核心竞争力，是医院社会效益的主要创造者，也是健康中国建设的重要支撑。无论是复旦医院排行榜、医疗建设、科研建设、学科建设本质上都是人才的比拼。大力培育和吸引医学及相关人才已成为各大医院竞争优势的战略性选择，也正是临床、科研、教学、管理等领域的人才与相关工作人员齐心协力，才能使医院获得长足发展。

《纲要》的目的是系统建立医院人才体系，实施医院人才分类培养——"三名一优"工程。根据培育方向的不同，将医院人才培养分为"名家""名医""名师""优秀管理人才"四类。

1. 注重学术创新引领，培育"名家"

着力打造该院领军人才，发挥"名家"的雁阵效应。同时，强调人才金字塔阶梯的整体分层建设，打造优秀的研究型人才团队，形成人才高地，发挥聚集效应。提高该院在国内外学术影响力及核心竞争力，推动具有全球影响力的重大突破，促进该院重大创新成果的产出。

2. 提高声誉固本强基，打造"名医"

选拔并培养一批具有较强临床学术影响力、专业技术领先、具备品牌效应的优秀医护人员，根据个人业务方向不同，实现人才学术与技术双渠道建设。通过立体化宣传，推动该院优秀医护人员的个人发展，激发协和人的自豪感与认同感。推动临床学科建设，提升医院知名度，增强医院权威力与对外辐射的影响力。

3. 教育为本厚积薄发，塑造"名师"

分层选拔并培养数名国家级、省级、校级、院级名师以及一批中青年骨干教师，形成具有协和特色的办学模式和教师培养体系，实现该院"院校教育、毕业后教育、继续教育"三阶段教育的充分建设及有机衔接。培养高质量医学人才，促进医院可持续发展。

4. 围绕中心因势而谋，强化"优秀管理人才"

发挥中层管理人才的中坚力量，培养青年储备干部，全面提升青年管理人员能力。适应新形势，拓宽医院管理视野，并将医院管理团队建设与临床学科建设紧密结合，培育一支业务能力强、具备国际国内一流管理水平的医院管理团队。

三、医院人才培养路径

（一）公立医院人才培养的路径总述

1. 提升管理人员的专业能力

改革开放以来，随着管理现代化的发展，对各行各业领导者的管理水平要求也越来越高。要提升医院的管理水平，必须对医院的管理者进行管理方面的针对性培训。一名优秀的管理者，不仅应掌握扎实的专业技术知识，还应有娴熟的管理技巧和较强的领导能力，从一个管理者的角度制订出完善的医院人才培养规划，是医院做好人才培养的前提。

2. 建立全方位的人才培养机制

①专业技术人才与管理人才培养并重，提升管理者人才培养意识。②针对员工不同的成长阶段制订不同的培养计划，如杰出青年计划、精英培养计划等，用于不同类型人才的培养。③从培训内容看，不仅要注重医疗知识和技术的培训，还要注重员工医德的养成和沟通技能等知识的培训。④采取多样化的培养方式："走出去"包括面向全院职工的后学历教育，有针对性地选派部分人员外出进行专业进修，每年选派一定骨干力量赴国外进修，采取多种形式与外部机构（如高校）开展合作；"请进来"可以通过邀请国内外专家到医院对员工进行长期或短期培训，并对培训内容及时加以利用和反馈。

3. 注重点面结合，搭建人才梯队

各学科的学科带头人要有意识地搭建本学科的人才梯队。一个精干的人才团队应当呈正三角形，学科带头人位于顶端，是学科发展的关键，统筹科室整体工作，要求其不仅在专业知识上处于领头羊的地位，还应有较强的组织管理能力和团队协作能力。骨干力量处于中间位置，他们是科室的中坚力量，代表着学科未来的发展水平，不仅拥有较强的专业知识，而且具有成为未来学科带头人的潜力，是医院重点培养的对象。位于三角形底端的是普通人才以及有待于开发的新生力量，这个群体较为庞大，对这部分人的培养有助于提升医院的整体发展水平和员工素质。

4. 注重实践，敢于用才

科室在用人方面发挥着至关重要的作用，医学是一门实践性很强的学科，只有敢于对青年人才委以重任，使其将所学知识应用于实践，在实践中不断磨砺，才能快速成长。

5. 建立强有力的人才培养评估机制

评估是人才培养机制中的重要环节，没有考核，就无从知道一个人才培养项目是否有成效，效果如何；没有反馈，就无法从过去的行为中吸取教训并加以改进，就无法取得进步。

（二）临床型人才培养路径

1. 强化新进人员选留

医院的招聘工作是医院获取人才、保持核心竞争力的一种重要渠道。与其他公立医院相比，高校附属医院拥有得天独厚的招聘优势，但同时也容易产生人才培养近亲繁殖的问题。因此，应在严格规范招聘管理的基础上，通过制订量化标准规范评价，建立核心岗位人员工作业绩追踪考核制度。通过后期业务成绩考核确定选留人员：一方面对人才起到激励和督促作用，使其按照组织的发展要求持续地提升个人能力；另一方面，也提高培训选留工作的针对性和实效性。

2. 住院医师规范化培训

住院医师规范化培训制度是我国医改的重要举措之一，意义重大。住院医师群体是医院直接为住院患者提供诊疗服务的人力资源，也是医院重要的人力储备。高质量的住院医师规范化培训是医院人才培养的重要组成部分。

住院医师规范化培训的目标培养具有良好职业素养与专业能力，能独立、规范地承担本专业常见病多发病诊疗工作的临床医师。其核心胜任力主要体现在以下六个方面。

（1）职业素养：热爱祖国，热爱医学事业，恪守敬佑生命、救死扶伤、甘于奉献、大爱无疆的职业精神，秉承人道主义的职业原则；遵守法律与行业规范，自律自爱，真诚守信；富有同情心、责任感与利他主义精神，履行"以患者为中心"的行医理念，尊重和维护患者权益，保护患者隐私；能发现医疗实践过程中存在的问题，协助改善工作。

（2）专业能力：具备基础医学、临床医学、预防医学及人文、法律等相关知识，并能运用于医疗卫生工作实践；了解国家医疗卫生服务体系、医疗保障体系和医学教育体系；了解医药卫生体制改革的基本情况和最新进展。运用接诊技巧收集患者的病情信息，并将各类信息整合与归纳，提出综合分析依据；掌握诊断推理方法，提出科学临床判断；培养循证医学思维，按照专业指南，遵循最佳证据，并结合临床经验及患者需求，权衡、选择及实施合理诊疗决策；通过完成一定数量的常见病和多发病的诊治与操作训练，掌握本专业要求的临床技能，具备本专业独立行医的能力。

（3）患者管理：以保障患者医疗安全为核心，运用专业能力，细致观察患者病情变化，合理安排病情处置的优先次序，制订个体化诊疗方案，提供有效适宜的医疗保健服务。

（4）沟通合作：具备富有人文情怀的临床沟通能力，运用医患沟通的原则与方法，展示恰当的同理心，建立互信和谐的医患关系；有效获取患者的病情信息或向患者（家属）传达病情信息；尊重患者（家属）的个体需求，通过充分沟通实现医患共同决策；通过口头或书面的方式与医疗团队保持及时有效的沟通与合作；协调和利用各种可及的医疗资源，解决临床实际问题。

（5）教学能力：具有教学意识，了解常用的临床教学方法，参与指导医学生、低年资住院医师及其他医务人员，共同提升职业素养、医学知识与专业技能；围绕临床工作，逐步培养临床教学能力；具有健康促进的意识，认识到在医疗实践中对公众开展医学科普教育的重要性，运用科普知识和技能，对患者和公众进行健康行为指导。

（6）学习提升：具有自主学习和终身学习的理念，运用各类学术资源，不断自我反思与主动学习；持续追踪医学进展，更新医学知识和理念；结合临床问题与需求开展或参与科学研究工作；建立职业发展规划，不断自我完善，不断提高专业能力。

3. 专科医师规范化培训

住院医师规范化培训以后，临床医生正式进入专科学习，开始接受专科领域的核心知识、技能；当下，在这个阶段主要以"师徒式"临床带教为主，由医疗团队主要负责人进行带教。由于经验是不确定的，而带教也缺乏规范性，没有明确培养目标，导致培养效果参差不齐。

专科医师规范化培训是毕业后医学教育的重要组成部分，是在住院医师规范化培训基础上，培养能够独立、规范地从事疾病专科诊疗工作临床医师的可靠途径，主要培训模式是"5+3+X"，即在 5 年医学类专业本科教育和进行了 3 年住院医师规范化培训后，再依据各专科培训标准与要求进行 2 ~ 4 年的专科医师规范化培训，成为有良好的医疗保健通识素养、扎实的专业素质能力、基本的专科特长和相应科研教学能力的临床医师。以此为契机，建立规范的、标准的，甚至是一流的专科临床带教模式，将有利于培养优秀的临床医师梯队。

4. 进修学习

进修教育是继续医学教育的重要形式，对于医学人才培养具有重要意义。进修人员一般是在上一级医院进修学习，在进修期间，进修人员不仅能见识到本专业更多、更复杂的病例，也能接触到许多本专业比较前沿的理论知识、操作技术。

通过选派政治素质好、业务水平高、有发展潜力的专业人才进修学习，有利于专业发展，有利于新业务、新技术开展，有利于提高核心技术。当前进修方式主要有以下几种：

（1）个人进修：进修是为了提升医生临床专业水平、丰富医生临床理论素养、提高医生综合素质等。一般来说医生进修，可以在具备了一定的专业基础、工作3～5年后进修是比较合适的。过早进修，基础不厚，难有动手机会，高深处难以参透，无法达到最好的进修效果；年龄大了再去进修，可能会出现精力不足、牵挂家里的情况，没法专心学习。医院可以建立长期合作的进修单位，也可以根据拟进修者所学专业的发展状况、根据所在医院专业需要、根据个人能力等选择合适的医院，原则是宁缺毋滥。

（2）团队进修：团队进修是指某些新技术、新业务需要多学科共同参与完成时，医院组建多学科团队，多人同时赴外进修。比如复杂心脏腔内手术技术需要心内、超声、影像、麻醉等多学科团队共同参与。单一科室成员进修，无法促进业务开展，也不能最大程度地协同工作。而多学科团队同时外出学习，有利于快速掌握关键技术，共同探讨，强化协同工作。

（3）出国进修：将临床医务人员选派至国外先进的医疗机构进修学习已成为大型三级医院人才梯队建设的一项重要内容。随着全球一体化进程的推进，现代医学也是飞速发展。越来越多的国内医务人员到国外知名医院了解行业最新动态、学习最新技术，这已经成为医疗界的一种国际潮流趋势。而作为医院层面，加强国际交流、鼓励国内医务人员出国交流、进修深造，已经成为提高医院医疗质量、提高全球影响力、建设国际一流医院的一个必不可少的重要环节。在目前新的国际视野发展形势下，医院必须依托高层次、高质量的专业技术人才，才能提升医院的综合竞争能力和长期的可持续发展。加强医务人员出国进修学习工作，通过医务人员进行广泛的国际交流与合作，从而实现在国际范围内人才、咨询和医疗技术的交流与共享，使医院发展逐步与世界先进水平接轨。医务人员出国进修学习已经逐渐在医院的医疗能力建设和长期发展中扮演着越来越重要的角色。

5. MDT 团队促进人才培养

MDT 模式，即由多学科专家围绕某一种或某一系统疾病的病例进行讨论，在综合各学科意见的基础上为患者制订出最佳的治疗方案的治疗模式。在 MDT 模式下，参与 MDT 的医生除了发表自我意见之外，也在听取其他学科专家意见，并会对自己的意见进行修正。在多学科思维的碰撞之下，不仅更好地完善了患者的治疗方案，也增进了各学科医生对疾病的多角度理解和深度认知，加强了在各自专业前沿领域的交流。

6. 核心医疗技术倍增

核心医疗技术是大型公立医院赖以生存发展的基础，是各家医院最为突出的医疗技术或其在一定区域内独有的医疗技术，是这家医院区别于其他医院的标志性医疗技术，是医院核心竞争力的具体体现。大型公立医院要在激烈的医疗竞争中处于不败之地，必须有自己的核心医疗技术。通过政策导向，强化在医院层面对核心医疗技术的重视和考核，促进核心医疗技术倍增的同时，提升临床型人才的发展。

7. 亚专科骨干培养

随着现代医学的迅速发展，分科细化已成必然趋势，越分越细的专科化建设有利于医务人员学习前沿知识，为治疗提供更多创新手段。分科细化可以使医院在学科建设和专业发展中开创"人无我有、人有我精、人精我新"的新格局。通过亚专科细化，使临床医生有时间和精力去细化研究某一特定领域，继而达到新的高度。

8. 名医名家引进

鼓励和支持高水平医院名医专家来院成立名医工作室，名医专家定期或者不定期来院开展临床诊疗服务、指导学科建设，利用名医名家的影响力提升专科辐射能力及学术影响力，带动临床型人才培养。

（三）科研型人才培养路径

现代医学的许多理论都是医学家们实验室的成果和这些成果临床转化的结晶。没有足够的科研结果作为支撑，所谓的经验也就是无根之木、无源之水。但是多数医务人员对科研仍然存在畏难情绪，晋升需要仍然是当前医务人员从事科研工作的主要驱动力，科研积极性有待提高；医务人员开展科研工作的困难较多，临床工作繁忙、科研时间难以保证是造成医务人员当前难以顺利开展科学研究的主要因素；医务人员对科研培训的需求渗透到课题管理的各个环节，尤其在科研课题的执行和临床统计方面需求量大，科研创新平台亟待加强。可以通过以下方式改善医院科研环境。

1. 保持政策导向性

制度方面应注意导向性，调动医务人员参加科研活动的积极性，结合职称晋升制度，加大科研课题、科研成果在职级晋升条件中的比重，提高对科研人员的物质奖励力度。同时，推动科研工作成效纳入绩效考核，通过负激励来避免懈怠。

2. 加强科研平台建设

科研平台建设工作的推进，为科研人员创造了良好的科研环境，提供了高水平的技术支持，增进了学系及科室间的学术交流，为开展高端转化医学、精准医学研究奠定了组织合理、系统完善的科研基础，提供了必要的科研条件支撑和保障。面对日益增长的科研需求，医院科研平台数量和规模逐渐增加。如何避免技术力量分散、资源浪费，实现软、硬件资源共享，提高人力利用效率和设施仪器的使用效率，最大限度发挥科研平台的支撑作用，这也对科研平台管理提出了更高的要求，需要管理部门的统一规划和有效管理机制。

（1）统筹建设规划：①完善公共功能平台，发挥其支撑作用。院校及医院平台应充分发挥研究特色，同时，加强功能整合，满足医院科研基础需求；中心实验室作为医院主要的公共科研平台，要做大做强，发挥其应有的科研支撑作用；在现有分子生物学、蛋白质组学、共聚焦细胞分析技术和实验动物中心等平台的基础上，进一步完善分子生物学、细胞生物学及蛋白组学、高通量测序平台，并增加流行病学与生物统计学、生物信息学、流式细胞分析等功能平台，加强管理，完善绩效考核办法；同时，与相关优势院所合作，建设数个特色功能平台，例如，高通量测序、干细胞研究和多模态分子影像等技术平台。②建设高水平研究平台，引领医院科研发展。在已有平台基础上，针对传统特色和优势资源确定几个主要的战略研究方向，引进合作单位优势研究力量和科研管理人才，促成双方或多方合作，资源共享、优势互补、共同促进，同时，加强多学科协作和交叉，为孵育国家级重点实验室做准备，引领全院的科研方向；此类平台以研究为主，鼓励和支持各种形式的原始创新和转化研究；空间集中化的同时，向全院和社会开放，提供技术、仪器、技术共享；以中心实验室等科研平台为基础，提供技术及大型仪器设备支撑，以重点领域研究平台为龙头，打造国家级重点实验室；这两个功能板块同时建设，互相支撑，均向全院开放，提供科研服务和合作。

（2）完善硬件建设：①仪器设备。大型仪器设备是医院进行科学研究的基础，也是衡量医院科研条件和环境的重要指标，培养高素质、创新型人才的物质保证。为了优化科研支撑硬件条件，医院应该充分整合医院平台已有仪器设备，归并各类大型公共仪器设备，按照功能集中使用，统一管理、保养和维修，避免低水平重复购置；同时，调研功能平台的科研需求，申请专款购买必需的仪器设备，保障平台硬件支撑能力。对于高精尖、使用频率低的设备可借助合作单位，也可以探索租赁、设备公司或代理公司投放，甚至公司直接管理等模式。②科研及管理人才。长期以来，国内实验室建设都存在一个误区，就是重设备轻人才，重仪器轻管理，忽略了实验室人才队伍的培养和管理；合适的人才团队对科研平台的运营和发展至关重要；在现有条件下，应该人尽其才，根据专职科研人员的专业和科研经历水平，加强培训，带动人才成长，提高科研人员的业务技能和综合素质；

同时，随着医院科研水平的提高、科研需求的增长，尤其转化医学国家重大科技基础设施项目即将实施，医院需要有计划性地引进不同层次的科研人员，包括专家、技术员、仪器设备管理员等，也包括懂技术、懂管理的综合性人才，搭建科研、管理队伍，做好人才储备，引领医院科研发展。

（3）完善软件建设：管理制度是管理之本，是实验室平台发展的重要保障和基本框架。科研公共平台就像公共场所，管理过严，使用不方便；若过松，实验室秩序就有问题，实验仪器容易损坏，实验室卫生差，物品损耗大。因此，要建立完善的管理制度，促使科研公共平台发挥更好、更高效的服务功能。具体包括开放共享制度、人员培训制度、考核制度。

3. 制订多层次科研促进计划

应该充分认识到科学研究是一个不断累积的过程，同时，每个人的科研能力也不尽相同，所以科研促进计划分层次执行，有利于达到最好的促进效果。

（1）基础计划：主要用于资助有一定先进性、新颖性、实用性，能够在 1 ~ 2 年内取得初步结果，争取上级资助的"科研苗圃课题"。通过向有一定科研基础的医师提供经费资助，帮助其启动科研项目，达到促进新人成长、获取更高层次课题的目的。同时，基础支持计划的考核目标，也有利于促进课题获得者的成长。一般支持经费在 10 万元以下。

（2）出国计划：主要用于资助有一定基础，有意进行科研提升的人。通过出国计划，一方面提升出国学习者在本领域的研究能力，另一方面与同领域国外研究者建立良好联系，便于以后进行国际交流与合作。一般资助出国时间 1 ~ 2 年，支持经费在 10 万 ~ 20 万元。

（3）启航计划：属于科研提升计划，目的是鼓励并扶持该院青年职工的成长发展，为培养和储备青年学科骨干和未来学科带头人、孵育国家级人才（杰青、长江、优青、千人等）奠定基础。主要用于支持 40 周岁及以下，具有良好的科学道德，具备独立、突出的科研能力，取得同行专家认可的科研或技术等成果，且具有发展成为该领域学术带头人潜力，具有较好科研学术成果者。一般支持经费在 30 万 ~ 50 万元。

（4）登峰计划：属于高层次科研支持计划，主要针对已经获得国家级人才项目的人员。主要是促进"四青"人才，向"杰青""长江学者"转化，进一步向"院士"转化。高层次人才科研促进计划的支持内容应该包括：实验室、配套经费、研究生指标、专职科研人员指标等，资助经费通常在数十万到数百万元。

4. 加强科研人才梯队建设

人才的成长离不开环境，而科研型人才的培育离不开梯队，正所谓"高树靡阴，独木不林"。

（1）完善适用于专科发展的科研平台：打造良好团队模式科研实验平台是医院科技创新的保障，是学科交叉和融合的舞台，是培养、吸引科技创新人才，锻造科研团队的基地。秉承"立足科研、服务临床、带动区域、注重成效"的建设理念，以"临床医学与基础医学有机融合"为构思，成立中心实验室、肿瘤实验室、专科实验室、实验动物房（改建中）等，实现资源整合与共享，为医院人才培养、科学研究提供必要的支撑条件。平台专职科研人员以"扶、帮、带"的方式与临床医生组成"临床－基础研究团队"，精诚合作，从临床中发现的问题、关注的热点出发，探讨机制通路，设计解决方案。

（2）因才施"计"，实现人才梯队可持续发展：医院人才的分布，类似"树"形架构，需要位于基底的"树根"型学科新生力量和具备一定科研能力的"树干"型学科骨干，同时，也需要发挥引领作用的"树冠"型学科带头人，这三个方面的人才构成医院科研人才结构的主体，缺一不可。①"基础计划"：为"树根"型青年人才提供第一桶金，便于积累前期研究基础；②"启航计划"：重点支持有一定科研基础、科研能力和发展潜能的"树干"型中青年人才，通过培养使其在本学科中成为临床上有一定水平，科研上有一定成果的学科骨干和学科接班人；③"登峰计划"：着重扶持在本学科研究方向上已取得一定临床和科研成绩，有望发展为学科带头人的"树冠"型中年人才，通过培养使其在本学科中成为临床上有相当的水平，科研上有较成熟的成果，在国内外同行中具有一定学术影响力的学科带头人。

（3）增强"内培外引"力度，提升核心竞争力：医院发展所需要的人才是多方面、多层次的，医院每个学科的发展及队伍的结构不尽相同。内部人才培养和外部人才引进是人才梯队建设的两大重要途径。内部人才培养是医院自身的造血功能，能够挖掘医院发展的潜在力量；外部人才引进是一种输血的方式，可以快速引进国内外先进的理念和技术，快速提升科研人才队伍的能力和水平。尽管医院在不断加强内部人才培养，但由于内部人才培养存在周期长的不足，面对日趋激烈的发展竞争，单靠内部人才培养是不够的，因此，在注重内部人才培养的同时，医院也要进一步加大关键人才引进力度。

（四）教学型人才培养路径

教学型人才培养模式构建成为医学教育的核心问题。要树立"大健康"理念：一是要培养卓越的全科医生和卓越的专科医生，二是要培养一批创新型、具有国际水平的专科医生。而想要培养出"卓越医生"，就得从培养医学教师开始，只有培养了高素质的医学教师，只有医学教师达到国际水准，他们培养出的医生才能达到国际水平。而一个卓越的医学教师不仅要是一个卓越的医生，还要是一个卓越的教师，这对我国医学教育提出新的要求。教学型人才的培养目标是培养集专业技术、创新能力、熟练掌握信息技术及高人文素质等于一体的新一代复合型医学教育人才。

1. 提升专业技能

我国多数临床教师缺乏正规的师范训练，大部分临床教师的职业意识淡漠。而教师作为一种专门职业，需要丰富且专业的教育学知识作为基础。如果缺乏教育的宏观视野与思维，造就的只能是教书匠，而不是真正的教育家。所以培养专业技能型的临床教师成为医学教育的一项重任。具体有以下措施：①确立临床教师培养目标和基本标准，引入医学教育的国际标准；②严格规范教师职业资格认证制度，完善职前教育体系，将职前教育体系与临床教师职业资格的认证制度的规范建设相结合；③可以借鉴大部分发达国家的教师人才培养"4+2"模式，即医科大学的本科毕业生，如果有志从事教师职业，就需要再系统修习相关的心理学、教育学等理论课程，且进行教学实践的训练，并必须通过相关考核，方可获得教师资格；④进一步完善医学师资的在职教育体系；⑤定期举办讲座和教育技术的理念学习班从而增强临床教师教育技术理念，可建立专门提高教师现代教育技术和教育能力的培训小组；⑥建立健全临床教师教育技术的学习评价体系，制订系统的培训计划、系统化的课程标准和考核制度与办法，可用委派听课员或访谈学生等方式。

2. 培养创新能力

创新型教师的培养应该由国家教育行政部门、学校和个人三方面共同努力实现。①国家教育行政部门负责制定政策、搭建平台：制定高校教师培养政策，建立健全国家、省级、学校不同层次的教师培养中心；搭建与重点高校联系的平台、内容丰富的网络平台、与社会、企业联手的平台。②医学院校应该制订好临床教师教育技能培训的规划，为教师培训提供制度保障，应多开展校内培训，创造校外培养的机会。③教师应了解自身需求，不断探索创新，主动探索专业发展的方向，主动与他人交流，开阔视野。

3. 提高信息技术能力

在当今这个信息化的时代，教育在内容、形式、方法和组织等方面均发生了根本性的变革，教师应掌握新的教育技术，努力适应信息化时代教学需要，成为高信息素养的新教师。而临床教师教育技术的培训，须摒弃原有培训模式缺陷，重塑理念，重新设计教育技术培训的新思路。政府与高校联合搭建资源管理、搜索、学习过程管理、在线交流及管理与评价平台。实时掌握教师教育技能培训情况，是否掌握最新、最实用的工作技能。参加培训的教师也可以参与制订培训计划，这样可提供备选培训内容，同时，充实网络培训平台的资源。由此可知，基于网络的柔性教师培训，培训内容不再单一，而是多元化的、动态的、不断发展的。

4.提高人文素质水平

医学是最具人文精神的学科，故挖掘医学专业的人文意蕴，必须通过专业教师的模范作用和专业教学实践对医学生进行人文素质的教育，这对医学课程教师的人文素质提出了更高要求。我国医学类教师虽拥有丰富的专业知识，但自身并未受过人文素养的专业化培训，从而不能将人文素养教育渗透到教育中的各个环节。所以，必须重视临床教师的人文素质培养，明确临床教师人文素养培养的目标。具体有以下措施。①理论方面：要培养基础人文知识、医学人文知识，尤其要加强哲学、传统文化、美学等素质的培养。②人文实践方面：加强教师在教学过程中人文精神的融入，用人文思想来理解、运用教材，以人文情怀对待学生、以人文方法进行教育活动；可组织专业教师定期到临床见习、参与临床活动，切身体验医学为人的本质；教师应在生活中塑造积极乐观的个性品质与良好的沟通能力，在和学生的互动中养成为人师表的气质和风度。通过这样的人文实践，促进专业教师人文素质的内化形成。③环境方面：医学院校多开展校园文化建设，营造健康、积极向上的人文氛围，并对专业教师进行人文的熏陶和熔炼。在校园建设中突出人文特色，提高文化品位和增加艺术含量，营造高雅的学校环境；积极开展学术道德、师德、医德教育与讨论，开展丰富的人文讲座、学术交流等各种文化活动，营造校园人文氛围。④自我教育方面：临床教师的自我教育属于成人教育，其特点是：这时的世界观、人生观、价值观已经形成，要改变原有的"三观"是一件非常困难的事。临床教师行业是一个终身学习的行业，自我教育必成为临床教师的终身必修课。

（五）管理型人才培养路径

1.在职管理人员的培养

（1）坚持管理人才"能上能下"的动态管理：医院干部选拔任用实行选任和竞聘相结合的方式，经民主推荐、综合测评、班子商议、党委会研究等民主决策确定考察人选，经考察、竞聘、评估专家票决等程序产生，通过年度干部聘任与干部考核对医院管理人才队伍实行动态管理，确保在不断吸收新鲜力量的同时，建立责权有序的离职、问责机制；根据岗位目标责任书对干部聘期内的综合表现进行评价考核。经考核胜任现职的，正式任职，否则免去试任职务，从而做到"优进拙退"，不断优化管理人才队伍。

（2）开展管理人才"多管齐下"的培养与考察：坚持党管干部原则，实行新任、提任的管理干部任职采用试聘期考核制度。具体措施包括：通过"360测评"与访谈，综合考察试聘干部相关的群众反馈、中层干部合作评价、分管领导评估，将得到的考核结果在院内发布，同时，以组织谈话形式与个人沟通；实行管理岗位轮转，坚持干部轮岗交流、任职回避和责任监督，根据学科建设要求，实时调整中层干部聘任；为提高医院复合型管理人才的专业性，医院实行医院管理专项培养项目，鼓励管理人员参加卫生管理硕士（MHA）专项培养计划。

（3）完善"选贤任能"的人岗适配管理：在对医院各岗位进行全面、详细的工作分析的基础上，明确业务岗位与管理岗位两个主要的职业发展路径。在专业职业发展路径上，除原有的职称路径外还设置资深专家岗位，对无从事管理工作意愿或能力的临床科室中"德高、技精"的老专家可聘任相应岗位；在管理岗位职业发展路径上，增设规培基地主任、教研室主任等教学管理岗位，为复合型管理人才提供多条职业发展路径。

（4）加强形式多样的青年干部培养，拓宽职业发展路径：①开展青年干部管理培训工程，注重管理知识培训与实践能力拓展相结合，定期邀请国内外优秀的医院管理专家、教授及行业政策制定专家来院授课指导，同时，组织青年干部到临床科室进行挂职锻炼；②全力提供成长平台，积极输送青年干部到上级主管部门锻炼；③干部队伍年轻化，加大在临床医技、行政和教学的新任青年干部，为医院建设注入活力，培养医院后备人才。

（5）管理人才引进：主要针对管理薄弱的医院，鼓励和支持引进高水平医院管理骨干挂职担任医院职务，参与医院管理；引进名誉科主任，实行"双主任制"管理，提高专业化管理水平。

2. 非在职管理人员的选拔培养

（1）竞争上岗，在岗培养：竞争上岗，也就是一部分人竞争一个工作岗位，以实力说话。只要符合竞聘条件，都可以报名参与角逐，都可能得到提拔使用。竞争上岗的特点是公平性、公开性。体现在人人都可以竞聘，选拔标准、程序公开。竞争上岗一般分为六个步骤：制订并公布实施方案；报名与资格审查；笔试、面试；民主测评、组织考察；党委（党组）讨论决定；办理任职手续。其中，笔试、面试与民主测评的操作顺序可根据实际情况确定。

（2）主动选拔，定向培养：通过科室推荐和主动发现，医院党委分批从临床抽调专业技能优良、管理潜能突出的年轻医生，在行政部门进行为期至少1年的轮转实习，在实践中培养，在培养中考察。以此挖掘和培养有发展潜力的青年管理人才，加强医院行政和临床后备干部储备。

（3）外派精英，挂职锻炼：博士服务团工作是由中央组织部、共青团中央主管，支持西部等地区经济社会发展的重要措施，也是培养锻炼优秀人才的有效途径。如今博士服务团工作经过拓展和延伸，也是医院管理人才培养的重要路径。通过向基层医院派遣博士服务团，博士服务团有效地发挥了对青年骨干医师进行"再培养"的作用，为其成长为懂理论、知管理、能实干的高层次、复合型人才提供了难得机会。通过博士服务锻炼，一是加强了世界观改造，更加坚定了理想信念。二是锻炼了全面管理能力。从博士服务团成员的经历上看，大家在专业知识方面具有优势，不足之处就是绝大多数同志从校门到校门、然后到医院工作，缺乏在艰苦条件、复杂环境中磨炼的经历。通过在外派过程中的历练，他们的组织能力、协调能力等方面都得到严峻的考验和锻炼。三是提升了自身专业水平。专业知识的丰富和提高，除了要坚持不懈地学习书本知识，也需要经过不断实践，有些学科不到第一线去实践，很难有大的作为。锻炼服务为博士们提供了广阔的空间和舞台，使他们在实践中积累了实战经验、实现了个人价值。

第六章 如何管好、用好高层次人才

第一节 改革新政：薪酬制度、岗位管理和人才评价

党的十八大以来，党中央作出"人才是实现民族振兴、赢得国际竞争主动的战略资源"的重大判断，作出全方位培养、引进、使用人才的重大部署，推动新时代人才工作取得历史性成就、发生历史性变革。为深入实施新时代人才强国战略，习近平总书记在2021年9月的中央人才工作会议上强调，要坚持党管人才，坚持面向世界科技前沿、面向经济主战场、面向国家重大需求、面向人民生命健康。公立医院作为医疗卫生服务体系的主体，要发挥好实施健康中国战略的主力军作用，围绕《国务院办公厅关于推动公立医院高质量发展的意见》（国办发〔2021〕18号）的要求，激活公立医院高质量发展新动力需要公立医院改革人事制度、薪酬分配制度、培养评价制度，需要全方位创新人才管理机制、建立良好的生态环境、构建健全的发展支撑体系。

面向人民生命健康，如何做好人才管理与使用，是摆在医院管理者面前的重要课题。从新中国成立至今，我国公立医院的人才管理制度在不断探索、改革和完善。尤其是2015年深化医改以来，国家有关部委制订了《关于城市公立医院综合改革试点的指导意见》《关于开展建立健全现代医院管理制度试点的通知》《国务院办公厅关于推动公立医院高质量发展的意见》（国办发〔2021〕18号）等文件，在薪酬制度改革、深化公立医院人事制度改革、健全医务人员培养评价制度等方面提出了方向和路径。

一、薪酬制度

现代医院管理制度推行以来，公立医院薪酬制度仍处于完善阶段。医务人员的薪酬水平是公立医院综合改革的重要内容之一。建立符合医疗行业特点、体现以知识价值为导向的公立医院薪酬制度，是深化医药卫生体制改革和事业单位收入分配制度改革的重要内容。

薪酬制度能够直接影响医务人员动机，也是调动医务人员积极性问题"最后一公里"，通过制度改革，建立适应我国医疗行业特点的公立医院薪酬制度，调动医院和医务人员积极性，不断提高医疗服务质量和水平，更好地满足人民群众的医疗服务需要，更有效缓解人民群众看病难、看病贵问题。

（一）现行薪酬制度存在的主要问题

1.公立医院医务人员薪酬水平及薪酬结构合理性有待提高，内部仍存在一定的差异

（1）医务人员工资水平有待提高，当前的工资水平较难体现医疗卫生行业的特色和医务人员提供的高技术性、高风险性的劳动价值。"全国改善医疗服务行动计划第三方评估"项目组在全国 136 家三级公立医院以一线临床医生为调查对象，2017 年、2018 年、2020 年三年间，受调查医生对薪酬的满意度虽略有提升，但自报平均实际年收入与期望收入之间差距仍较大。国际比较发现我国公立医院医生工资水平远低于经济合作与发展组织国家中多元筹资类国家，这反映出中国的公立医院医生工资收入整体偏低，薪酬制度没有体现医生的真实价值。

（2）薪酬结构合理性有待提高，目前固定部分占比较低。公立医院医生薪酬呈现基本工资、津贴与绩效奖金倒挂的局面，绩效工资、奖金占工资总数一半以上，难以发挥出工资薪酬的激励作用，单一的薪酬结构造成薪酬制度缺乏公平性，医务人员内部薪酬差距不合理。某人才网络平台调查报告显示，受新冠疫情影响，约九成以上医务人员在疫情期间收入下降，其中绩效、奖金受影响最大，工资基本未受到影响。现有薪酬结构导致收入波动大，直接影响到医务人员对自身职业价值的判断，不利于起到激发医务工作者工作积极性的作用。2020 年 7 月，国家卫生健康委体制改革司长许树强介绍，薪酬制度改革要更加注重发挥薪酬制度的保障功能，逐步提高人员薪酬中固定部分的比例，稳定医务人员收入预期，避免绩效部分的比例过大带来的逐利倾向，维护公立医院公益性。

（3）编内外医务人员的待遇存在一定的差异，并没有做到严格意义上的同工

同酬，体现按劳分配。时任国务院总理李克强在 2021 年 6 月的国务院常务会议上强调，要适当提高低年资医生薪酬水平，统筹考虑编内外人员薪酬待遇。2021 年 7 月，国家卫生健康委体制改革司司长许树强在新闻发布会上指出："公立医院编制标准严重滞后且没有落实，编外人员占比较高，目前占到了 51%，医务人员、技术劳务价值尚没有充分体现。"当前部分公立医院仍然存在薪酬分配制度上同工不同酬的情况，一类是编内和编外人员同工不同酬；另一类，即便都是编内人员，工龄高的医生和低工龄医生也有同工不同酬现象。

2. 各地政府对公立医院人员经费投入不足的现象依然存在

影响公立医院薪酬分配的重要原因有财政经费补助不足、资金保障不到位。据统计，目前我国政府对公立医院的平均投入仅占医院总收入的一成，剩余九成均由公立医院通过医疗服务收费等手段来对医生的薪酬进行发放。国家卫生健康委卫生发展研究中心研究员张光鹏在 2021 年 6 月的国务院政策例行吹风会上介绍，全国公立医院人均人员支出在 2019 年达到了 18.7 万元，每年增加 7.8%，主要是工资福利的支出（绩效工资，基本工资和社保），占 96% 以上。从政府角度，公立医院的设立具有公益性，是面向社会公众提供基本医疗的，但是医务人员费用仅仅依靠财政补贴远远不够，只有通过运营获得更多收益才能确保人员费用的支出，一定程度削弱了公益性。

（二）改革方向

2017 年以来，国家人社部及有关部委发布了《关于开展公立医院薪酬制度改革试点工作的指导意见》（人社部发〔2017〕10 号）《关于扩大公立医院薪酬制度改革试点的通知》（人社部发〔2017〕92 号）《关于深化公立医院薪酬制度改革的指导意见》，为公立医院薪酬制度改革指明了方向，改革进入深水区。公立医院薪酬制度改革内容主要包括：

1. 合理确定公立医院薪酬水平

确定符合医疗行业特点的公立医院薪酬水平，根据"两个允许"要求，对高层次医疗人才聚集，公益目标任务繁重，承担科研、教学任务以及需要重点发展的公立医院等予以适当倾斜。

2. 充分落实公立医院内部分配自主权

探索实行年薪制、协议工资制、项目工资等灵活多样的分配形式。根据不同岗位职责要求，自主设立体现医疗行业特点、劳动特点和岗位价值的薪酬项目，充分发挥各项目的保障和激励作用。逐步建立主要体现岗位职责的薪酬体系，实行以岗定责、以岗定薪、责薪相适、考核兑现。向关键和紧缺岗位、高风险和高强度岗位、高层次人才、业务骨干和做出突出成绩的医务人员倾斜。合理确定内部薪酬结构，注重医务人员的稳定收入和有效激励，进一步发挥薪酬制度的保障功能，充分体现公立医院的公益属性。

3. 建立健全公立医院负责人薪酬激励约束机制

4. 健全以公益性为导向的考核评价机制

5. 拓宽深化公立医院薪酬制度改革经费渠道

深入推进医疗、医保、医药"三医"联动改革，逐步提高诊疗、中医、护理、手术等医疗服务收入在医疗收入中的比例，支持深化公立医院薪酬制度改革。

二、岗位及聘用管理

岗位及聘用管理制度是我国公立医院人才管理的基本制度之一，即在岗位设置的基础上，通过竞聘上岗、公开招聘等方式，择优聘用各类岗位工作人员，并按照岗位职责和聘用合同进行管理。岗位及聘用管理是公立医院转换用人机制，实现由身份管理向岗位管理转变的内在需要。

从中华人民共和国成立至今，我国公立医院的岗位及聘用管理制度在不断探索、改革和完善，总体存在以下两大发展趋势。

（一）公立医院用人自主权逐步扩大

2000 年，《关于加快推进事业单位人事制度改革的意见》（人发〔2000〕78号）指出要建立单位自主用人的分类管理体制，建立以聘用制为基础的用人制度，2002 年，原卫生部制定了《关于卫生事业单位内部分配制度改革的指导意见》，指出要引入自主灵活的分配机制，扩大卫生事业单位内部分配自主权。至此，扩大卫生事业单位用人自主权的意识开始逐渐被唤醒。

2006 年，《事业单位公开招聘人员暂行规定》提出要实行公开招聘，录用时要面向社会公开，首次对事业单位的招聘行为制定统一规范，公立医院等事业单位获得了一定程度的用人自主权。2015 年，《关于城市公立医院综合改革试点的指导意见》指出，要在地方现有编制总量内，合理核定公立医院编制总量，逐步实行编制备案制，建立动态调整机制；定编定员不固定人员，形成能进能出、能上能下的灵活用人机制；对医院紧缺、高层次人才，可按规定由医院采取考察的方式予以招聘。2017 年，国务院办公厅发布的《关于建立现代医院管理制度的指导意见》指出，公立医院在岗位设置、管理使用等方面，对编制内外人员要统筹考虑，要依法依规行使内部人事管理、中层干部聘任、人员招聘和人才引进等经营管理自主权,在编制总量内根据业务需要面向社会自主公开招聘医务人员。至此,公立医院逐步实现编制动态调整及自主招聘的用人自主权。

2021 年《国务院办公厅关于推动公立医院高质量发展的意见》(国办发〔2021〕18 号)指出,要合理制定并落实公立医院人员编制标准,建立动态核增机制,落实公立医院用人自主权,对编制内外人员待遇统筹考虑,同年 7 月,五部门联合印发的《关于深化公立医院薪酬制度改革的指导意见》提出,要充分落实公立医院内部分配自主权,发展至今,公立医院用人自主权逐步得到落实。

(二)公立医院岗位设置不断分类细化并精简

2002—2006 年先后颁布的《关于卫生事业单位内部分配制度改革的指导意见》《事业单位岗位设置管理试行办法》和《事业单位岗位设置管理试行办法实施意见》指出,要建立分类管理制度,实施岗位管理一般经过岗位设置、岗位分析、岗位描述、岗位监控和岗位评价等步骤。2007 年,《关于卫生事业单位岗位设置管理的指导意见》发布,对卫生事业单位如何做好岗位设置工作提出了明确指导意见,要求我国卫生事业单位岗位类别主要分为管理岗位、专业技术岗位、工勤技能岗位三大类。公立医院开始按照相关规定对分类细化岗位设置进行探索和尝试。

2009—2014 年,《中共中央　国务院关于深化医药卫生体制改革的意见》及《事业单位人事管理条例》先后发布,指出要建立能进能出的用人制度,确立了事业单位聘用合同制度、岗位管理制度和公开招聘制度三项基本制度,岗位设置分类细化管理朝着制度化、规范化、科学化的方向迈进。

2012—2013 年,《关于实施医院护士岗位管理的指导意见》《关于印发开展全科医生特设岗位计划试点工作暂行办法的通知》先后颁布,对护理岗及部分特设岗位设置的细化作出了进一步指导。

2021 年,《国务院办公厅关于推动公立医院高质量发展的意见》(国办发〔2021〕18 号)指出,要落实岗位管理制度,按照医、护、药、技、管等不同类别合理设置岗位,科学编制岗位责任书,要加快培养高层次复合型医学人才。同年 10 月,国家卫生健康委和国家中医药管理局联合印发的《公立医院高质量发展促进行动(2021—2025 年)》指出,要落实公立医院各岗位工作要求和重点任务,加强公立医院精细化管理人才队伍建设。培养复合型、精细化管理人才,在一定程度上有效奠定了精简岗位设置的基础。

三、人才评价

2000 年以来，根据原人事部、原卫生部下发的《关于加强卫生专业技术职务评聘工作的通知》（人发〔2000〕114 号），卫生人才评价机制逐步建立起政府宏观管理、个人自主申请、社会合理评价、单位自主聘任的管理体制，卫生专业技术资格考试制度逐步在全国范围内推行，这对调动广大卫生专业技术人员积极性、提高专业技术能力、加强行业队伍建设发挥了重要作用。

（一）存在的问题

医学领域的人才评价在我国开展得相对较晚，长期采用学历和职称作为评价的主要指标，评价理论体系不完善。医学人才评价是人才评价在医学或卫生领域中的应用，而我国人才评价理论主要是借鉴西方国家。在对西方人才评价理论的应用过程中往往对我国人才评价实际情况联系不充分，在人才评价工作需求十分迫切的形势下，使评价理论指导医学人才评价工作的能力不足现象凸显。

经过二十多年的发展，随着我国卫生健康事业进入新时代，卫生人才评价机制与实施健康中国战略要求、与人民日益增长的美好生活需要相比，问题和矛盾也日益显现，主要表现为：

1. 分类评价不足

医学学科门类众多，综合类医院岗位更是纷繁复杂，长期以来，在实际评价过程中，评价部门容易忽略人才所处岗位特殊性及个人职业发展通道而开展评价。

2. 评价标准单一

现代社会与医学的高速发展，对医疗卫生从业人员的专业化和社会化的需求更加强烈，现行医学人才评价实践中的评价指标，主要集中于学历、资历、论文等，缺乏定量和定性相结合的人才衡量标准。

3. 实践导向不强

现行医学人才评价方法基本沿用传统的笔试加考核，加上考核指标相对单一，对实际操作的考核较少，在一定程度上影响了评价结果的有效性。

4. 重视临床不够

医学人才分类不够明确，标准单一，从而导致人才"一刀切"的现象普遍存在，因而通常将科研能力作为评价的"金标准"，片面追求文章和课题，忽视了临床技术创新这一根本技能。

（二）改革方向

2016 年，中共中央先后印发《关于深化人才发展体制机制改革的意见》《关于深化职称制度改革的意见》（中办发〔2016〕77 号），提出深化人才评价机制改革；2018 年，中共中央印发《关于分类推进人才评价机制改革的指导意见》（中办发〔2018〕6 号）；2020 年，教育部、科技部印发《关于规范高等学校 SCI 论文相关指标使用 树立正确评价导向的若干意见》（教科技〔2020〕2 号），对医学人才评价的改革方向提出具体要求；2021 年，人力资源和社会保障部、国家卫生健康委印发《关于深化卫生专业技术人员职称制度改革的指导意见》（人社部发〔2021〕51 号），对卫生专业技术人员评价机制的改革提出详细指导意见。

通过系统全面地探索卫技人员分类评价机制，建立以德为先、突出临床评价、破"四唯"、增加代表性成果同行评议的制度，增加过程性评价，开通特殊人才评价通道。逐个击破目前实践中的困境，为科学、客观、公正评价医学人才提供制度保障，破除目前束缚医学人才发展的思想观念和机制障碍，解放和增强人才活力，最大限度激发人才创造活力，为实施健康中国战略提供人才支撑。

【典型案例】

香港大学深圳医院人事制度改革案例

国务院深化医药卫生体制改革领导小组简报（第 103 期）

港大深圳医院是由深圳市政府全额投资建设、香港大学负责运营管理的三级甲等公立医院，2012 年投入运营，该院率先"破冰"，建立董事会、医院管理团队和监事会的法人治理结构，大胆推行人事制度和薪酬福利改革，作为深港医疗合作的重要平台和深化医改的"试验田"，带着"高薪养廉"标签，港大深圳医院在人事制度和薪酬福利改革上，主要有以下几大动作：

一是实行岗位管理和全员聘用制度。实行"自主定岗、自主招聘、自主定薪"，将岗位分为医、护、药、技、管、支援等 6 个系列；实行社会化用人，全员聘任制，打破"铁饭碗"和"大锅饭"；增加护理人员数量，医护比达到 1：2.1（全国平均 1：1.4），提升医疗质量和患者满意度；设立医生辅助岗位，如医生助理、B 超技术员、牙科治疗师、临床助理员等，提高医生工作效率。

二是建立以固定薪酬为主的分配制度。与实行编制管理的医院不同，港大深圳医院不以级别定薪，而以岗定薪，即以医生的实力和贡献为本，薪酬水平仅与诊疗质量和岗位级别相关，提升医生规范诊疗内生动力的同时，有效杜绝了过度医疗。港大深圳医院突破了事业单位绩效工资水平和结构限制，实行"以岗定薪、人岗相适、同岗同酬、绩效管理"的岗位薪酬制度，自主制定每个岗位的薪酬标准，其中固定薪酬占 70%，绩效薪酬占 30%。打破公立医院传统的院科两级分配制度，根据人员系列和薪级进行分配，同一系列同一薪级的职工在不同科室的固定薪酬相同。

三是建立以服务质量为主的绩效考核制度。建立以科室服务量和成本、科室和个人服务质量为主的绩效考核制度，根据考核结果发放绩效薪酬。合理拉开不同类型人员的收入差距，医生人均年收入是护士的 2.7 倍（全国平均 1.4 倍）。

四是实行社会养老保障制度。为替代编制在社保方面的优势，港大深圳医院打破传统的社会保障制度，对聘用人员实行以基本养老保险和年金制度为主要内容的养老保障。

深圳在港大深圳医院试点"去编制化""去行政化"改革取得了成功，未来深圳的公立医院不再实行编制管理，取消行政级别；改革患者选医生制度，推动团队式服务；全面取消与人员编制挂钩的医院财政补助核算方式，实行"以事定费、以费养事、以事定岗和按岗聘用"的人力资源管理方式等。港大深圳医院的"医改样本"，为建立健全现代医院管理制度，推进医院高质量发展提供了良好的借鉴。

第二节　人才管理：在竞争中求生存谋发展

一、岗位管理

（一）概念界定

1. 岗位

事业单位岗位是指事业单位根据其社会功能、职责任务和工作需要设置的工作岗位，具有明确的岗位名称、职责任务、工作标准和任职条件。事业单位岗位一般分为管理岗位、专业技术岗位、工勤技能岗位三种类别。

2. 岗位管理

岗位管理是我国事业单位管理的基本制度之一。2006 年，人社部发布《事业单位岗位设置管理试行办法》和《〈事业单位岗位设置管理试行办法〉实施意见》，标志着我国事业单位岗位管理改革正式开始。事业单位岗位管理是人员聘用、绩效考核、绩效工资水平核定的基础和依据，一般包括岗位设置、岗位分析、岗位聘用、岗位评价等内容。

2014 年，国务院颁发《事业单位人事管理条例》（以下简称《管理条例》），确立了事业单位聘用合同制度、岗位管理制度和公开招聘制度三项基本制度，《管理条例》也成为我国第一部系统规范事业单位人事管理的行政法规。

（1）岗位设置：岗位设置是指国家根据事业单位的功能、规格、规模以及隶属关系等情况，对岗位实行总量、结构比例和最高等级控制。国家对事业单位岗位设置实行宏观调控，分类指导，分级管理。

岗位设置是岗位管理的重要环节，是顺利实施岗位管理，实现事业单位人员由身份管理向岗位管理转变的前提和基础。事业单位要按照科学合理、精简效能的原则进行岗位设置，坚持按需设岗，突出组织的职能、任务与目标，兼顾系统性与差异性，统筹岗位类别与等级，既突出了重点岗位的设置，又兼顾其他辅助性岗位的设置，确保岗位设置与组织发展相适应，满足组织各项事务运行需要。

事业单位要根据本单位的性质与发展规划，合理设置各岗位高、中、初级的结构比例，发挥岗位设置经济、协调、科学、高效的作用。同时，建立岗位设置的动态调整机制。2017 年，人社部出台《关于支持和鼓励事业单位专业技术人员创新创业的指导意见》（人社部规〔2017〕4 号），提出可根据创新工作需要设置开展科技项目开发、科技成果推广和转化、科研社会服务等工作的岗位，并按规定调整岗位设置方案。通过调整岗位设置难以满足创新工作需求的，可按规定申请设置特设岗位，不受岗位总量和结构比例限制。

（2）岗位分析：岗位分析是通过观察法、访谈法及问卷调查等多种方法，对岗位的性质、任务、职责、相互关系以及任职者的知识、技能、条件等要素进行分析研究的过程。岗位说明书是岗位分析的系统产物，一般包括岗位描述和岗位规范两部分。前者是对岗位的相关要素进行描述，通常包括该岗位的工作主要职责、工作主要内容、完成工作所需要的职权、在履行工作时与其他岗位发生的工作关系和工作条件等内容；后者是对任职者资格的详细说明，通常包括任职者基本特征、工作经验要求、知识技能、培训以及可能的特殊要求等内容。

岗位说明书的编制应做到对岗不对人，对事不对人。岗位说明书的描述方式和用语应具有规范性，并要根据行业的发展、组织的变革建立动态管理机制，以实现人和岗位的合理匹配。

（3）岗位聘用：岗位聘用是指事业单位对外通过公开招聘的方式择优选拔工

作人员；对内按照竞聘上岗、按岗聘用的原则聘用人才。对确有真才实学，岗位急需且符合破格条件的，也可以按照有关规定破格聘用。特设岗位不受事业单位岗位总量、最高等级和结构比例限制。

2016年，人力资源和社会保障部发布《人力资源和社会保障事业发展"十三五"规划纲要》，以《事业单位人事管理条例》为核心，建立健全岗位管理制度，研究制订不同类型事业单位岗位结构比例和最高等级的调整办法，开展事业单位专业技术一级岗位组织实施工作，完成事业单位管理岗位职员等级晋升制度推行工作，实现身份管理向岗位管理的转变。

事业单位要制订科学、规范、适用的岗位聘用标准，完善岗位聘用体系，做好岗位聘用的后续管理，优化岗位结构，完善岗位聘用能上能下的动态机制，使岗位聘用工作趋于合理。

（4）岗位评价：岗位评价是在岗位分析的基础上，按照一定的客观衡量标准，对岗位的工作任务、繁简难易程度、责任大小、所需资格条件等方面进行系统评比与估值，又称为岗位价值评估。

岗位评价有三大特点：①"对事不对人"，即岗位评价的对象是客观存在的岗位，而不是任职者。②岗位评价衡量的是岗位的相对价值，而不是绝对价值。根据预先规定的衡量标准，对岗位的主要影响指标逐一进行测定、评比、估价，由此得出各个岗位的量值，使岗位之间有对比的基础。③岗位评价是先对性质相同的岗位进行评判，然后根据评定结果再划分出不同的等级。

建立科学的岗位价值评价体系，有助于促进岗位聘用制度的落实，推动形成公平合理的竞争机制，充分激发各岗位人员积极性，促进组织良性发展。

（二）卫生事业单位岗位管理政策沿革

1.政策解读

近15年来，国家相继出台了一系列文件和政策，对卫生事业单位岗位管理进行了部署和指导。2007年人事部、原卫生部印发了《关于卫生事业单位岗位管理的指导意见》（国人部发〔2007〕35号），首次对卫生事业单位岗位管理提出具体实施方案，对卫生事业单位的适用范围、岗位名称、岗位类别、岗位等级、岗位总量结构比例和最高等级控制、岗位任职条件等进行规定。

2008年开始，各省、自治区、直辖市和国务院各部门根据本地区、本部门的实际情况制定各自的岗位设置管理实施意见，在此基础上，各省市人社厅联合卫生厅颁布各省市卫生事业单位岗位管理的指导意见，对岗位设置的适用范围、岗位类别、岗位等级、岗位总量结构比例和岗位任职条件等进行细化。如湖北省于

2008 年发布《湖北省卫生事业单位岗位设置管理指导意见》（鄂人〔2008〕23 号）、广东省于 2010 年发布《广东省卫生事业单位岗位设置管理指导意见》（粤人社发〔2010〕86 号）等。

2009 年，国务院发布《关于深化医药卫生体制改革的意见》，指出要建立能进能出的用人制度，建立以岗位责任与绩效为基础的考核和激励制度等，提纲挈领地提出要建立中国特色的医药卫生体制。

2012 年，原卫生部发布《关于实施医院护士岗位管理的指导意见》（卫医政发〔2012〕30 号），进一步提出改革护理服务模式，以建立岗位管理制度为核心，以促进护士队伍健康发展为目标的护士岗位管理制度。《指导意见》要求医院根据服务规模、床位数量和床位使用率等因素，动态调整护士配置数量并落实护士编制，不得随意减少编制内护士职数，不得随意增加编外聘用合同制护士。

2013 年，国家卫生健康委等多部门联合发布《关于印发开展全科医生特设岗位计划试点工作暂行办法的通知》，这是继《国务院关于建立全科医生制度的指导意见》（国发〔2011〕23 号）和《以全科医生为重点的基层医疗卫生队伍建设规划》（发改社会〔2010〕561 号）之后，进一步对特设岗位的设置进行了指导，明确将特岗全科医生纳入事业单位编制内管理。

2018 年，国家卫生健康委等六部门联合下发《关于开展建立健全现代医院管理制度试点的通知》（国卫体改发〔2018〕50 号），要求公立医院"依法全面推行聘用制度和岗位管理制度"，聘期管理和岗位管理得到进一步落实。

2. 卫生事业单位岗位管理的意义

实施岗位管理制度是深化公立医院改革，建立现代医院管理制度的重要举措；是全面推进公共卫生体系建设，进一步明确基本医疗服务体系的职能、目标和任务，优化人员配置，探索整合医疗服务资源的有效形式，也是解决医疗卫生事业单位人员配备标准不一、地区差异较大、岗位设置不规范等现实问题的根本措施。国家及地方各级人社部门、卫生行政部门不断探索、改革、创新岗位管理制度，以岗位管理为抓手，促进人力资源价值最大化，逐步壮大卫生人才队伍，从而推动我国的卫生事业高速发展。

人才作为区域协调发展的关键要素，已成为各大城市群竞争的核心角力点。岗位管理有利于打造创新人才聚集高地，是公立医院高质量发展的必然要求。

（1）岗位管理有利于营造良好的人才发展环境，构筑人才高地：通过科学设岗，明确岗位类别和等级，为人才引入做好宏观规划。通过岗位聘用，实现人岗动态匹配，激励各级各类人才积极上进；通过岗位分析，明确岗位目标、职责和条件，为人力价值实现提供明确指南；通过岗位评价，实现岗位价值的客观、合理评估，为人才评价提供重要依据。

（2）岗位管理有利于提高管理效能，推动公立医院高质量发展：以岗位管理为公立医院改革抓手，通过更科学的岗位设置、更动态的岗位聘用、更明确的岗位分析、更全面的岗位评价，实现公立医院人才资源最合理配置，实现各类人才创新能力和主动性的最大化发挥，促进医院高质量发展。

（三）岗位管理实践及问题

1. 实施概况

2006 年，人事部颁布《事业单位岗位设置管理试行办法》和《〈事业单位岗位设置管理试行办法〉实施意见》，事业单位正式开始实施岗位管理制度，岗位管理是事业单位人事制度改革的主要内容之一，实施岗位管理一般经过岗位设置、岗位分析、岗位聘用和岗位评价等步骤。岗位设置是实施岗位管理制度的第一步，也是重要的基础性工作之一。目前，公立医院基本完成岗位设置工作。从实施成效看，公立医院已初步形成岗位管理的意识，通过岗位设置和岗位聘用制度的实施，岗位管理的概念已初步达成共识。但现有研究表明，随着我国医疗卫生事业的快速发展，当前公立医院岗位设置已经不能适应高质量公立医院发展的客观要求，在岗位设置和岗位分析等环节，暴露出岗位比例及结构不合理，边界不明确，分类较笼统，学科差异未体现，价值评估未完全建立等诸多问题。

2. 存在问题

（1）岗位总量及结构不合理，编外未统筹：岗位总量及结构不合理问题突出。目前，公立医院仅以编内人员为基数，核定岗位总量和各岗位等级的岗位数量。而编内人员仅占在岗人数的 55% 左右。大量编外人员未能纳入岗位设置范畴，导致编外人员"无岗可聘"，出现事实上的"高职低聘"现象。这不仅不利于编外人员职业发展和工作积极性，也对公立医院岗位规划的全面性与岗位管理的统一性提出新的挑战。

不同岗位类别占比逐步失衡。岗位设置对公立医院专业技术、管理、工勤岗位的占比进行规范。目前，因编制管理趋严，部分快速发展中的公立医院不再将管理岗、护理岗、工勤岗新进人员纳入编内管理，而是逐步实行编外化聘用。这导致管理岗、护理岗、工勤岗编内人数不断下降，医疗岗等占比不断上升，岗位类别间的实际比例与设置比例差距不断扩大。同时，出现管理岗、护理岗的岗位设置数下降，而实际在岗人数上升的矛盾局面。

管理高等级岗比例不合理。当前公立医院管理岗实行职员职级制，管理岗位的最高岗位级别受限于单位行政级别这一历史性、静态因素，而非公立医院自身的综合实力、功能定位。一方面与去行政化改革不符，另一方面导致公立医院管理岗设置与医院实际发展不匹配，管理人员职业发展空间受限。

（2）岗位设置有待细化，职责不明确：目前，公立医院的岗位设置普遍较为泛化，缺乏对医院职能及岗位职责任务的精细化分析，未能结合具体的工作内容，细化各个岗位的职责和要求。单位新设立的部门并非建立在全面、清晰的职责分工基础上，造成各部门间存在职责交叉、职责不清的情况。

（3）岗位分类管理略粗放，学科差异未体现：公立医院卫生技术人员仅按照大类分为医疗、护理、医技、实验等，各岗位类别未进一步细分，导致学科差异得不到体现。如未进行亚专业设置岗位，内科、外科未实行分开竞争；岗位聘任评价较为笼统，缺乏分型的人才评价体系，也未根据亚专科特点，对教学、科研、临床维度的评价进行差异化设置。

（4）岗位设置与编制管理不协调：岗位设置的依据并非实际需求，而是编制数量。当前，事业单位普遍存在缺编情况，编制数量与实际在职人员数量之间存在较大缺口。当现有的人员总数远超过单位核定的编制数量时，单位编制管理陷入困境，岗位调整和聘用的压力随之增大，员工上升空间受挤压，工作积极性降低，编制资源的不均衡配给长期存在，严重阻碍单位的发展。岗位设置要根据事业单位的功能、规格、规模以及隶属关系等情况，对岗位实行总量、结构比例和最高等级控制。

（5）岗位设置自主权受限，制度改革创新不足：2006年颁布的《事业单位岗位设置管理试行办法》规定，事业单位的岗位设置须经人事行政部门审批，尤其是在实施评聘合一的公立医院，医院不能根据行业特性和单位人员的特点自行设置岗位，缺乏岗位调整结构比例的权限，导致事业单位处于一种相对被动或从属的地位，限制其引人用人自主权，单位人事制度的创新能力受到削减。

（6）动态管理未落实，优胜劣汰未实现：岗位设置后的岗位体系大体是相对稳定的，但并不意味首次岗位设置完成后就可以一劳永逸，事业单位的岗位设置需适应单位任务和目标的变化，坚持动态调整的原则，及时调整、变更、按程序核准岗位设置方案并组织实施。对具体岗位聘用情况，应坚持"人岗匹配"原则，实施动态管理。按照岗位管理的要求，公立医院应通过聘用合同的形式实现人员的优胜劣汰，以纠正身份管理时代的论资排辈情况。目前，岗位聘用依然是能上不能下，论资排辈的情况在公立医院中仍比较普遍。岗位管理过程中缺少动态调整机制，岗位调整耗时长，岗位变动调整须通过行政主管部门和人社厅审批，办理流程长；岗位设置调整难度大，实践过程中发现岗位设置与组织发展的进度匹配度低，岗位设置经批准执行后，没有更改岗位设置的文件依据和途径，单位只能按照首次审批的岗位数量和结构比例继续执行。竞聘上岗和考核尚未在真正意义上执行，导致岗位考核执行难，淘汰难。

（7）岗位分析深度不足，结果应用不显著：目前，在公立医院中岗位评价的前续基础岗位分析工作普遍欠缺，与岗位评价脱节的现象比较普遍，缺乏准确的基础信息，对岗位评价要素及战略导向都有很大影响。此外，岗位价值评估是岗位管理的关键环节，是岗位绩效评价和薪酬管理的基础，是帮助解决医院内部公平性的重要工具，其工作核心就是对岗位本身的价值及其对医院的贡献度进行评价。但目前，医院对岗位价值的界定多通过专业类别、职务、职称等要素来衡量，而忽略了工作风险、业务能力和实际强度等要素。合理的岗位评价能对岗位价值进行科学定量测评，只有在这个基础上医院才能确定相应的绩效指标体系和标度，从而建立公平合理的薪酬制度。

（8）岗位管理重视度欠缺，管理能力有待提升：大部分事业单位管理者缺乏对事业单位人事制度改革的深入认识，缺少对岗位设置目的、意义和目标的研究。习惯或依赖于上级的红头文件，照搬照抄，忽视单位人事制度和规章的建立，或突出单位的特殊性和自主性，忽视必要的程序和权限，留下隐患。在医院内部，缺乏对行政管理能力的重视，重技术、轻管理的现象普遍。职能科室系统的业务培训开展不多，日常多忙于事务性工作，导致岗位合理规划、人员有效考核、梯队合理布局都难以实现。此外，岗位评价工作易流于形式，局限于固定的指标体系，缺乏体系应用后的效果评价研究，医务工作者和研究人员的联系不够紧密，应用效果有待进一步探索。

（四）高质量发展新阶段的岗位管理

1. 公立医院高质量发展新阶段新要求

2021年6月，《国务院办公厅关于推动公立医院高质量发展的意见》（国办发〔2021〕18号），在激活公立医院高质量发展新动力中将改革人事管理制度放在首位，要求合理制定并落实公立医院人员编制标准，建立动态核增机制。落实公立医院用人自主权，对编制内外人员待遇统筹考虑。落实岗位管理制度，按照医、护、药、技、管等不同类别合理设置岗位，科学编制岗位责任书，实行竞聘上岗、合同管理，激励人才脱颖而出。

岗位管理制度是我国公立医院人事管理的基本制度之一，随着发展模式的转变，2006年《事业单位岗位设置管理试行办法》制定的控制目标和管理措施已难以有效指导岗位管理工作。公立医院高质量发展提出更高的指导意见，从岗位设置管理制度自身的发展与完善角度看，制度从设计、制定、实施、效果评估到再完善，有其特定的规律和发展过程，事业单位岗位设置管理制度同样需要根据内外部环境变化，适时开展制度评估与调整，以保持制度的有效性。推进公立医院更精细化的岗位设置和管理，也是公立医院人事制度系统化和高质量发展的基础性工作。为此，针对目前岗位管理环节凸显的诸多问题，提出完善措施和目标展望，促进公立医院科学化、精细化岗位管理制度的开展。

2. 岗位管理展望

（1）统筹编内外岗位管理，按在岗人数设置岗位总量：遵循"一定效率、供需匹配"的总体原则核定岗位总量。根据人才队伍建设目标、国际普遍做法和经验，分析各类人员结构比例。建议将编外纳入设置基数，前期协调分配编内外比例，适度向编外倾斜，后期统筹管理。此外，加强编外人员管理不能只是"头疼医头，脚疼医脚"，编外人员的大量出现归根结底，是由于我国有关编制管理的政策机制，与当前基层机关事业单位用人实际不相适应而造成的。在现有编制管理相关政策长期存在的情况下，对编外人员的使用出台政策性的指导意见，切实统一和规范编外人员的管理，加强人事管理队伍建设、提高岗位管理专业水平。

（2）科学合理设置岗位，适当提高高等级比例：以功能定位为前提，完善人员配备和岗位管理制度，促进岗位配备与功能定位、服务需求相匹配。落实床位人员配备比例，综合医疗、科研、教学等要素，合理配备人员。借鉴国际经验，设置医师助理、处方护士等新岗位。根据承担政府指令性任务情况，教学、科研任务的数量，适当提升高级岗位比例。

（3）明确岗位职责，科学制定岗位说明书：严格规范制定岗位说明书，必须做到与单位发展同步，定期开展岗位分析研究，建立岗位说明书动态编制制度，由单位人事部门科学管理，及时更新岗位说明书。结合本单位岗位变动和人员结构实际适时更新，与竞聘上岗政策相配套，确定固定周期，定期全面更新岗位说明书，完善新的岗位职责和岗位条件要求，实现合理化管理。根据岗位职能和职责等工作内容或者要求发生变化进行调整。密切关注同行业、同类型其他单位动向，关注国际先进理念和方法，结合单位实际情况进行借鉴、吸收，提升岗位说明书编制水平。

（4）完善岗位评价机制，细化分类评价：公立医院高质量发展要求构建顺畅的发展通道，以岗位属性和实际需求为基础，分类建立健全科学合理、各有侧重的评价体系和动态调整机制丰富多元评价体系，坚持分层分类评价。鼓励为临床水平特别突出、教学科研能力特别强、同行影响力特别大的人才特别开通"一招鲜"申报通道，对科研等量化指标可不作限制性要求。有利于形成科有特色，人有专长的良好局面，促进医院医教研同步发展，提高医院人力医院效益和核心竞争力。

（5）落实岗位管理动态机制，提高岗位使用效率：简化单位岗位调整程序，充分用活用好现有岗位资源，考虑各类变动因素，如公立医院承担大量国内外援建帮扶工作，国家生育政策调整导致实际在岗人数下降等社会因素均会潜在影响实际岗位需求量，适时开展总量评估。设置调控周期，协调处理好岗位管理与编制管理、职称制度、绩效工资、退休制度的关系。针对"老人"和"新人"探索差异性举措。可采取"非升即走""末位淘汰"等措施，建立岗位淘汰和退出机制，推动形成"能者上、庸者下"的用人机制。

（6）创新岗位管理方式，落实单位自主权：以创新岗位管理方式为突破口，落实公立医院培养人才自主权。岗位管理权限下放至用人主体，盘活用好存量编制资源，提高用人单位高级专业技术岗位结构比例，扩大特设岗位引才适用范围，自主设置流动岗位，吸引有创新实践经验的企业管理人才、科技人才和海外高水平创新人才兼职。招聘用人避免选用脱节问题，探索更有灵活性、针对性和操作性的方式方法。赋予其自主调整、自主评价、自主聘用的权利。

（7）深入开展岗位分析，加强结果应用：在构建岗位评价模型的过程中，需重视开展岗位分析，岗位分析确定的岗位信息可以直接用于岗位评价，衡量不同岗位的相对价值，进而得到科学合理的绩效评价和薪酬管理体系。此外，岗位评估应遵循一定标准，包括选择有针对性的评价标准，保持适宜性原则，尽量做到因需设岗，而非因人设岗，注意要采取独立评价的方式，纳入具有代表性的员工广泛参与，并保证标准、程序客观统一结果透明化等。科学地评估岗位价值有利于增强医院薪酬分配的公平性和合理性，提高薪酬分配的激励性，完善绩效考核和优化人力资源管理制度。

（8）密切跨部门沟通，协调岗位管理政策落地：编制部门、人社部门、财政部门和用人单位在内的所有相关部门在政策制定、实施和落地等环节均需保持沟通，充分听取各方岗位管理政策实施过程中的实际矛盾和问题，在顶层设计层面，统筹多利益相关方。充分发挥各部门联动优势，建议组建岗位管理政策指导咨询委员会，加强工作统筹和协调，形成推动改革发展的合力，建立具有弹性的岗位设置制度。

（9）调整完善配套政策，关注多方变动因素：根据事业单位聘用制的要求，制订并完善岗位设置管理相关综合配套制度政策及措施，建立并落实事业单位分配制度改革、人才评价制度、岗位聘任制度，搭建起健全的政策体系，最大限度地推动岗位设置管理工作。

制订符合公立医院行业特点的岗位管理政策，同时，在当前上级没有出台统一政策规范的情况下，各基层部门和用人单位，应针对本部门本单位的编外人员建立相关的管理制度和配套机制。加强公立医院编外人员的管理，不仅是提高用人单位人力资源整体效率的根本需要，也是保障编外人员的合法劳动权益的现实需要。相关配套机制尚未建立完备，包括编制部门、人社部门、财政部门和用人单位在内的所有相关部门，应在具体的实践过程中，不断优化现有行政管理体制、人事管理制度以及财政保障制度，在完善基层服务体系的同时，进一步创新发展基层社会治理方式，特别是要强调人力资源管理的高效和精简，从而推进社会治理体系的发展进步。

二、竞争机制

（一）概念界定

竞争是个体或群体间力图胜过对方或压倒对方的心理需要和行为活动。即参与者不惜牺牲他人利益，最大限度地获得个人利益的行为，目的在于追求富有吸引力的目标。从概念看，竞争包含三层含义：首先，竞争是"个体或群体间"的行为，竞争不是个体行为，竞争必然包含相对方，一般将其称为"竞争对手"；其次，竞争的目的是"追求富有吸引力的目标"，即实现个人利益的最大化；最后，竞争的过程可能会"牺牲他人利益"，确保"胜过对方"，往往体现为比较、论辩、对抗。可见，在一个资源有限（不能实现所有个人利益最大化）的组织中，竞争必然存在。

竞争是把"双刃剑"，无序的恶性竞争会对组织产生巨大的破坏作用。因此，组织必须建立良性的竞争机制，规范个体在追求个人利益最大化过程中的行为，确保个人利益与集体利益相统一，竞争与合作相协调。

公立医院作为一个由个体和群体组成的有限资源组织，必然包含竞争。在岗位管理全过程中，岗位聘用环节的竞争尤为突出，体现在以下几个方面：

第一，岗位招聘。公立医院根据岗位空缺和业务需要，对外公开岗位招聘计划，组织应聘者参加竞争性招聘，确定适宜人选，完成岗位聘用。一般来说，招聘是个体实现从"社会人"到"单位人"转变的首要途径，是个体在新组织的首次岗位聘用。

第二，岗位等级（职称）晋升。岗位等级是根据岗位性质、职责任务和任职条件，对岗位进行的划分。专业技术岗分为13个等级岗位，管理岗分为10个等级岗位，工勤技能岗分为5个技术工岗位和1个普通工作岗位。一般而言，岗位等级与岗位价值呈正相关，岗位等级越高，其代表的"利益"越大，对个人的吸引力越大。

公立医院每个岗位的比例都是严格设置的，尤其是高等级岗位，具有稀缺性，这必然导致竞争。个体作为组织的一部分，个人的职业生涯都将在组织中完成。职称晋升作为个人发展最主要的路径决定了职称晋升中的竞争是岗位管理中最普遍的形式。

第三，聘用类型晋升。事业单位编制从严管理的大背景下，公立医院编外用工增长显著。编外用工的精细化管理也迫在眉睫。部分公立医院根据岗位、职责、条件等差异，将编外用工分成不同类型，并建立类型间的竞争机制，较低等级的编外用工人员，可择优竞聘至高一级用工类型，享受相应待遇，实现人员激励和队伍稳定。此外，编内聘用类型也存在多样化趋势，如预聘制、特聘制等，符合一定竞聘条件的也可转为长聘制。

（二）遵循原则

公立医院制定岗位管理竞争机制时，应遵循以下原则。

1. 公益性原则

公立医院各项制度必须坚持公益性导向。岗位管理竞争机制必须首先强调公益性，同时，调动员工积极性，最终惠及老百姓。

2. 公开、公平、公正原则

公开、公平、公正原则是竞争机制最核心的要求。公开原则要求公立医院制定竞争机制时必须公开征求民意，明确竞争的条件及规则，公开竞争程序及结果，使竞争全过程在阳光下进行。公平原则包括起点公平和过程公平。起点公平，即机会平等，只要符合竞争必备的条件，每个个体都有资格平等地取得竞争资格，非经特定程序，不得剥夺其竞争资格。过程平等即竞争过程应严格按规则进行，排除任何规则以外因素干扰竞争。公正原则要求竞争结果具有正当性，避免出现不正当行为。

3. 以竞争促成长，以竞争促合作原则

良性竞争有利于激发潜能，增强活力，实现个人成长，推动组织发展。不当竞争则会打击个人积极性，滋生敌对情绪，破坏内部合作，造成组织分裂。因此，公立医院制定岗位管理竞争机制时，必须以"促成长"和"促合作"为原则，以竞争机制为有效抓手，引导个体树立正确的竞争意识和合作意识，实现个人成长和组织发展。

（三）政策沿革

"竞争机制"一词鲜有出现在各级各类文件中。岗位管理过程中的竞争机制

一般以"竞聘""晋升""评聘"等概念体现。

2006年人事部发布的《事业单位岗位设置管理试行办法》第四条指出："事业单位要按照科学合理、精简效能的原则进行岗位设置，坚持按需设岗、竞聘上岗、按岗聘用、合同管理"；第二十八条"事业单位聘用人员，应在岗位有空缺的条件下，按照公开招聘、竞聘上岗的有关规定择优聘用"。这里"竞聘上岗""择优聘用"即包含了竞争机制。但未对"竞聘上岗"进行具有规范和说明。2007年人事部、原卫生部联合发布的《关于卫生事业单位岗位设置管理的指导意见》（国人部发〔2007〕35号）亦未做进一步规定。

2013年，浙江省人社厅发布《关于事业单位岗位管理制度实施后有关问题的意见》（浙人社发〔2013〕106号），对"竞聘上岗"相关问题提出若干意见。首先，"事业单位组织实施竞聘上岗，一般应当逐级竞聘。竞聘对象一般应在原岗位聘期满一个聘期。工作业绩特别优秀的专业技术人员允许越级竞聘。越级竞聘规则须经单位职工代表大会或职工大会审议，单位负责人员集体讨论通过后，报主管部门审核备案。竞聘上岗后，应严格按照所聘岗位享受相应工资待遇"。其次，"事业单位应建立健全岗位聘期考核制度，强化聘期考核管理，逐步形成公平竞争、优胜劣汰、能上能下的用人机制"；明确"降低聘任岗位等级的人员在新聘岗位一个聘期内，不得竞聘原聘岗位或高于原聘岗位等级的岗位"。

2014年，国务院发布《事业单位人事管理条例》，文件中首次出现"竞争"一词，并对"竞聘上岗"的程序进行规范。《事业单位人事管理条例》第二条规定："事业单位人事管理，坚持党管干部、党管人才原则，全面准确贯彻民主、公开、竞争、择优方针"；该条例第十条规定："事业单位内部产生岗位人选，需要竞聘上岗的，按照下列程序进行：①制定竞聘上岗方案；②在本单位公布竞聘岗位、资格条件、聘期等信息；③审查竞聘人员资格条件；④考评；⑤在本单位公示拟聘人员名单；⑥办理聘任手续"。

2017年，浙江省人社厅发布《关于做好事业单位专业技术职务评聘结合工作的通知》，指出"从2017年度起，全省事业单位专业技术人员职称评审应在核定的专业技术岗位结构比例内进行。评聘结合不是简单的控制指标，目的是推动岗位管理、职称竞聘、聘期考核、绩效管理等重要制度在事业单位内部有机融合、良性运转，促进评价与使用相结合，真正形成能者上、庸者下的用人机制，推动单位自我管理、自我约束、自我发展。"同时，对评聘程序进行了统一规定。职称晋升从评聘分离正式转变为评聘合一，"申报专业技术资格不受单位岗位职数和专业技术职务结构比例的限制"的规定由"在核定的专业技术岗位结构比例内进行"取代。

（四）存在的问题

1.岗位分类泛化，同台竞争有失公允　以晋升主任医师为例，不同学科、专业的医师岗位，在临床、教学、科研方面的业绩衡量的指标应当具有差异性，如果不加区分，使用同一指标开展主任医师晋升评价，必然会面临竞争的公平性问题。

2.高等级岗位无空缺，竞争机制形同虚设　截至2019年底，我国专业技术人员中，具有高级职称的专业技术人才比例超过10%，已超出2006年《〈事业单位岗位设置管理试行办法〉实施意见》中提出的1∶3∶6的总体控制目标。部分公立医院专业技术高等级岗位、管理五六级岗位近乎满额聘用，面临无岗可聘的困境，高职低聘现象普遍存在，竞争机制几近失灵。

3."能上能下"的竞争机制尚未完全建立　当前的竞争制度主要着眼于筛选能者，实现"能者上"；"庸者下"的淘汰效果并未有效实现。现有的岗位下调依据主要体现在《中华人民共和国公职人员政务处分法》中的"降级"处分。聘期管理的淘汰作用不明显。随着高等级岗位人员逐渐饱和，亟须建立岗位等级下调常态机制。

4.不当竞争的行为仍无法杜绝　在岗位招聘、职称晋升过程中，仍无法杜绝不当竞争的行为，"托关系""打招呼"现象较为显著。此外，"不实举报""虚假业绩"等现象也时有出现，影响竞争的公平公正。

5.量化指标建设有待加强　竞争性评价一般有定性与定量两种方式。定量评价具有客观、精确、易比较的特点。当前的岗位招聘、职称晋升环节，定量评价仍显不足，这会导致落选者对结果产生怀疑。因此，有必要加强量化指标体系建设，使竞争性评价更能全面、准确、客观反映竞争者各项能力，使竞争结果令人信服。

（五）改进建议

1.细化岗位分类，提高竞争公平性　以医师岗为例，一方面，从学科大类角度，将岗位分为内科医师岗、外科医师岗两类。对于差异显著的专业，还可以做进一步细分；另一方面，从业绩权重角度，将岗位细分为临床教学科研并重岗、临床教学为主岗、临床科研为主岗、临床为主岗四类。调整后医师岗由原来单一的医师岗细分为八种岗位类别，即内科临床教学科研并重岗、内科临床教学为主岗、内科临床科研为主岗、内科临床为主岗、外科临床教学科研并重岗、外科临床教学为主岗、外科临床科研为主岗、外科临床为主岗。设置八种岗位差异性评价指标，内部开展竞争性评价，提升竞争的公平性。

2.岗位动态核增，缓解过度竞争　根据医疗服务需求以及医疗卫生公益事业发展规划，综合考量公立医院诊疗服务数量、质量、服务效率以及承担的教学、援助、公共卫生等因素，动态、灵活调整公立医院岗位总量和结构比例，提高高等级岗比例，缓解当前过度竞争状况。同时，可逐步下放各职称内部层级比例控制权，由审批制转为备案制，以提高公立医院岗位管理的灵活性，充分发挥岗位竞争的激励作用。

3. 建立"能上能下、能进能出"的竞争机制　完善聘期考核，强化聘期概念。细化考核指标，对聘期内综合表现较差的人员，实行"低聘"处理；多个聘期均未能达标的人员，予以调离岗位或终止聘用。逐步建立岗位下调、退出的常态化制度，完善真正意义上"能上能下、能进能出"的竞争机制，激发组织活力。目前，国内一些高校已试点"非升即走""非升即转"的聘用制度，对于考核不达标的教师，予以不同程度的岗位下调；对部分考核不合格的教师，分流到其他岗位，甚至解聘。

4. 完善过程管理，杜绝不当竞争　一方面通过扩容专家库、动态组建评委会等方式，提高评委专家库保密性，提高"托关系""打招呼"等不当行为的操作难度；另一方面，严厉打击不当竞争行为，提高违规行为成本。2021年6月，国家卫生健康委官方网站开设医学科研诚信专栏，宣传科研诚信政策法规，通报全国各级医学科研诚信案件，打击科研不端行为，维护竞争正当性。截至2022年2月，专栏共转载发布十四期科研诚信案件，具体涉及论文买卖、代写代投、篡改数据图片、编造研究过程、不当署名等不当行为，分别给予撤稿、撤销已获得的职称、职务等、退回奖学金、取消各类科研项目、科技奖励申报资格、诫勉谈话、处罚金、通报批评、处分等处理。

5. 完善评价指标设置，引导团队合作共赢　一方面，扩大代表性成果范围，设置涵盖医、教、研等方面具体可行的指标，破除"五唯"顽疾，提升竞争的公平性；另一方面，拓宽各维度评价指标认定条件，如对论文业绩的认定，非第一作者文章也可按贡献度酌情纳入本人代表性业绩，以促进团队合作，共享合作成果。

6. 完善量化指标建设，提高竞争结果的公信力　进一步深入量化评价指标建设，探索将临床、教学、科研等维度指标按权重量化的方案，将各项能力转化为直观、可比较的量值，结合定性评价，提高竞争性评价的公信力。

典型案例

创新编制管理，报备员额制助推公立医院岗位管理

近十年来，随着公立医院快速发展，浙江省公立医院面临编制核增缓慢、用

人需求剧增的长期矛盾，大量正式职工以人事代理形式招聘入院，岗位管理与编制管理不相适应。2015 年，浙江省印发《关于对高等院校、公立医院试行编制备案制管理的通知》，决定在确定为公益二类事业单位的高等院校和公立医院试行编制备案制管理，公立医院事业编制报备员额根据核定床位数的变化进行动态调整，在具体管理中区别对待，分开统计，不计入审批编制总量。公立医院每减少编内管理工作人员 1 人，收回审批编制 1 名，同时，增加 1 名事业编制报备员额。

2021 年 12 月，浙江省印发《浙江省省属公立医院机构编制管理规定》，根据医院分类和床位规模，结合住院、门急诊诊疗服务工作量等因素综合核定各类医院人员编制数。同时，为体现激励导向，推进实施"医学高峰"行动计划和"生命健康科技创新高地"建设，对承担重要科研工作和国家级平台建设任务，按照不超过应核定人员编制数的 4% 增加等灵活增加人员编制的情形。

浙江省编制备案制实施以来，公立医院编制与医务人员身份问题得到妥善解决。以编制总量为基数的岗位设置改革工作也顺利推进。报备员额作为编制管理的创新形式，既遵循中央关于"退休一个、核销一个"的编制管理精神，同时又要赋予公立医院更大用人自主权。医院在核定的人员编制总量范围内能更高效地开展人才招聘工作。同时，应依据更动态的岗位总量开展岗位动态管理。

第三节　人才评价：用好评价改革的"指挥棒"

一、人才评价概念界定

（一）人才评价

习近平总书记强调，要用好用活人才，建立更为灵活的人才管理机制，完善评价这个指挥棒，打通人才流通、使用、发挥作用的体制机制障碍。建立科学的人才评价机制，是深化人才发展体制机制改革的核心内容，对于推动其他方面人才的体制机制改革具有重要牵引作用，对于调动广大人才的积极性、激发创新创业活力、加快实施创新驱动发展战略具有重要意义。

人才评价，即由评价的组织者主持，运用先进、科学的方法，通过测评量表、观察评定、业绩考核、面试、评价中心制度等多种手段，对人的知识能力水平、个性特征、工作业绩、职业倾向、发展潜能及价值等基本素质进行认定、区分与促进的活动。

做好人才评价工作，可以切实推进人才资源合理配置，促进上下级沟通和各科室之间的交流合作，实现人才合理流动。可以树立正确用人导向，为招聘、选拔、晋升、培训、考核等一系列人力资源管理环节提供结果参考。可以提高人才使用效益，为个人的发展提供参照，提高员工主观能动性。

（二）医学人才评价

医学人才是为了实现提高全民健康水平、延长民众寿命和提高生活质量为目标的国家卫生规划所需的人才之一。医学人才评价是人才评价在医学领域的运用，其特殊性主要在于：

第一，着重对岗位相关的素质进行评价。由于医疗系统具有复杂的服务对象、工作内容、员工性质和岗位类别，评价指标繁多、评价难度较大，需要以适当的标准对医学人才进行分类，并根据实际情况对与其岗位相关的素质进行考核。

第二，专业能力评价与素质评价结合。相较于其他行业，医学人才具有社会责任重大、道德潜质要求高、知识技能高度密集、工作风险较高、劳动团队协作性较强等特点，优秀的医学人才必须德才兼备，在对其进行评价时，除了专业知识和能力以外，还需格外关注医德医风。

医学人才评价是医学人才管理工作中最核心的环节，贯穿于医疗行业人才资源开发管理的全过程，是定量和定性的结合，是一门集信息学、行为学、测量学、统计学、管理学、社会学及信息技术于一体的综合学科。医学人才评价通过考核行业准入、执业资格、工作效果等指标，采用考试、评审、考评结合、考核认定、个人述职、面试答辩、实践操作、业绩展示等不同方式，为医疗机构用人管理决策提供参考。

二、医学人才评价指标

（一）准入类评价

准入类评价是保证医学人才的职业道德和业务素质的第一道门槛，可加强医学人才队伍建设，进一步护佑人民群众的健康。

1. 医师资格考试　我国自 2022 年 3 月 1 日起施行《中华人民共和国医师法》，此前已生效 23 年的《中华人民共和国执业医师法》同时废止。《中华人民共和国医师法》加强和优化了医师执业管理，进一步明确了医师职责和权利义务，完善了医师考试注册管理制度。

根据《中华人民共和国医师法》，医师从事执业活动，须依法取得医师资格并经注册。医师资格在医师资格考试成绩合格后取得。医师资格考试分为执业医师资格考试和执业助理医师资格考试两级；每级分为临床、中医（包括中医、民族医、中西医结合）、口腔、公共卫生四类。到目前为止，我国医师资格考试共有 24 种类别。

随着社会发展和进步，特别是医药卫生体制改革不断深入，人民群众医疗服务需求快速增加，基层医疗机构缺少专业人才问题日益突出，为了提高部分地区乡镇卫生院医疗服务的可及性，2010 年，原卫生部在江西、贵州、云南和甘肃 4 个考区开展乡镇执业助理医师资格考试试点工作，后推行至全国。根据现行《中华人民共和国医师法》，报考执业助理医师资格考试的人员具有高等学校相关医学专业专科以上学历，在执业医师指导下，在医疗卫生机构中参加医学专业工作实践满 1 年。取得执业助理医师执业证书后，在医疗卫生机构中执业满 2 年的，可以参加执业医师资格考试。

取得执业医师资格，可视同取得医师职称；取得执业助理医师资格，可视同取得医师职称。按照《中华人民共和国中医药法》参加中医医师确有专长人员医师资格考核，取得中医（专长）医师资格，可视同取得医师职称。

2. 护士执业资格考试　根据《护士条例》，护士从事护理活动须经执业注册取得护士执业证书，通过国务院卫生主管部门组织的护士职业资格考试是申请护士执业注册的必要条件。

《护士执业资格考试办法》（卫生部、人力资源社会保障部令第 74 号）规定，护士执业资格考试实行国家统一考试制度。统一考试大纲，统一命题，统一合格标准。护士执业资格考试包括专业实务和实践能力两个科目。在中等职业学校、高等学校完成国务院教育主管部门和国务院卫生主管部门规定的普通全日制 3 年以上的护理、助产专业课程学习，并取得相应的学历证书的人员，可以报考护士执业资格考试。取得护士执业资格，可视同取得护士职称。

（二）资格类评价

我国的卫生职称制度与职业资格制度之间日益实现了充分有效的衔接。2000年，原人事部、原卫生部下发《关于加强卫生专业技术职务评聘工作的通知》（人发〔2000〕114号），自此之后，卫生职称逐步建立起政府宏观管理、个人自主申请、社会合理评价、单位自主聘任的管理体制，卫生专业技术资格考试制度逐步在全国范围内推行，其对调动广大卫生专业技术人员积极性、提高专业技术能力、加强行业队伍建设发挥了重要作用。

党的十八大以来，以习近平同志为核心的党中央始终高度重视卫生健康人才队伍建设。在扶危救困、大战大考面前，广大医务人员听从组织召唤，毅然决然，不计报酬，不顾安危，冲锋在前。习近平总书记多次肯定、称赞广大医务人员的优秀业绩和重要贡献，引领全党全社会形成尊医重卫的良好风尚，强调要着力发挥广大医务人员积极性，关心爱护医务人员身心健康。国务院原总理李克强指出要"开展以能力为导向的考试评价改革，推进突出临床实践的职称评定"。

2021年6月30日，人力资源和社会保障部、国家卫生健康委、国家中医药局发布《关于深化卫生专业技术人员职称制度改革的指导意见》（人社部发〔2021〕51号），提出卫生专业技术人员职称评价基本标准，为科学客观公正评价卫生专业技术人员提供了制度保障。《"健康中国2030"规划纲要》等文件也对深化卫生专业技术人员职称制度改革作出了部署。

目前，中初级卫生专业技术资格考试实行全国统一组织、统一考试时间、统一考试大纲、统一考试命题、统一合格标准的考试制度。部分中、初级职称已经实现了以考代评和与执业准入制度并轨的考试制度，已统一考试的专业不再进行相应的职称评审或认定。但副高级和正高级职称多还是采用考评结合的评价方式。

医学作为一门实践科学，要有丰富的临床实践经验、经过长时间积累才能保证医疗质量和医疗安全。中初级卫生专业技术资格考试报考条件的流变也充分突出了临床实践导向。《关于深化卫生专业技术人员职称制度改革的指导意见》（以下简称"《指导意见》"）贯彻落实了中共中央《关于深化人才发展体制机制改革的意见》和中共中央办公厅、国务院办公厅《关于深化职称制度改革的意见》的要求，对医疗卫生行业的职称评价制度进行了重大改革。

主治医师拥有较高的处方、会诊、手术、有创诊疗等医疗权限，承担了较重的人民群众生命健康责任。在本次职称制度改革中，临床、口腔、中医类别医师，无论学历层次，在报考中级卫生专业技术资格考试前均须取得住院医师规范化培训合格证书，并从事一定期限的医疗执业活动。该要求将临床中级职称与住院医师规范化培训制度相衔接，对不同学历人员一视同仁，鼓励医学生"早临床、多临床、反复临床"，有助于进一步巩固住院医师规范化培训制度，不断提升医生临床工作水平。

根据《指导意见》，具备大学本科以上学历或学士及以上学位者，从事护士执业活动满1年，无需参加初级卫生专业技术资格考试，可直接聘任护师职称。该文件同时对具备本科及以上学历的人员报考药（技）师、主管药（技）师考试前需从事本专业工作的时间进行了规定。以上改动和规范与护理、医技（药剂）岗位的特点息息相关，符合医疗卫生行业的实际要求。

（三）效果类评价

随着卫生健康事业进入新时代，卫生职称工作与实施健康中国战略要求、与人民日益增长的美好生活需要相比，存在着评审标准过于强调论文、实践导向性不强、重视临床不够等问题，《指导意见》进一步改革完善了卫生专业技术的职称评价制度，更好地发挥了职称评价的"指挥棒"作用。效果类评价指标能够充分评价医学人才在执业全过程中多角度的表现，除在职称晋升中得到广泛运用外，还可在单位招聘选拔、医疗权限开通、岗位等级晋升、干部选任等环节作为重要参考。

1. 医德医风　　医德医风是位于人才评价首位的指标，为鼓励卫生专业技术人员钻研医术、弘扬医德、匡正医风，具体可通过以下指标对其进行评价。

（1）党支部测评和单位内部民主测评结果。

（2）患者满意度及有效投诉次数。该指标数据可以通过委托第三方以问卷调查、电话回访等方式收集。

（3）在重大自然灾害或突发公共卫生事件中的表现。对于参与非典型肺炎、禽流感、新冠肺炎等疫情防控的一线医务人员，可视情况给予提前参加职称考试、职称评审、岗位等级晋升等优惠政策。

（4）负面清单。医务人员应严守《加强医疗卫生行风建设"九不准"》，遵循《医疗机构工作人员廉洁从业九项准则》，若存在利用职务之便索要、非法收受财物或牟取其他不正当利益，学术造假等不当行为，直接视为未达到医德医风的基本要求。对通过弄虚作假、暗箱操作等违纪违规行为取得的职称，一律予以撤销。

2. 临床能力　　独重科研能力是医疗人才评价中的痼疾。究其本源，科研水平的考核更易产生定量结果，进而展开横向比较。在国内医院排行时，科技创新能力更是体现医院综合实力的重要部分，综合医院的科研实力代表了核心竞争力、社会地位和影响力。但是，卫生行业是实践性极强的行业，理应突出实践能力业绩导向，破除唯论文、唯帽子、唯职称、唯学历、唯奖项论的倾向，鼓励卫生专业技术人员扎根防病治病一线。想要科学准确评价医学人才的执业能力和水平，势必须科学设置评价标准，对其工作的过程和结果进行综合、定量的评价。

（1）日常工作能力：评价医学人才日常工作能力，需重点考查其业务工作的数量和质量。以临床医生为例，可抓取以下指标进行参考：

1）临床工作量：门诊人次、急诊人次、出院人数、手术例数、危重患者抢救次数、年专家门诊次数、年会诊次数等。

2）临床工作质量：手术并发症发生率、出入院诊断符合率、诊疗疾病覆盖范围、开展手术或操作的覆盖范围、三/四级手术占比、单病种诊疗例数、平均住院日、急危重症抢救成功率、CMI 值、DRGs 数据、年主持死亡病例讨论次数、医疗纠纷与司法诉讼次数、院内感染率、病历质控情况等。

3）医学人文素养：团队意识、领导能力、协同能力、沟通能力等。

为保证准确性和客观性，日常工作能力评价的顺利开展需要在较高的医院信息化管理水平为前提下，收集大量临床数据，进行科学分析和比较。

（2）临床技能考核：为提高卫生专业技术人员的执业水准，保证医疗质量和医疗安全，国内多家医院已开展了将临床技能考核纳入职称晋升环节中的探索。

根据不同学科和岗位的特点，可将临床医学人才分成外科医师、内科医师、医技类医师、技师类（含药剂）和护理类 5 类。在开展技能考核时，结合具体工作内容，灵活使用临床思维病例答辩、指定手术/操作考察、典型案例汇报、个人述职等方式，组织专家组，就专业知识水平、人文伦理及职业素养、提炼概括和沟通表达能力等指标进行评分。职能部门可将得分及组内排序进行整理，供人才评价主体定量参考和比较。

3.科研能力　目前，国内多数医院对医学人才的科研能力仍有一定硬性标准，同时，大型医院内普遍存在一定数量的专职科研人员。结合各学科特点，如下指标可用于评价医学人才（尤其是医学科研人才）的科研能力。

（1）学术成果：获专利次数、发表论文数量与质量、科研立项、学术获奖情况、新技术开展情况、科研成果转化情况（临床转化应用量、转化应用社会效益、转化应用经济效益）等。

（2）学术地位：学术团体任职情况、期刊任职情况、人才称号、专家库成员和特贴专家等、国家及省市学科带头人等。

4.教学能力

在医教协同大背景下，三甲医院承担着区域医学人才培养中心的责任，这对临床医疗人才的医教能力提出了更高的要求。

（1）住院医师规范化培训带教能力：带教住院医师规范化培训生人数、住培医师结业考核人均成绩、示范性教学查房等。

（2）继续医学教育能力：开展继续教育主讲次数、继续教育项目负责人、开展健康讲座次数等。

（3）专业教学能力：博导和硕导聘任情况、全日制本科教学课时、培养研究生毕业人数、教学类竞赛获奖情况等。

5.社会服务　医疗资源分配的不均衡性、医学知识的专业性决定了医学人才提供社会服务的必要性，社会服务的情况充分展现了医学人才将专业知识和社会责任结合的程度。考核医学人才社会服务水平的指标包括但不限于基层医疗卫生服务开展、医学科普工作情况、社区宣教情况等。

（1）基层医疗卫生服务：为继续全面落实优质医疗资源下沉，资源共享，促进基层医院发展，医学人才提供基层医疗卫生服务的情况也是医学人才评价的重要指标之一。《中华人民共和国医师法》第46条规定，"执业医师晋升为副高级技术职称的，应当有累计一年以上在县级以下或者对口支援的医疗卫生机构提供医疗卫生服务的经历；晋升副高级技术职称后，在县级以下或者对口支援的医疗卫生机构提供医疗卫生服务，累计一年以上的，同等条件下优先晋升正高级技术职称。"《关于深化卫生技术人员职称制度改革的指导意见》更是指出，"援外、援藏、援疆、援青等以及在重大突发公共卫生事件处置中表现优秀的卫生专业技术人员，同等条件下优先评聘。"

（2）医学科普工作：完善评价标准，实行代表性成果评价是医学人才评价机制改革的要点之一。向大众普及本专业科学知识形成的科普作品可以反映医学人才对经济社会发展的实际贡献，可以作为医学人才的代表性成果之一纳入考核指标。

（3）其他：社区宣教情况、义诊参加次数。

6.发展潜力　全面的人才评价不限于对人才的当下状态进行测评，还应当包括对人才动态的、发展的评价。医学人才的能力水平与民众生命健康息息相关，医学人才的发展潜力引领着社会卫生事业发展进步。因此，虽然对此项指标的量化考核难度较大，但其意义重大。在实践中，笔者认为医学人才所在单位资质、专业特色、学科建设情况、个人洞察学科前沿信息的能力和国内外合作交流情况等可以反映出医学人才的发展潜力。

三、医学人才评价方式

探讨医学人才评价方式，是在确定医学人才评价标准，即在解决"评价什么"问题的基础上，进一步解决"怎样评价"的问题，根本原则是坚持量性评价与质性评价相结合，以客观的"量"来确保最低准入门槛，又在此基础上推行代表作评价制度，以标志性成果的"质"来有效区分人才层次。

从人才评价制度的建立到付诸多年实践，目前，我国各个领域的人才评价工作已经积累了丰富的经验，取得了明显的成效，但是总体上仍存在诸多问题，在评价方式层面具体表现为评价方式单一、评价手段陈旧、评价社会化程度不高等，这些问题同样存在于医学领域，亟待进一步创新改进人才评价方式，完善评价这个指挥棒，深化人才发展体制机制改革。

（一）人才评价主体（多元评价方式）

科学化和社会化是建立人才评价机制的主要目标，做到科学化要求评价方式科学，评价程序规范公正，社会化的核心是评价主体的社会化和多元化，即人才评价主体打破常规，不再局限于行政管理部门范围内，而是面向全社会。

目前，我国的人才评价工作存在"官本位"和"行政化"倾向，即行政部门过多地主导或参与到微观管理和具体事务性工作中，行业协会等社会组织主体作用尚未得到充分发挥。在人才评价主体上，充分发挥政府部门、市场、专业组织、用人单位等多元评价主体的作用，能有效地纠正上述倾向，使人才评价结果更显客观公正。

在医疗卫生领域，按照社会和业内认可的要求，应建立以同行评价为基础的业内评价机制，注重引入市场评价和社会评价，打破评价主体过于单一、评价角度不够全面客观的局面，充分发挥多元评价主体作用。可以根据不同医疗卫生机构、不同专业岗位人才的工作特点和岗位职责，确定相应的人才评价重点，并科学合理、各有侧重地组合应用人才评价方式，并建立起评价方式动态更新、常态调整机制。针对临床医护人员，可在人才评价体系中适当引入由患者、市场和专家等相关的第三方评价，拓宽参评主体的广度和覆盖面。

1. 同行评议

同行评议是目前在专业技术领域公认的最科学的评价形式，也是目前科学界学术交流、评价实践首选的最优方式，本质上是依据同行所持有的学术鉴别能力进行评价。相比于量化评价方式，同行评议法的优势在于能够充分发挥评议专家的专业知识及经验，对研究成果的质量水平做出更准确的评判。但是，这种评价方式也存在诸多缺点，主要是评价结果易受主观因素影响，包括人际关系，评议人的理解能力、对评价对象的熟悉程度等。

针对医学人才评价，须强调职称评审同行评议环节的公开透明度。可以建立健全回避制度、公示制度、违规处理制度等保障制度体系，并要求具体专业领域的专家对评价对象的代表性成果给出具体的评价意见，以确保评价过程的真实性和严谨性。另外，当不同专家的评价结果出现明显差异时，评审专家组应给出具体的说明。这些评议意见和说明等过程性材料都应留存备查，经查发现评议环节存在严重违规问题的机构及专家，应按规定予以问责。

2. 社会评价

国外有些国家开展了社会工作者评价工作，实质上是在以国家主管部门、用人单位为主体的评价体系中引入社会评价，主要是发挥行业协会的作用，由行业协会制定行业规范和评价标准，重点考察职业操守和服务水平。

针对国内，医学人才评价工作的社会评价参与度并不高，评价主体较为单一。相较于中国内地，中国香港拥有公私营双轨运营的医疗体系，对私营医院的监督指导主要是依靠与医疗相关的各社会组织，例如，中国香港医疗行业协会中的医务委员会，中国香港特区政府通过立法，赋予其医师执业登记、行政处罚、技能培训、医德评估等职能，负责处理医生的注册事宜，举办执业资格考试，监察管控医学道德、专业水平及专业纪律，对香港医疗行业的影响力相当深远。内地可借鉴香港模式，通过立法，逐步下放部分管理职能给行业协会，充分发挥行业协会参与医疗卫生领域医德医风评估、专业技能水平及专业纪律评价等各项职能，逐步提高人才评价体系的社会主体参与度。

3. 第三方评价

针对医疗卫生人才的全面评价，除了重点考察专业技能和创新能力，还可适当引入住院患者满意度、全国专科综合排名等考量因素，全面客观地体现医学人才的医疗服务质量。

患者满意度是我国公立医院医疗质量评价体系中的重要内容，2017年8月25日，国家卫生计生委办公厅发布了《国家卫计委办公厅关于开展医院满意度调查试点工作的通知》，明确提出要发展第三方患者满意度评价工作。可以充分借助第三方患者满意度评价的客观、公正、可靠、有效的优点，助力医疗机构医学人才综合性评价上一个新的台阶。首先，应选择合法独立的、专业专职的、社会化的患者满意度第三方评价机构；其次，问卷是评估医疗机构满意度的重要工具，可以委托第三方评价机构从服务质量、患者自身体验感、医务人员专业技术能力、医务人员服务态度等多个维度测评患者满意度，将患者的实际反馈情况紧密结合到既有的人才评价体系中进行综合考量。

全国医院专科综合排名能较为全面地反映医院各大专科在全国范围内的重要性和影响力，反映学科临床能力和同行认可，可以适当将各个专科的全国综合排名量值纳入不同学科、不同专业医学人才的分类评价体系，综合考量各专科人才在各专科领域的实际贡献，在一定程度上起到激励人才发展、促进学科建设、提升学科创新能力、优化管理体系等重要作用。

（二）人才评价手段（丰富评价手段）

综合来看，人才评价手段包括考试、评审、考评结合、考核认定、个人述职、面试答辩、实践操作、业绩展示等不同方式。针对不同学科、不同岗位的医学人才，可以科学灵活地组合运用多种评价手段相结合的评价方式，提高评价的针对性和精准性。

在医学人才评价领域，国外有相当成熟的执医考核测评体系，考评作为长期评价手段纳入医师的整个执业过程，主要是对医师的医疗能力、职业素养等内容进行系统考核。美国医师在取得医师执照后，仍须定期接受考核评估，根据考核结果评价医师的综合能力，只有通过考核才能维持医师资格。

在我国，针对包含医药护技等医学人才在内的专业技术人才，进行评价的基本制度之一是职称制度。近年来，各地人力资源部社会保障部门积极改进和完善职称制度，在评价方式上，部分系列推出以考代评、考评结合等手段，并不断改革完善评审方法，建立评审专家库，推行公示制度，进一步推进人才评价工作在公平公正的环境下开展。

1. 临床技能考核＋面试答辩

针对医疗卫生人才的职称晋升发展，应注重加强专业技能考核，针对高级职务申报，可采用临床技能考核、现场面试答辩的组合形式进行考察。根据不同学科和岗位的特点，可将申报人员分成外科、内科、医技和护理组，内、外科组采取大同行（不区分细化研究方向）评价形式，重点考核申报人员临床思维能力、动手操作能力及发展潜力，医技、护理组采取小同行（针对申报人研究领域精准区分）评价形式，重点考察申报人岗位胜任能力、实际操作能力和工作业绩。以分类评价思维，精细化考核不同学科、不同岗位医学人才的专业技能及实际操作能力，在确保申报准入门槛的前提下，更好地突出人才差异化，体现专业技术人员实操能力水平的区分度。

2. 业绩展示＋个人述职

在职称申报、绩效考核等人才评价工作中，考评医学人才的业绩水平，不应局限于论文或专著、课题、奖项等既定范围，应不断扩大代表性成果范围，逐步囊括能体现个人专业技术能力和水平的标志性工作业绩，具体包括技术专利、科普作品、技术规范或卫生标准、临床病案、护理案例、应急处置情况报告、流行病学调查报告等，促进人才业绩评价突破只看科研业绩的局限，进一步开拓评价视角和覆盖面，提倡、鼓励医学人才的全面发展。另外，可以通过个人述职的形式，使考评小组及专家充分了解医学人才的工作总体情况及个人思考，为综合考量医学人才的工作业绩及个人表现提供有力支撑。

（三）人才评价周期（科学设置人才评价周期）

针对任何专业领域的人才，进行评价考核的周期都不是固定不变的，应遵循不同类型人才成长发展规律，根据岗位的不同性质和特点，结合岗位聘用确定的期限，科学合理设置评价考核周期。对一位医学人才进行考核评价，应注重过程评价和结果评价、短期评价和长期评价相结合，根据不同类型人才的职业成长发展规律，合理安排考核间隔时间，克服评价考核过于频繁的倾向。

2017年1月，国务院原总理李克强在国家科学技术奖励大会上指出，要鼓励从事基础研究和原始创新的科研人员潜心研究，寄语广大科技工作者"可以十年不鸣，争取一鸣惊人"。2022年全国科技工作会议指出，更加突出激发人才创新活力，推进战略科学家培养使用、青年科技人才培育和高水平创新团队建设。在国家层面，为适当延长人才资助及评价考核周期提供政策支持，为科研工作者创新创造、持续研究创造优良的环境。

在医疗卫生领域，推动医院高质量发展迫切要求医教研紧密协同，然而医教研相关工作呈现投入大、周期长、回报慢的特点，产出成果难以在短期内显现出来，尤其对于从事基础研究的人才、青年人才等，可适当延长资助和评价考核周期，适当简化评价程序，鼓励持续研究和长期积累，例如，评价周期可放宽至3～5年甚至更长。对于国内、国际上享有崇高声誉的顶尖医学人才，可赋予其充分自主权，突出中长期目标导向，不做短期考核，为从事医教研相关工作的人才提供较为自主、宽松的环境。

（四）畅通人才评价渠道

医学领域人才评价渠道是否畅通、是否摆脱了各种条件限制，关乎医学人才的职称晋升、职业发展上升通道是否顺畅无阻。

1. 打破限制壁垒，畅通评价渠道

畅通医学人才评价渠道，应进一步打破户籍、地域、所有制、身份、人事关系等限制，依托具备条件的行业协会、专业学会、公共人才服务机构等，畅通非公有制经济组织、社会组织和新兴职业等领域人才申报评价渠道，确保非公有制经济组织、社会组织、自由职业专业技术人员与公立机构专业技术人员享有同等待遇。

目前，全国已有多个地区实现职称互认，已知的有京津冀、江浙沪、川渝等地区。通过建立职称资格互认机制，在一定区域职称管理权限范围内，实现职称评审结

果互认，推动人才在不同区域、不同单位之间实现职称互认，为重要医学人才跨区域、跨医疗机构流动提供便利。2021年8月，深圳市先行先试，对深港医学专业人才实施职称互评互认，首次为在深圳工作的港籍医生直接认定正高级职称，将深港两地的人才评价机制及标准相衔接，打破港澳医疗专业人才到内地执业的障碍。

2. 灵活调整指标，建立绿色通道

针对特殊人才，应适当采用特殊评价方式，即可在常规人才评价工作的基础上，适当开设特殊人才晋升通道。

为了推进人才队伍分类管理和评价机制改革，应不断丰富多元评价体系，开通"一招鲜"人才晋升绿色通道，对能力水平突出、作出重要贡献业绩的人才，对临床水平特别突出、教学科研能力特别强、同行影响力特别大的人才，应不受区域、比例、学历、资历、年龄、身份等申报条件的限制，对科研等量化指标可不作限制性要求，通过"一招鲜"申报通道选拔有突出贡献的人才，破格越级晋升职称、职业资格等级。

3. 规范境外人才准入，完善申报评价方法

建立科学规范的国外人才评价制度和准入制度，按照国际顶尖人才、国家和用人单位急需高层次人才等短缺人才制定科学的准入标准，改革完善职称评审制度，逐步建立起第三方和海外同行专家评审制度。完善外籍人才、港澳台人才申报评价办法，对引进的海外高层次人才和急需紧缺人才，建立评价绿色通道。考虑对引进符合条件的海外高层次人才实行职称直聘制度，对符合直聘条件的对象，放宽资历、年限等条件限制，采取"一事一议、一人一策"的特殊方式进行评聘。各地还可以从完善本地港澳台地区居民的职称评审政策着手，打破户籍、地域、身份、人事关系等制约，确保港澳台人员在专业技术考试、职称申报方面与本地人员享有平等待遇，推动专业技术人才多渠道参加职称评审，努力促进境内境外区域间的人才交流合作。

四、评价结果应用

《关于深化卫生专业技术人员职称制度改革的指导意见》（人社部发〔2021〕51号）中指出"坚持以用为本，服务发展。围绕用好用活人才，促进人才评价与使用相结合，满足各类用人单位选才用才需要，服务人民群众健康，服务健康中国战略。"由此可见，评价结果只有真正得到运用，为用人单位管理人才、选用人才提供决策依据，才真正发挥了评价的指挥棒作用。

（一）专业技术职务评聘

专业技术职务评聘即我们通常说的职称评聘，是医疗卫生机构最主要的人才管理方式之一。选拔类评价相较于准入类评价和资格类评价，评价结果更具差异性，故医学人才评价结果应用于专业技术职务评聘的内容主要为选拔类评价结果。

以浙江省某三甲医院为例，该院自 2020 年开始施行岗位分类评价改革，在卫生专业技术高级职务评聘中加入了临床能力评价、教学能力评价、代表性成果制度、代表作同行评议、"一招鲜"晋升通道等选拔类评价新举措。以上评价改革成果，在该院专业技术中级评审委员会评审过程中发挥极大的参考意义，得到了专家及业内的肯定。

以代表性成果同行评议举例，该院将高级职务申报人的代表性成果进行匿名处理后，发放至 3 名外院专家处评审（图 6-1）。评议结果分为两个部分：一为评议"是否达到职称要求"，分为"完全达到"（A）、"基本达到"（B）、"有欠缺"（C）、"差距较大"（D）；二为评议"是否推荐聘任申请"，分为"强烈推荐"（A）、"推荐"（B）、"一般推荐"（C）、"不推荐"（D）。

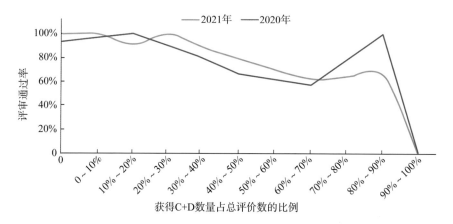

图 6-1　同行评议结果与评审通过率的关系

通过分析评审结果发现，获得 C、D 评议结果的比例与评审通过率之间呈现出明显的反相关关系。由此可见，同行评议的结果得到了评审专家的高度认可。

（二）聘期管理

聘期管理意即用人单位持续地对员工进行选拔性评价，打造长期有效的、能上能下的聘期管理制度。

自 2014 年始，国内高校开始试行"准聘 – 长聘"制度，制度的核心是"非升即走"

和终身教职。与美国终身教职制度缘起于保障教师学术自由的初衷不同，国内"非升即走"理念、制度的引进，是高水平大学为了打破教师终身制的"铁饭碗"，建立教师激励机制，进而增强教师能动性，逐渐提升师资队伍水平的重要手段。

以浙江省某综合性大学为例，其在部分岗位实行了预聘 – 长聘制教师的晋升发展新体系，进而带动了其附属医院高层次人才聘期管理的改革。以上岗位预聘期均为 6 年，实行年度考核、3 年期中评估、6 年期满评估结合的评估体系。然而预聘 – 长聘制度也面临着现实的困境，该制度在执行"非升即走"准则的过程中亟待改进实施与评价方法，避免单纯从量化角度决定人员的"升"或"走"，以确保制度可以科学有序地执行。该大学印发的《全面深化改革实施方案》中指出，优化预聘制教师期满、期中评估与长聘教职评审的衔接，适时出台长聘教职评聘试行办法。推进长聘教职聘后管理工作，探索建立科学合理的绩效评估机制，加强评估结果的应用，引导长周期原创性研究，适时出台长聘教职岗位管理试行办法。

选拔性评价结果的应用，能有效解决聘期管理的困境。有研究者提出如下方式：一是完善同行评价制度，坚守学术本位，保证学术权力的主导作用，即依靠专业的、有公信力的同行评价制度，"以学术的标准评价学术"，确保评价结果的科学性；二是在关注数量的同时，适当增加"性质评价"，客观衡量新聘任人员的综合表现，既关注既有的学术水平，也重视对其发展潜力、个人发展。

（三）权限管理

评价结果运用于医院权限管理对医院医疗质量保障起到关键性的作用，医院权限管理的含义丰富，医疗类权限（手术分级管理、抗菌药物、抗肿瘤药物、病历书写、会诊权限等）、护理类权限、教学类权限、药物管理类权限等。

以手术分级管理制度为例，该项医疗权限的授予与医师岗位各项评价结果结合得越紧密，则管理越有效。

从准入管理上看，各级手术级别对应相应的专业技术职务，获聘相应专业技术职务是申请该项手术级别权限的前提条件。这项准入门槛，既避免了重复评价，又有效利用了评价结果。

从资质管理上看，为进一步保障医疗安全，在进行手术权限确定前，大部分医院医务科会另外再进行考核评价，重点评价申请医师的理论基础、手术技能、已开展相关手术例数等，同时，应结合科室对该医师的评价结果，最终授予相关权限。

从动态管理上看，无论是手术目录不断更新，还是医师职称技能不断变化，均决定了手术分级管理制度需要动态管理。常态化管理主要是通过定期调阅病历的方式对手术医师进行监督，这里可以使用病历质量评价的结果。对医德医风评价结果较差的医师则可以视情况将手术权限级别下调或者暂停。对专业技术职务更新的医师，则再一次重新申请高一级的手术权限。

（四）岗位管理

医学人才的选拔类评价过程特别是临床能力评价过程中发现现有人才队伍短板的有效契机，在评价结果中发现的问题可较好地指导后续医学人才队伍建设，同时，进行人员岗位分类、岗位调整、结构优化。

以浙江某三甲医院为例，该院作为岗位分类评价改革试点，首次在高级职务评聘中开展临床技能考核，通过此次考核，该院既能充分了解人才队伍中临床、教学、科研各方面能力突出的人员，同时，也能发现医学人才队伍一些问题，如部分医生临床思维能力欠缺，知识面过于局限专科范围，基础知识不够扎实等。

此外，根据评价的结果，能丰富各类岗位人才画像，精准评价人才的长处、缺点，进而为进一步调整人才结构，优化人力资源提供信息基础及重要参考。

五、新时代医学人才评价制度改革方向

随着卫生健康进入新时代，医学人才评价方式与实际战略要求、与人民日益增长的美好生活需要相比，还存在评审标准过于强调论文、实践导向性不强、重视临床不够等问题。

2016年，中共中央印发了《关于深化人才发展体制机制改革的意见》，提出应深化职称制度改革，提高评审科学化水平。中共中央办公厅、国务院办公厅印发的《关于深化职称制度改革的意见》要求，应科学分类评价专业技术人才能力素质，合理设置职称评审中的论文和科研成果条件，不将论文作为评价应用型人才的限制性条件。

2018年，中共中央办公厅、国务院办公厅印发《关于分类推进人才评价机制改革的指导意见》，指出改进医疗卫生人才评价制度，强化医疗卫生人才临床实践能力评价，合理确定不同医疗卫生机构、不同专业岗位人才评价重点。

2020年，教育部、科技部发布《关于规范高等学校SCI论文相关指标使用树立正确评价导向的若干意见》（教科技〔2020〕2号）文件，重点提出建立健全分类评价体系以及优化职称（职务）评聘办法。要求对不同类型的科研工作应分别建立各有侧重的评价路径，并且在职称（职务）评聘中，建立与岗位特点、学科特色、研究性质相适应的评价指标。

综合以上一系列国家政策精神，新时代背景下医学人才评价制度改革主要在于突破以下几个重点。

（一）破除"五唯"导向

唯论文、唯帽子、唯职称、唯学历、唯奖项论等倾向在医学人才评价过程中是临床、教学能力评价、过程性评价手段缺位造成的后果之一。长期以"五唯"作为评价指挥棒，不仅不利于发挥临床因为医生投身临床的积极性、不利于医学人才队伍的建设，更可以近期、中期、远期地影响健康中国建设的战略要求的实现。

破除"五唯"的顽瘴痼疾，意即不把论文、科研项目、获奖情况、出国（出境）学习经历等作为申报的必要条件。科学合理对待论文，在职称评审和岗位聘任各个环节，不得把论文篇数和SCI（科学引文索引）等相关指标作为前置条件和评审的直接依据。不得把人才荣誉性称号与职称评审直接挂钩。

（二）突出品德评价

医学人才品德评价一直以来存在评价手段单一、以反向性评价为主等问题，在医学岗位上爱岗敬业、服务社会、乐于奉献等具备高尚品德的医学人才在日常评价过程中发挥正向作用的比例仍然不高。

新时代的医学人才评价，要把品德放在重中之重的位置。第一，要把品德评价作为门槛类条件，可作为一票否决条件，如对弄虚作假和学术不端的人员作否定性评价，对涉及主要责任医疗责任事故的主要负责人进行否定性评价。第二，把品德评价要作为优先条件，对医德高尚、救死扶伤、奉献医学事业的人才开通绿色通道。

（三）实行分类评价

医学人才岗位类别繁复，各岗位属性和岗位职责差异性很大，用一套标准去评价所有岗位的人员显然无法科学客观。

分类、分层评价是更为科学的评价方式。将医学人才分为医、药、护、技四个专业类别，各个专业类别分为设立初级、中级、高级，初级分设士级和师级，高级分设副高级和正高级。各个类别和各个层级设置不同的准入门槛条件，采取不同的评价标准和评价方式。

（四）突出评价业绩水平和实际贡献

重点评价临床实践业务工作的数量和质量，按照医、药、护、技四个专业类别分别制定评价标准。将门诊工作时间、现场工作时间、收治患者数量、手术数量、护理工作时间等作为职称申报条件，将质量效果、手术难度、手术质量、住院费用等作为重要指标进行量化评价，科学准确评价卫生人才的执业能力和水平。

（五）提升评价工作信息化水平

医学管理现代化必然意味着医学人才评价工作的信息化，没有信息化的基础性支撑，就无法适应精准科学评价各级各类医学人才的新需求。

根据国家文件精神，现有的医疗卫生机构信息系统，应当具备收集医学人才工作量、病案、绩效考核、工作时间等数据的能力，也要积极地探索利用信息化手段开展职称申报、职称评审、证书查验等工作，使人才少跑路，使信息多跑路。

（六）加强过程性评价

"一考定职"的评价方式是相对粗放的、落后的，新时代的医学人才评价，既要进一步优化结果性评价，更要填补过程性评价缺失的空白。加强过程性评价的方式主要为适当延长医学人才评价的周期，引入过程性评价数据作为结果应用的重要参考依据，将短期评价和长期评价相结合，鼓励医学人才持续研究和长期积累。

《国务院办公厅关于推动公立医院高质量发展的意见》（国办发〔2021〕18号）中指出："以建立健全现代医院管理制度为目标，强化体系创新、技术创新、模式创新、管理创新，加快优质医疗资源扩容和区域均衡布局，力争通过5年努力，公立医院发展方式从规模扩张转向提质增效，运行模式从粗放管理转向精细化管理，资源配置从注重物质要素转向更加注重人才技术要素，为更好提供优质高效医疗卫生服务、防范化解重大疫情和突发公共卫生风险、建设健康中国提供有力支撑。"由此可见，党的十八大以来，公立医院高质量发展对精细化管理的需求，对人才队伍的要求都更上了一个台阶，唯有深入地全面地进行医学人才评价制度改革，才能真正推动新时代公立医院高质量发展。

典型案例

不拘一格评人才　人尽其才促发展：
浙大一院进一步深化岗位分类评价改革

新春开新局，发展谋新篇。为进一步促进医院高质量发展，持续加快国家医学中心建设，浙江大学医学院附属第一医院落实落细中央政策文件精神与浙江大学深化改革项目，在重点难点上使狠劲出实招，牢牢抓住人才队伍建设这个"牛鼻子"，深化岗位分类评价改革，为医院发展注入源源不竭的内生动力。

改什么？怎么改？上下一心，合力谋划改革新蓝图

多年以来，浙江大学高度重视卫生技术队伍建设，就落实和扩大附属医院人事管理自主权，坚持分类评价、体现岗位差异提供了大力支持。

2019年5月，浙江大学人事处会同医学院、各附属医院商讨卫生技术人员分类评价改革，起草了《浙江大学医学院附属医院卫生技术人员分类发展实施意见》。

2020年浙江大学计划以试点项目为突破口，发挥试点改革的引领示范作用。浙大一院敢为人先、勇于担当，成为浙大首家全面试水分类评价改革的附属医院。医院党委书记梁廷波教授第一时间对改革关键进行指示，对试点工作开展部署，浙大一院率先在卫生专业技术高级职务评聘中设置临床技能考核分组评价，引入代表作同行评议机制。

2021年，在浙大一院试点改革的经验基础上，浙江大学将"优化附属医院队伍分类管理和评价机制改革"纳入学校2021年度深化改革重点项目，成立卫生技术人员分类评价工作小组，在"进一步完善卫生技术人员岗位分类""进一步探索过程性考核机制""进一步优化临床技能考核""健全代表性成果同行评价体系"和"开通'一招鲜'人才晋升绿色通道"等五个方面深入推进相关工作，并将试点范围推广至7家附属医院。

如何为"好医生"画像？丰富评价维度，建立起科学评价体系

量才适用，就要用辩证的观点看待人才的长处和短处，浙大一院通过优化结果评价，强化过程评价，探索增值评价，健全综合评价等一系列组合拳出实效：

一是抓取临床工作数据，加强过程性评价。为避免结果导向、"一考定职"，重点评价临床实践业务工作的数量和质量，浙大一院克服了技术难题，成功抓取申报医疗岗高级职务人员2021年上半年的临床工作数据，包括门诊人次、急诊人次、出院人次、手术人次、CMI指数、三/四级手术占比和病历质控情况等，同时，列出其所在科室的全科工作量供评审参考。

二是大小同行结合，综合考核临床技能水平。按照社会和业内认可的要求，建立以同行评价为基础的业内评价机制，根据不同学科和岗位的特点，将申报人员分成外科、内科、医技和护理组，内、外科组采取大同行（不区分细化研究方向）评价形式，重点考核申报人员临床思维能力、动手操作能力及发展潜力，医技、

护理组采取小同行（针对申报人研究领域精准区分）评价形式，重点考察申报人岗位胜任能力、实际操作能力和工作业绩。

三是扩大代表性成果范围，破除"五唯"顽瘴痼疾。自 2020 年开始，浙大一院高级职称评审增加了代表作同行评议环节，但当时仅将符合晋升条件的论文送审。2021 年，除论文或专著、课题、奖项以外，申报人还可提交技术专利、科普作品、技术规范或卫生标准、临床病案、护理案例、应急处置情况报告、流行病学调查报告、人才培养工作成效等其他可以代表本人专业技术能力和水平的标志性工作业绩。

通过放宽代表性成果的范围，对申报人的评价不再囿于科研业绩，申报人的专长得以充分表达，对卫生技术高级职务的评价思路也大大拓宽。

人才无定珍，器用无常道：大胆试水人才晋升"一招鲜"

发掘人才用好人才，就要准确把握人才的内涵。"骏马能历险，犁田不如牛；坚车能载重，渡河不如舟"。对人才的评定，本就不应该局限职业和领域，而应以相关人员所创造的社会效益和价值为最重要的衡量标准。人才评价多元化，才能使更多不同行业的人才脱颖而出、获得尊重，才能促进人才的多维化、差异化发展。

浙大一院不断丰富多元评价体系，完善人才发展通道。自 2021 年起，浙江大学为临床水平特别突出、教学科研能力特别强、同行影响力特别大的人才特别开通了"一招鲜"申报通道，对科研等量化指标可不作限制性要求。

得益于"一招鲜"申报通道的设立，两位分别因在教学和临床方面有突出贡献而成为医院推荐的"一招鲜"人才，目前两位人才均已通过高级职务评审，由浙江大学分别聘任为副主任医师和主任医师。

此外，申报副主任医师的消化内科王医师多次参加教学类比赛并获奖，得到了诸多媒体报道，为校争光。申报主任医师的眼科盛医师自 2015 年起与感染科合作，率先在眼科开展巨细胞病毒视网膜炎的综合诊疗，形成了一整套 CMVR 个体化综合诊疗方案，实现了对该病的全周期治疗，显著降低了该病的致盲率（从2015 年的 26% 降至 2020 年的 2.94%）。

各美其美，美美与共：为促进医院高质量内涵式发展汇聚人才力量

"功以才成，业由才广。人才是经济社会发展的第一资源，实施岗位分类评价是发展的必然要求。"浙大一院党委书记梁廷波教授强调，自 2016 年起，中共中央和国务院办公厅陆续发布有关人才发展体制机制和人才评价制度改革的若干意见，2020 年人力资源和社会保障部、国家卫生健康委发布的《关于深化卫生专业技术人员职称制度改革的指导意见（征求意见稿）》更是提供了明确导向，提

出应重点评价临床实践等业务工作的数量和质量，引入治疗效果、手术质量等临床指标进行量化评价。

在中央、浙大文件指引下，院领导班子大胆试水、积极部署，各学科主任大力支持、主动担当，作为浙江大学附属医院中开展岗位分类评价改革的先行者，浙大一院始终努力探索建立更加科学全面的评价体系，杜绝评审标准过于强调论文、实践导向性不强、重视临床不够等问题，激发各类人员的活力和动力。

2021年，浙大一院获批首批"辅导类"国家医学中心和全国公立医院高质量发展试点单位，国家传染病医学中心也正式挂牌。浙大一院应势而谋、敢为人先开展分类评价改革，快人一步积累了宝贵的前期经验，为国家医学中心建设和医院高质量发展提供了坚实的人才基础和制度保障。今后，浙大一院将持续深化岗位分类评价改革，进一步推动医院人才工作高质量发展，为提升医院治理体系和治理能力现代化、促进医院高质量内涵式发展，全力推进国家医学中心建设贡献力量。

第四节　服务保障：留得住人才的关键法宝

一、医院人才服务与保障概述

（一）医院人才服务与保障的概念

医院人才服务与保障是指医疗机构及机关部门，以强化医学与健康领域人才吸纳、维持、开发、激励为目标而开展的一系列配套活动或措施。在狭义上，医院人才服务与保障主要是指医疗机构依据相关政策而提供的基础福利待遇以及以事务性工作为主的后勤服务。在广义上，医院人才服务与保障涵盖了有利于医学与健康领域人才发展的支撑性、辅助性因素，包括顶层设计、政策制度、社会环境、组织文化以及具体措施等。

（二）医院人才服务与保障工作的主体和客体

在狭义上，医院人才服务与保障工作的主体为医院的各职能部门，包括负责待遇保障和团队建设的人事部门，负责职工福利的工会，负责后勤的总务部门，负责业务管理的医务部门、教学部门、科研部门等；客体为医疗机构在职的高水平人才、青年人才。此时，二者间趋向于服务供给关系。广义上，医院人才服务与保障的主体是各项影响人才工作的要素，包括国家、省、市等各层面的人才政策，与生命健康领域人才相关的政务服务工作等，客体则为医院所有人才及潜在人才。

（三）医院人才服务与保障工作的原则

1. 以人为本

在医院人才服务与保障活动中，应坚持以人才为本，以人才利益为核心，将人才的实际利益需求作为一切工作的出发点和落脚点。在实际工作中，应充分考虑现实情况，不拘泥于服务保障形式，切实围绕人才工作和发展的特点，不断完善人才服务与保障的政策设计、流程体系、具体措施等。

2. 系统性

人才服务与保障涉及政策广、部门多，内容杂，且各项工作间具有一定的横向或纵向联系，并非割裂的独立单元。这就需要从宏观的视角，运用系统的观点、理论和方法开展活动，同时，进行整体分析不断优化，从系统论的角度来开展相关工作以及解决存在的问题。当开展某项工作时，可能要以其他工作为前提，并同时成为另一项工作的前提；当对某项政策进行调整时，可能会对其他相关工作产生不同程度的影响。因此，人才服务与保障工作需要做好周密的计划，具备完善的流程，充分考虑各环节内容，以提高工作效率和服务质量。

3. 兼顾同一性和特异性

人才服务与保障具有一定的普适性，通常同一层次的人才皆可以享受相同的政策。医院在开展工作时，应在服务与保障的内容、质量等方面保证统一的高水平，不能出现原则上、主观上的差异。例如，人才的住房保障应保证统一的标准，同一层次的住房条件不能具有较大的差异。此外，由于人才具有不同的教育背景、专业方向、工作经历、家庭情况、个人偏好等，因此，需要在合理的范围内提供具有一定特异性的服务与保障措施。

4. 动态性

人才服务与保障作为一种集政策、服务、福利等相统一的复杂工作，在纵向上涉及国家、省、市和医院的相关政策规定等，在横向上涉及各职能部门的工作制度和业务流程。这要求工作人员不断更新人才相关政策知识储备，不断根据人才战略方向及发展趋势持续更新、学习，把握人才政策发展脉络、动态调整工作内容、优化相关流程，并根据实际情况进行一定程度的外延，为各类人才提供最新的人才政策解答以及最新的人才服务保障。

（四）医院高质量人才服务与保障的特点

1. 紧密联系外部环境

医院人才服务与保障工作不仅受人才工作需求的影响，而且与外部环境的发展演变密不可分。影响医院人才与服务保障的外部环境因素主要包括政策环境、社会环境、专业领域、国际环境等。高质量的人才服务与保障应紧密联系外部环境，及时调整相关政策措施。

（1）政策环境：深入贯彻落实人才强国战略需要各类人才政策的有力支撑。在不同的发展阶段，政策会呈现出一定的差异性，这些差异可能会导致人才服务与保障的方向变化和措施调整。医院的人才服务与保障工作人员应了解各级政策的实时动态，及时做出相应反馈与调整。

（2）社会环境：随着社会发展，人们的需求层次愈加广泛，人才服务与保障的内容也要随之迭代更新。例如，过去人才服务与保障可能更多关注于个人的福利待遇、工作和居住环境条件、子女教育等，而如今社会竞争愈发激烈，人才服务与保障工作对平台建设、团队建设以及人才价值的自我实现提出了更高的要求。

（3）专业领域：不同专业领域的人才所需的保障措施具有一定的差异性，这种差异体现在设备设施种类和数量、团队规模和成员专业类别等方面，这要求人才服务与保障工作要更加精细化，更具有针对性，并紧跟行业发展趋势。

（4）国际环境：在当前国家人才战略的部署下，各领域不仅需要本土人才推动行业发展，同时，需要越来越多的海外人才为祖国发展提供强大动力和新鲜活力。为吸纳更多海外人才来华就业，人才服务与保障工作要同时，兼顾国际形势、国际关系，充分考虑海外人才来华工作可能面临的困难和阻碍，有效统筹利用相关资源，出台系列针对海外人才来华工作的服务与保障措施。

2. 服务形式应具有灵活性

医院人才服务与保障工作以人才发展实际需求为导向，以追求实际效果为目的，不拘泥于单一的服务形式。例如，在招募团队人员时，不仅要通过常规招聘选拔成员，还应通过行业引荐等形式物色优秀人选，从而打造实力雄厚的人才团队；例如，在为人才提供住房保障时，不仅要为新引进人才提供短期过渡房，更要结合当地政策协助人才顺利购房，从而为其提供满意的居住场所，保证人才工作稳定性。

3. 需要多部门协作联动

为了符合当今人才工作和发展需求，医院人才服务与保障工作内容愈加广泛，逐渐从单一的"点对点"模式转变成复杂交织的"网络化"模式。这不仅是人才与提供服务保障的相关部门或机构间的交流,更需要各部门或机构间进行的协同联动。

4. 需要依托信息化手段

当前社会节奏加快,社会分工愈加精细化,行政服务流程涉及部门多、业务广、流程繁简不一。为提高服务效率,线上行政服务形式逐渐成了当今主流,人才在相关网站既可充分了解各项政策、服务流程、注意事项等,也可大幅节省往返于各业务部门的间接成本。因此,应依托信息化手段开展具体工作,向着"最多跑一次"的便民模式逐渐靠拢,不断提高服务满意度。

(五)人才服务与保障的意义

人才服务与保障工作是人才工作中不可或缺的一环,是做细做实人才工作的重要举措,是引进人才、用好人才、留住人才的重要保障。其在解决人才工作生活中的实际难题,保障人才发展良好的工作生活条件,确保人才能无后顾之忧全神贯注投入工作等方面发挥重要作用,从而进一步推动人才工作全面进步,对加快打造世界重要人才中心和创新高地具有重要意义。

二、医院人才服务与保障的体制机制

不断推进人才工作机制体制改革,做好人才服务与保障工作,破除服务与保障过程中的体制机制障碍,把人才从形式主义的束缚中解放出来,对于保障人才良好发展具有重要意义。因此,坚持党管人才、做好统筹规划、形成多元投入机制和服务保障定期反馈机制愈加重要。

医院作为生命科学发展的重要场所,需要根据新时代人才工作特点,立足实际,积极探索,发挥区域优势,通过深化人才发展体制机制改革,激发激活创新创造的动能,持续赋能改进医院人才服务与保障体系工作。

(一)党管人才

坚持党对人才工作的领导,是做好人才工作的根本保证。千秋基业,人才为本。党管人才,即党要实施人才强国战略,全方位支持人才、帮助人才。充分发挥党总揽全局、协调各方的领导核心作用,抓大事、抓要事、抓难事,努力形成党建统领的良好局面。医院坚持党管人才就要针对医院人才工作特点,不断强化党对人才工作的引领。医院党委要发挥党的政治思想优势、组织优势和密切联系群众的优势,严格把关人才的政治素质,落实意识形态的主体责任,逐步形成健全党委联系专家制度,通过定期组织人才座谈,把握人才的思想动态,保障人才在政治上得到充分信任，在工作上得到有力支持，在生活上得到良好保障。

（二）统筹规划

未来的竞争归根到底是人才的竞争，人才的发展离不开合理的统筹规划。"凡事预则立，不预则废"。医院要借助医改、公立医院高质量发展等契机，科学绘制医院发展规划蓝图，统筹规划医院学科发展目标、人才队伍建设目标等。在全力做好医学领域战略科学家、领军人才和优秀青年人才引育工作的同时，统筹协调各类支持保障资源，打造高质量人才发展中心。

（三）多元投入

人才投入是人才工作的重要环节，是人才工作取得成效的重要保障。健全政府、社会、单位和个人的多元化人才投入机制；加大人才发展投入，提高人才投入效益，确保人才投入适应社会发展需要。当前医院统筹各类投入，逐步建立良好的人才投入机制，确保人才工作的优先保障地位。医院要充分发挥区域优势，不断完善资金管理、使用机制，在争取各类人才项目支持和各级财政支持的同时，整合医院资源、引用社会资本，逐步形成人才发展、成果转化等过程中多方参与的多元投入保障机制，为人才成长发展提供更加坚实的保障。

（四）定期反馈

在人才引进发展过程中，优质的人才服务与保障是提高人才体验感和满意度的重要措施。注重质量管理，借助 PDCA［质量管理的四个阶段，即 Plan（计划）、Do（执行）、Check（检查）和 Act（处理）］，建立完善服务与保障监管机制，确保服务质量和保障力度。例如，定期组织召开人才座谈会、人才沙龙活动，通过不同渠道，收集人才对服务与保障的意见和建议，建立良好的反馈机制，为日后持续改善人才服务与保障工作提供借鉴参考。另外，要充分发挥人才工作领导小组在人才服务与保障监管中的领导监管作用，形成保障有力、监管有序、反馈有道、整改有效的服务与保障反馈监督机制。

三、医院人才服务与保障亮点

人才服务与保障的主要内容包括薪酬、住房、福利、科研平台、团队建设等。近年来，随着海外高层次人才引进规模逐渐扩大，医院还需要建立针对海外高层次人才来华工作的相关服务机制。

（一）完善薪酬制度

人才具有特殊性，实行符合人才特点的薪酬制度是做好人才服务保障的重点工作之一。医院按照人才类型设定多元的薪酬制度，注重稳定收入和有效激励；发挥薪酬的保障功能，体现岗位差异，注重长期激励；同时，对关键人才实施一人一议，有效激励鼓励各类人才的工作积极性，使促进医院发展的各类源泉充分涌流。

目前，医院引进的人才，从岗位类型上分为临床型、科研型等；从性质上分为全职、柔性等。针对全职性质的人才薪酬类型，临床型人才一般实行"工资＋奖金""年薪制""参照同类人员""年薪＋提成"等薪酬制度，遵循"保证基本收入，增加知识价值导向，认可劳动技术服务价值"等原则；科研型人才一般实行年薪制，但年薪的发放方式也有不同的方式。例如，年薪平均到 12 个月发放；年薪的 80%平均到 12 个月发放，剩余部分年度考核之后发放等。针对柔性引进人才的薪酬设计，可实行"课时津贴""年薪制，按实际到岗时间""劳务津贴"等薪酬制度。

同时，为吸引人才加盟，绝大多数医院还提供安家费、购房补贴、科研启动经费等各种类型的津贴、补贴，不断提高人才引进的国际竞争力。

（二）落实住房保障

住房是解决人才后顾之忧，全心投入工作的重要保证。不同的医院实施不同类型的"安居工程"。有些医院除了为人才提供专家公寓外，还为人才提供人才专项房，未提供专家公寓的医院一般也会提供一定数额的租房补贴。针对不同类型的人才，医院也实行不同的住房政策。

针对专家公寓，医院根据不同人才类型，提供不同面积和标准的过渡住房，并在租住年限和租金上进行差异化管理，同时，在人才入住专家公寓前安排专人进行卫生保洁，保证良好住家体验。针对人才专项房，不同的医院也实施不同类型的"安居工程"，医院根据政府和相关购房政策规定，规范人才房的分配方案和申购流程。同时，大部分的医院也会根据国家政策为职工缴纳住房公积金和住房补贴等，在缴纳基数上略有不同。

（三）丰富福利措施

福利是使人才快速融入医院环境，提高人才工作幸福感的重要措施，在维护职工的身心健康，改善职工工作和生活条件，调动职工的工作积极性等方面发挥重要作用。

目前，公立医院的职工福利各有特色，存在差异性和不平衡性。除了医院提供的具有普惠性的福利之外，医院人事人才、工会、膳食、后勤等多个职能部门之间相互协调，通过一系列活动，关心关爱人才，使人才感受到组织的关怀与温暖。

医院人才服务保障部门坚持"以人为本"理念，以提升职工幸福感、凝聚力为己任，通过多种措施帮助人才解决实际问题，为人才快速适应环境提供帮助。如人才通过自我介绍、学术大讲堂等活动介绍研究方向和科研进展使全院快速认识人才，为人才快速开展工作提供便利；积极为人才子女联系合适的幼儿园和中小学，极力协助解决人才关心的子女入学问题；为人才解决家属就业问题提供各种实际的帮助。开展人才"疗休养"放松身心；在教师节、医师节等节日走访慰问人才；联系人才加入工会兴趣小组，邀请参加各类文艺活动和体育赛事。医院要不断创新工作形式，丰富工作内容，完善人才福利措施，做好人才关心的关键的"小事"，不断提升职工的获得感和幸福感。

（四）建设科研平台

一流的人才是建设一流平台、产出一流成果和培养一流人才的重要条件，同时，一流的科研平台和一流的技术支撑体系则是吸引和稳定一流的人才、开展一流的科学研究和人才培养的保障性条件。随着生命健康领域的快速发展，高水平的科学研究对先进实验技术和测试手段的依赖性越来越强，特别是伴随新兴技术衍生的科学仪器对科研的支撑作用越来越显著，功能完善、技术先进、开放服务的科研条件平台是稳定科研人才队伍，吸引高水平人才的重要因素。因此，公立医院公共科研实验平台已经成为科学与技术竞争的主战场、创新人才培养的新舞台、延揽优秀人才的吸铁石。

近年来，很多医院纷纷瞄准世界一流，从做好科研实验平台顶层设计开始，不断汇聚优质资源，配置一系列先进的大型科学仪器和设施，同时，聚集了一批掌握先进技术手段与方法的优秀技术人才，通过搭建院级平台–省部级平台–国家级平台三级联动体系，从0到1建成国际前沿的科研技术平台，包括专门的实验室和公共实验平台。公共实验平台一般设有流式平台、显微成像平台、高分辨质谱平台、质谱流式平台、空间组学平台、外泌体平台和分子平台等，各平台同时配备有专业的技术管理队伍。公共实验平台为职工提供科研场地、仪器及专业的技术服务，营造出良好的科研环境和学术氛围，在支撑医院学科发展上发挥至关重要的作用。

（五）支持团队建设

"单枪匹马孤军奋战的时代已经结束了，现在讲究的是团队合作"，无论是"领军""精英"人才抑或即将脱颖而出的卓越或者杰出人才，他们的成长，均离不开辅助、扶持和相互配合的微观团队环境。公立医院的"精英"同样需要建立优秀的科研团队、临床团队。

现如今公立医院为了发展，结合自身规划和学科的功能定位，全球招募学科带头人或项目负责人（Principal Investigator，PI），PI 到岗后，在医院的支持下与人力资源管理部门共同制定人才梯队设置方案，一般需要发挥学科带头人或 PI 价值效应，在短时间内快速组建人才团队，同时，确保人才团队与医院学科建设的目标保持一致。为更好帮助引进人才快速建设团队，医院可在岗位津贴、配套经费、科研奖励、研究生导师资格等方面给予特殊支持或给予相对独立的政策，协助其制定人才招聘计划宣传方案，鼓励其建立结构合理、优势互补、具有凝聚力和创新能力的学科团队。

（六）海外高层次引进人才服务保障

长期以来，国家十分关心和高度重视海外高层次人才工作，并出台了一系列海外高层次人才引进、支持和服务的政策，这些政策在特定时期都发挥了重要作用。近年来，为贯彻"面向人民健康"国家战略导向，越来越多的生命健康领域海外人才加盟到公立医院中来，公立医院在海外高层次人才引进中发挥的作用日益显著。医院要充分利用好国家在外国人才体制机制和服务体系中的重大改革、绿色通道等，用足用好各类优惠政策，逐步完善海外人才的服务保障机制，不断提升国际人才管理服务与保障水平。

海外人才，尤其是外籍人才来华工作，需要办理繁杂的手续，准备多种材料，应由引进单位专人专门负责，全程协助办理各项事宜，为人才来华工作提供全力支持。很多医院不断加大海外高层人才引进力度，在探索中积累工作经验，并逐步建立针对外籍人才的一站式服务平台。图 6-2 展示了针对海外高层次人才来华工作医院所提供的服务要点。

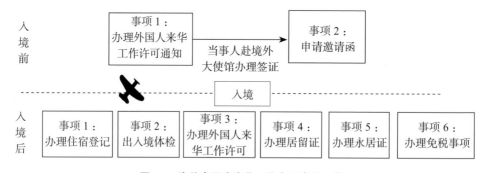

图 6-2　海外高层次来华工作办理事项一览

（七）人才服务保障典型案例

浙江省某三甲公立医院，在医院党委的领导下，不断加强人才队伍建设，广纳海内外高层次人才，并从工作、生活、团队建设等诸多方面给予保障。以引进原美国贝勒医学院的某教授为例，在引进该教授前，医院多次协商约定其引进后的相关支持保障措施，包含薪酬、安家费、购房补贴、科研启动经费、团队建设、研究生导师资格和招生名额、住房安排等事项，入职前落实好专家公寓、办公室、实验室，全程协助办理来华工作需要的系列手续证件等。引进后，在工作上，医院在高规模会议上为其举行欢迎仪式，邀请其参与医院的管理建设，如加入学术委员会等学术组织，参加医院各类研讨会议等重要会议，使该教授更快融入医院，并提升其获得感；在生活上，协助其申购人才房，帮助解决配偶工作等。在团队建设方面，医院通过发布招聘广告等方式为教授"招兵买马"，大力支持其组建高水平科研团队，截至2022年初，累计为其配备特聘研究员6名、博士研究生8名、硕士研究生1名及科研助理6名。

全方位的切实保障措施，解决了该教授的后顾之忧，大大促进了其科研及转化工作的开展。在医院的关心下，教授全职加盟后，快速适应医院环境，积极融入医院发展的潮流，为医院的快速发展带来新气象。

四、医院人才服务与保障的思考

人才服务与保障是人才工作的重要一环，是直接影响人才落户的重要拉力因素。人才服务与保障涉及多个方面，需要多个部门共同协作完成。其能够使信息在各个部门间流动，减少人才跑动，使"最多跑一次"跑出速度与温度，不断提高人才满意度。

（一）打通壁垒，畅通服务

人才服务与保障是系统性和持续性的工作。对新引进的人才而言，在一个完全陌生的城市开始工作、生活，生活上迫切需要解决住房、配偶工作、子女入学入托等问题，如果是外籍人才还需要解决签证、居留等一系列问题；工作上需要完成平台建设、团队建设等一系列的工作。这些工作琐碎复杂，涉及多个部门，在没有组织协助的情况下，需要花费大量的时间和精力。做好人才服务工作就需要协助解决这些问题，人事、后勤、外事等多个部门联动，共同协助，解决人才落户入职的后顾之忧。人才发展是贯穿人才职业生涯，是持续性的过程，需要全程管理，全程服务，是人才工作部门需要持续开展的工作，不断提供各类协助与服务。

（二）一人一议，一才一策

人才具有特殊性，利益诉求与思想状况多元多样，与之对应的人才服务与保障同样具有特殊性，需要一人一议，一才一策。不同类型人才会有不同的需求，人才的服务保障应和人才的需求相匹配，从而提高保障的针对性。由于各级单位的人才政策会持续性更新，因此，人才工作者更要保持政策的敏感性，及时把握政策的内容，随时为人才提供相关的政策解答服务，及时总结工作经验，避免出现准备不充分、解释不到位、工作不完善的情况，做到"事事有回音，件件有着落"使人才在入职前后充分感受到被尊重、被关心、被爱护。

（三）立足实际，紧跟时代

时代呼唤人才，人才成就时代。党的十八大以来，以习近平同志为核心的党中央对人才工作高度重视，习近平总书记对人才工作作出一系列重要论述，为做好人才工作指明了前进方向、提供了根本遵循。人才工作站在新的起点上，这也对人才服务保障工作提出了更高的要求。新时代有新理念、新战略、新举措，公立医院要不断解决人才服务保障过程中的新问题、新困难，立足实际，破旧立新，突出重点，形成多部门联动，多科室协同配合的良好工作局面，积极营造待遇适当、保障有力的生活环境，为人才心无旁骛钻研业务创造良好的环境，为建设区域一流、国内一流乃至国际一流的医学中心、人才中心保驾护航。

第三篇

人才与学科

　　人才培养和学科建设是推动公立医院高质量发展的重中之重。如何通过高层次人才引育和管理,推动"双一流"学科建设? 如何适应科技自立自强等新要求,开展临床试验,促进医学成果转化,构建全新的"新医科"创新链、成果链、产业链? 如何打破学科之间壁垒,以疾病为中心,打造优势学科群? 本篇将秉承人才强院、学科兴院的思路,分享高水平人才队伍建设、重点学科群建设、科技成果转化、临床研究及药物临床试验等方面公立医院"国家队"(上海交通大学医学院附属瑞金医院、华中科技大学同济医学院附属协和医院等)的丰富经验,为其他医院打造学科和人才高地提供有益借鉴。

第七章　如何推动高质量发展

第一节　党管人才：党委全面领导下的
人才工作总原则

　　坚持贯彻党管人才的原则，是新的历史条件下中国共产党的人才工作总原则。党的十九大报告中明确指出，"坚持党对一切工作的领导""要坚持党管人才原则，聚天下英才而用之，加快建设人才强国"。在新时代背景下的人才工作实践中，关键是坚持党管人才的原则，这是我国人才制度的独特优势，更是人才工作蹄疾步稳、踔厉奋进的根本保证。当前，中国共产党和国家的发展事业进入新时代，公立医院综合改革进入了深水区。面对医院高质量发展和"双一流"大学附属医院建设的新的历史机遇，公立医院必须以习近平新时代中国特色社会主义思想为指引，深入学习理解党管人才理论的历史发展脉络，深入贯彻落实习近平总书记的人才观，把坚持党管人才原则的要求融入医院人才培养工作中，明确树立医院人才工作的开展理念，积极探索和创新医院人才工作的方式方法，以卓有成效的人才工作为医药卫生体制改革提供重要保障。

一、党的百年奋斗史与党管人才理论的历史发展脉络

　　要办好中国的事情，首要在党，主要在人，重要在人才。回顾中国共产党百年光辉历程，是一部凝心聚拢人才、成就铸造人才、发展壮大人才的奋斗史，团结和支持各方面人才为党和人民事业建功立业。在革命、建设、改革各个历史时期，制定和实施了一系列有关于人才的重大方针政策，为党和人民事业发展培养和集聚了宏大人才队伍。

革命战争年代，在党章的制定过程中，尤其重视对人才的积累和聚拢，把"凡承认本党党纲和政策，并愿成为忠实的党员者，经党员一人介绍，不分性别，不分国籍，都可以接收为党员，成为共产党的同志"写入中共一大党纲，争取了更多的革命力量。新中国成立初期，面对巨大的人才缺口，把"工人、农民、知识分子和其他爱国人民同党和党的领导机关密切联系起来"明确为党的基层组织的一般任务。

改革开放之初，随着党和国家工作的重心转移到社会主义现代化建设上来，经济社会发展对各类人才的需求呈现爆发式增长，1978 年 12 月，党的十一届三中全会之后，党中央确立了"尊重知识、尊重人才"的国策。进入 21 世纪以来，国内外形势的深刻变化，把人才问题进一步推到了国家发展的战略层面。2001 年发布的《中华人民共和国国民经济和社会发展第十个五年计划纲要》中，人才规划首次被作为国民经济和社会发展规划的一个重要组成部分；2002 年党中央制定了《2002—2005 年全国人才队伍建设规划纲要》，明确提出"人才强国"战略，这是中国第一个综合性的人才队伍建设规划。

2003 年，我国召开第一次全国人才工作会议。这次会议的历史背景在于，改革开放后，我国人才队伍建设虽然取得了极大推进和积极进展，但与党和国家事业发展的要求相比，与世界先进水平相比，还存在较大差距。为了进一步增强我国经济和科技的国际竞争力，会议通过了《关于进一步加强人才工作的决定》，在党的历史上首次全面部署实施人才强国战略。

2010 年，我国召开第二次全国人才工作会议。当时，我国已经从人力资源大国向人才资源大国转型。不过，当时人才发展总体水平与世界先进水平相比还有较大差距，人才数量和质量与我国经济社会发展需要相比呈现不匹配和不适应的状态。为此，会议提出"人才资源是第一资源"这一重要论断。根据新形势新任务和人才工作面临的新情况新问题，党中央、国务院颁布了《国家中长期人才发展规划纲要（2010—2020 年）》，这也是我们国家第一个中长期人才发展规划。同时，会议明确了我国今后 10 年人才发展的战略目标，即培养造就规模宏大、结构优化、布局合理、素质优良的人才队伍，确立国家人才竞争比较优势，进入世界人才强国行列，为在本世纪中叶基本实现社会主义现代化奠定人才基础。会议的召开，对全面提高人才发展水平、加快建设人才强国，对全面建成小康社会、加快推进社会主义现代化、实现中华民族伟大复兴具有重大而深远的意义。值得注意的是，时任国家副主席的习近平在会议总结时提出，要深刻认识、自觉遵循人才成长规律；要坚持重在使用，用当适任、用当其时、用当尽才；要营造尊重人才、见贤思齐的社会环境；要坚持和完善党管人才原则。这些论点与后来形成的习近平新时代"人才观"一脉相承。

2012年，中共中央办公厅印发《关于进一步加强党管人才工作的意见》，被认为是党在新形势下加强党管人才工作的基础性文件。2016年3月，中共中央印发了《关于深化人才发展体制机制改革的意见》，该《意见》聚焦于如何破除束缚人才发展的思想观念和体制机制障碍，如何进一步解放和增强人才活力，如何加快形成具有国际竞争力的人才制度优势，成为这一阶段全国人才工作的重要指导性文件。

2017年10月18日，习近平在中国共产党第十九次全国代表大会上的报告中指出，"要坚持党管人才原则，聚天下英才而用之，加快建设人才强国。实行更加积极、更加开放、更加有效的人才政策，以识才的慧眼、爱才的诚意、用才的胆识、容才的雅量、聚才的良方，努力形成人人渴望成才、人人努力成才、人人皆可成才、人人尽展其才的良好局面，使各类人才的创造活力竞相迸发、聪明才智充分涌流。"

在相当长的一段历史时期，我国人才工作相关的文件都指出，人才资源是我国经济社会发展的第一资源，"第一"两字充分表明人才在经济社会发展中所处的特殊位置。为了彰显人才的极端重要性，党的十九大报告提出了"人才是实现民族振兴、赢得国际竞争主动的战略资源"的重要论断。从第一资源到战略资源，这是对于人才在新时期党和国家工作中的全新定位。这个新定位是在"中国共产党人的初心和使命，就是为中国人民谋幸福，为中华民族谋复兴"这个前提和背景下提出的，揭示了人才对民族振兴、国家富强、人民幸福的中国梦内涵的重大意义，赋予了人才工作更加崇高的使命和更加重要的任务。

党的十九大报告把建设创新型国家作为贯彻新发展理念、建设现代化经济体系的重要内容，突出强调了人才在加快建设创新型国家中的特殊地位和作用。在人才强国战略的"顶层设计"中，要牢牢把握"党管人才"的前进方向，发挥独特体制优势，凝聚全党、全国各族人民的智慧全面参与全球人才竞争。当今世界，人才竞争的本质是人才发展治理体系的较量，要构建具有全球竞争力的人才制度体系，就要开阔寻人用人视野，破除制度机制束缚，增强政策开放尺度，提高人才流动交流，使天下英才"近者悦，远者来"。

2021年9月，我国召开中央人才工作会议。习近平总书记出席会议并强调，要坚持党管人才，坚持四个面向，即面向世界科技前沿、面向经济主战场、面向国家重大需求、面向人民生命健康，深入实施新时代人才强国战略，全方位培养、引进、用好人才，加快建设世界重要人才中心和创新高地，为2035年基本实现社会主义现代化提供人才支撑，为2050年全面建成社会主义现代化强国打好人才基础。

此次中央人才工作会议召开的时间节点，正值中国共产党迎来百年华诞。当前，我国进入了全面建设社会主义现代化国家、向第二个百年奋斗目标进军的新征程，我国也比历史上任何时期都更加接近实现中华民族伟大复兴的宏伟目标，也比历史上任何时期都更加渴望高质量人才。此次会议高度概括了当前人才工作面临的新形势新任务新挑战。

在会议上，习近平总书记提出了一个重要战略目标——"加快建设世界重要人才中心和创新高地"，并从时间和空间上，进行了明确的进度要求。时间上，以 2025 年、2030 年和 2035 年为节点，每 5 年进行"小目标"设定。具体来说，到 2025 年，"在关键核心技术领域拥有一大批战略科技人才、一流科技领军人才和创新团队"；到 2030 年，"在主要科技领域有一批领跑者，在新兴前沿交叉领域有一批开拓者"；到 2035 年，"国家战略科技力量和高水平人才队伍位居世界前列"。空间上，习总书记也明确了战略布局：在北京、上海、粤港澳大湾区建设高水平人才高地，一些高层次人才集中的中心城市也要着力建设吸引和集聚人才的平台。上述目标和要求都紧密围绕"发展""创新"与"人才"三个重要内容，并形成内在逻辑，体现了"第一要务""第一动力"和"第一资源"的紧密关联。

在创新驱动发展宏伟战略中，综合国力提升是重要手段和路径。综合国力竞争说到底是人才竞争，人才是衡量一个国家综合国力的重要指标。国家发展靠人才，民族振兴靠人才。在加快建设世界重要人才中心和创新高地的过程中，需要进行战略布局，必须把握战略主动，做好顶层设计和战略谋划。我们必须增强忧患意识，既要重视优秀人才的引进和使用，更加要重视人才自主培养，加快建立人才资源竞争优势。纵观人类发展史，每一次科技革命的进步，特别是生命科学和医学科学领域，都伴随着人才资源的大数量和高质量的增长，形成众星拱月、群星闪耀的人才工作盛大局面。放眼未来，"健康中国 2030"行动完成之时，社会主义现代化强国建成之时，中国应当也必须成为世界重要人才中心和创新高地。

二、坚持党管人才的意义/公立医院坚持党管人才的必要性

发展是第一要务、创新是第一动力、人才是第一资源，确立人才引领发展的战略地位，是各类人才大有可为、大有作为的坚实根基。

中央人才工作会议上公布的数据显示，全国人才资源总量从 2010 年的 1.2 亿人增长到 2019 年的 2.2 亿人，其中专业技术人才从 5550.4 万人增长到 7839.8 万人。各类研发人员全时当量达到 480 万人年，居世界首位；我国研发经费投入从 2012 年的 1.03 万亿元增长到 2020 年的 2.44 万亿元，居世界第 2 位。世界知识产权组

织等发布的全球创新指数显示，我国排名从 2012 年的第 34 位快速上升到 2021 年的第 12 位。这些数据表明，我国科技实力正在从量的积累迈向质的飞跃、从局部的突破升级为全面系统的能力提升。我国已经拥有一支规模宏大、素质优良、结构合理、作用突出的人才队伍。

党管人才是之所以能取得如此瞩目，人才工作成绩的基本原则和根本保证。人才工作是一项系统工程，无论是过去还是现在，人才的种类和范围都是非常多的，涉及方方面面的事情，涵盖的领域非常广，参与的主体也非常多尤其是医院人才队伍，具有人才来源广泛、人才数量庞大、人才专业性强、人才特质多样等特点，需要对人才工作进行统筹兼顾、虚实结合、因人制宜。必须按照人才学历经历、性格气质、专业特长，分类使用、因材授岗，做到用其所长、避其所短、专人专用，最大限度发挥人才效用。因此，坚持党对人才工作的全面领导就至关重要。

党管人才的最大优势，在于党的政治优势、组织优势和制度优势，要始终加强对人才的政治引领和政治吸纳，健全完善制度机制，以制度合力凝心聚力。做好新时代人才工作，必须深化对党管人才原则的认识，明确管什么、怎么管，持续加大党管人才工作力度，着力拓展人才工作维度，准确把握党管人才工作尺度，厚植党管人才的鲜明优势。

第一，我们党最大的政治优势是密切联系群众。在长期艰苦的斗争中，党形成了一切为了群众，一切相信群众，一切依靠群众，从群众中来，到群众中去的群众路线。这是党全部活动的根本工作路线，也是党的优良传统和政治优势。党的十八大以来，以习近平同志为核心的党中央高度重视人才工作，全面深入推进人才强国战略，大兴识才爱才敬才用才之风。回顾党的十八大以来的成就，其中一条重要经验就是坚持党管人才原则，充分发挥党的密切联系群众优势，把各类优秀人才凝聚到党和人民的伟大奋斗中来。

在实际工作中，人才工作始终坚持"崇贤尚能，人才方能近悦远来"，始终坚持从群众实践中汲取无穷的智慧和力量，始终坚持"人才来自人民，人民是大写的人才"。国家各项事业的发展依靠从人民中走出来的人才，医院高质量发展同样依靠从群众中脱颖而出的医学科学精英们。因此，要在工作中勤走基层、多听意见、常看作为，以责任意识树立强烈的人才意识，以竞争意识寻觅人才求贤若渴，以惜才意识发现人才如获至宝，以目标意识举荐人才不拘一格，以适岗意识使用人才各尽其能。越是高层次人才，越看重事业发展，越在乎价值创造。要抓住"适岗"这个核心，尤其在配备关键岗位时，不能简单地搞"论资排辈""一刀切"，力求打破隐形台阶，不拘一格大胆使用。要深刻把握人才的政治性、时代性、实践性、社会性，进一步破除影响阻碍人才发展的束缚，消除人才工作中"四个脱节"的实际掣肘，清除人才工作中滋生"四唯问题"的评价体系，为各类人才施展才华创造更好更优的环境，营造尊重劳动、尊重知识、尊重人才、尊重创造的良好氛围。要强化政治引领，做深做实思想政治工作，增强人才对党和国家的政治认同、思想认同、理论认同和情感认同。

第二，人才队伍作为国家战略性资源，其地位和作用已经明确写进党的章程。同时，人才队伍也成了执政党实现执政目标最可依靠的优势资源。那么，如何更好地发挥人才队伍作用，真正实现党管人才的最大优势？必须结合人才发展的新形势、新任务、新要求，理清思路、理顺关系，充分发挥党管人才的制度优势。

具体来说，党管人才的制度优势具体体现在四个方面。

其一，是可以更好地做好人才工作的战略谋划。适应新形势、新任务、新要求，只有在党的全面领导下，各组织机构才能在准确把握人才情况和人才工作规律的基础上，制定和完善人才工作的重大方针政策，研究制定人才工作发展规划，明确发展目标，坚持分类指导，保证人才工作健康有序发展，完善党管人才工作新格局。党领导下的各条战线的干部，在各类人才制度的保证下，逐步推动形成符合国家战略需要、人民群众需要、市场经济要求的人才供给机制、价格机制、竞争机制和激励保障机制，利用价值规律和市场机制来配置人才资源，发挥人才的最大效能。

其二，是可以树立更加鲜明正确的用人导向。党管人才的内涵主要是指全社会的宏观政策和战略管理，主要强调人才价值取向、人才内涵。办好中国事，关键在党，关键在人，关键在人才。在深入学习贯彻习近平新时代中国特色社会主义思想和党的十九大精神及十九届中央历次全会精神的过程中，全党上下已形成合力，在党的旗帜下凝心聚力发展作为、上下同欲建新功。聚焦在人才工作上，切实增强"四个意识"、坚定"四个自信"、做到"两个维护"，把中央确定的新时代人才工作战略目标、重点任务、政策措施，转化为人才工作的具体思路举措，发挥党管人才的制度优势，打破陈旧的人才观念，树立鲜明正确的用人导向，营造出全社会爱才、兴才、聚才的浓厚氛围，为优秀人才的发现、发展、成长创造更加有利条件。

其三，是可以更顺畅地发挥统揽全局的协调优势。党管人才的制度优势，另一个重要体现还在于党在总揽全局、协调各方的领导核心作用，以粗细结合、统分结合、虚实结合的总基调，保证人才工作的顺利开展。把准大方向，落实小细节。落实党管人才原则，可以准确把握两者之间的平衡度，防止出现管得过粗或过细两个极端，党管人才宜粗中有细、粗细结合、大小兼备，以适度管理激发人才最大活力。同时，在党委领导下的总协调，以明确部门分工。各级党委应始终高度重视人才工作，统领引导、统筹协调。既强调一把手亲自抓"第一资源"，也要求职能部门各负其责、分工协作，密切配合和协作形成整体合力。此外，党领导人才工作可以刚柔并济，虚实结合，既要"重思想重引领"，又要"尊现实真关怀"。提升党对人才的政治感召力和归属感，巩固共同思想政治基础，把广大人才团结凝聚在党和国家的周围，激发他们的干事创业热情。

其四，是更充分地发挥法制建设的保障作用。党管人才的重要职责是领导和促进人才工作立法建设，形成用法制来促进人才资源发展的机制。政府层面下，开展人才发展体制机制综合改革试点，集中国家优质资源重点支持建设一批国家实验室和新型研发机构，发起国际大科学计划，为人才提供国际一流的创新平台，加快形成战略支点和雁阵格局。加快构建中国特色的人才法律法规体系，各地区可加快人才法制化进程，把人才工作纳入法制化轨道，使人才工作有章可循、有法可依。在单位层面，可建立一把手抓第一资源的考核机制，改革绩效考核内容；建立责任追究制，造成人才大量流失的，应追究领导责任；建立人才表彰奖励制度，加大先进典型宣传力度，在全社会推动形成尊重人才的风尚。

第三，党领导下的人才队伍，是党和国家事业的中坚力量，是党的组织优势的内生动力。中国共产党历来高度重视选贤任能，以崇高而伟大的理想使命，培养忠诚干净担当的高素质干部队伍，集聚爱国奉献的各方面优秀人才，是新时代党的组织路线的关键着力点，也是党管人才的组织优势的生动体现。

治国之要，首在用人。党的十八大以来，习近平总书记鲜明提出发挥党组织领导和把关作用，选人用人工作开启全新局面，把选人用人作为关系党和国家事业发展的关键性根本性问题来抓，形成了独具特色的选人用人制度，汇四海之智、聚八方之力，聚天下英才而用之，展现出海纳百川的中国气派。

人才工作说到底是组织工作，组织部门推动人才工作，关键是要把各组织条线的积极性调动起来，把人民群众参与的自觉性提升起来。党的全面领导下，人才工作才能从基层党组织抓起，逐步推动基层党组织把人才工作作为重中之重，积极发现人才、培养人才、举荐人才，使人才能够脱颖而出，能够被组织发现并使用起来。

在选人用人方面，要选好人，坚持德才兼备、以德为先、任人唯贤，严格把好选人用人政治关、廉洁关、能力关，着力培养对党忠诚、行事干净、勇于担当的高素质干部；要留住人，创新人才工作政策、体制机制、方式方法，积极营造拴心留才的良好环境。在组织体系建设上，要坚持群众路线的鲜明导向，全面加强党的基层组织建设，充分发挥基层党组织政治引导作用，使其成为凝心聚力的坚强战斗堡垒。

平台就是舞台，一个人的舞台不一定要有多大，但是演出一定要精彩。在人才工作中，各类人才如何引进、如何使用，都应当由党委依据单位发展整体战略目标统筹安排。党委要重视给人才提供展示和发展的平台，尤其对于医疗系统，这些平台可能是在临床科室、科研院所、行政机关，也可能是在祖国边疆、偏远农村等不同的地方，涵盖的领域非常广，党的领导就是要把这些人才的作用发挥到最大化，使其在中国特色社会主义现代化建设中发挥应有的作用，体现出应有的价值和担当。坚持党的领导，还体现在各级党组织要善于借势，整合全社会、各领域的资源，为人才提供更多干事创业的舞台。

三、医院党管人才工作的基本内涵和基本路径

（一）基本内涵

党管人才是我国人才制度的政治优势，也是新时代坚定实施人才强国战略的根本保证。党的十八大以来，党中央深刻回答了为什么建设人才强国、什么是人才强国、怎样建设人才强国的重大理论和实践问题，提出了一系列新理念新战略新举措。这些战略和举措是对我国人才事业发展规律性认识的进一步提炼和深化，也是对医院党管人才工作的指引。

党管人才原则是党中央在新世纪新阶段，根据形势和任务的变化，提出的一项重大战略决策，选贤任能，凝才聚力，才能筑牢执政之基。之于国家，坚持党管人才原则，加强队伍建设、优化人才配置、激发人才活力，是适应国际竞争的迫切需要，是增强综合国力的必然要求，是实现中华民族伟大复兴的必由之路；之于医院，坚持党管人才原则，加大"高精尖缺"和基础研究人才培养支持力度的，是弘扬科学精神、工匠精神的政治基础，形成良好学风和科研氛围的制度基础，是为人才充分激发创新创造活力提供平台的体制基础。公立医院，尤其是高校附属医院，作为发现人才、培养人才、集聚人才、使用人才的主要基地，必须坚持党管人才原则，不断创新人才工作机制，把育才寻智、招才引智、留才用智作为一项重要战略任务来抓，持续以高质量党建引领高质量人才培养、以高质量人才推动医院高质量发展。

因此，医院高质量发展势必依靠的是医院高质量的人才。公立医院，尤其是高校附属医院肩负着科教兴国战略、人才强国战略、创新驱动发展战略的"三战略"重任。高校附属医院的人才工作需要坚定人才自信。习近平总书记曾指出"我国拥有世界上规模最大的高等教育体系，有各项事业发展的广阔舞台，完全能够

源源不断培养造就大批优秀人才，完全能够培养出大师。"中国作为大国，人才工作既要根据发展战略引入急需的高端人才，也必须主要靠自己育才，为未来中国提供源源不断的人才储备。从人口大国，到人才大国，再到人才强国，必须坚定走好人才自主培养之路。这是医院党管人才工作的基本内涵，即以医院高质量发展为总体目标，以引才取智和立才育智为两翼的"一体两翼"人才工作机制。

（二）基本路径

面临新形势新任务，在党管人才的制度框架下寻找有效工作模式，完善党管人才的工作运行机制，开创人才工作统分结合、上下联动、协调高效、整体推进的新格局势在必行。为了应对更加复杂多变的国际、国内形势，各个领域尤其是医学科学领域，未来要形成两股人才力量。一是要大力培养使用战略科学家；二是要打造大批一流科技领军人才和创新团队。前者需要坚持实践标准，在国家重大科技任务担纲领衔者中发现具有深厚科学素养、长期奋战在科研第一线，视野开阔，前瞻性判断力、跨学科理解能力、大兵团作战组织领导能力强的科学家；后者需要优化领军人才发现机制和项目团队遴选机制，对领军人才实行人才梯队配套、科研条件配套、管理机制配套的特殊政策。两股人才力量在一定的历史机遇期将凝聚成合力，成为一支爱党报国、敬业奉献、具有突出技术创新能力、善于解决复杂问题的高层次复合型人才队伍，并逐渐形成以战略科学家、领军人才、青年精英为代表的人才成长梯队。这是医院党管人才工作的基本路径。

这一基本路径要求始终坚持党对人才工作的统一领导，充分发挥党委的领导核心作用，不断探索和建立医院党管人才机制，大力开发人才资源，推动人才培养、科学研究和社会服务，为实施科教兴国战略、人才强国战略、创新驱动发展战略，完成"健康中国2030"行动，提供坚实有力的组织支撑、人才支柱和智力支持。

就医院党管人才工作的基本路径而言，公立医院的党管人才主要是管宏观、管协调、管政策、管服务。管宏观就是给人才"导航"，根据医院发展对人才体量和人才质量的要求，以医院发展战略和具体发展节点来确定人才工作的战略目标和具体方法；管协调就是给人才"续航"，强化领导，明确职责，加强协调，形成合力，为人才工作系统的高效运转高效提供持续的推动力；管政策就是给人才"领航"，要在深入调研、全面掌握学科发展现状的基础上，制定人才的引进、培养、使用、激励等配套政策，以政策促进人才集聚，以制度引领人才发展，最大限度地给人才充分释能的空间，扛鼎学科发展、深挖激发潜能；管服务就是给人才"护航"，要为人才的成长和干事创业营造更加优良的工作环境和生活环境，使人才没有后顾之忧地投入医院的发展工作中。

1.管宏观，明确党管人才工作目标

医院党委要根据医院的发展目标制定人才工作的宏观战略，明确人才工作的指导思想和战略目标，确定人才工作的重点，科学制定人才队伍建设发展规划，将人才队伍建设与医院定位、人才培养、学科建设、医院长远发展目标相结合，把人才工作放到医院发展重中之重的位置，站在全局高度准确把握历史发展机遇，结合医院高质量发展实际不断调整战略。要深入贯彻落实中央深化人才建设改革方针，充分发挥党管人才优势，统领医学人才体系建设，统领医学人才发展趋势，统筹医学人才教育培养，积极引导和造就新时代的创新型人才，全面构建具有中国特色的人才管理创新机制，才能实现医院人才工作可持续健康发展。

2.管政策，构建党管人才管理体制

深入推进公立医院党委领导下的院长负责制，扎实开展调查研究人才工作存在的现实问题，不断创新和完善人才管理模式，持续构建符合人才队伍建设规律的管理体制，逐渐形成促进人才工作发展的合力。我国医院已逐渐成立党政"一把手"任双组长的人才工作领导小组，进一步完善党委统一领导，组织人事部门牵头抓总，相关职能部门密切配合的领导体制和工作机制，加强对人才工作的宏观指导和统筹协调。同时，还要开拓创新、与时俱进，紧密结合国家和地方人才政策、法律法规，及时对本单位人才管理政策进行及时调整。根据本单位具体的战略和实际需求，以引领医院跨越式发展、取得决胜性优势为目标，引进国内外院士、诺贝尔奖得主等"高光型""超一流"专家及团队，形成一批"名片"人物、学科"标杆"团队，拥有绝对学术话语权、标杆性成果的顶尖人才及团队，实现人才聚变效应。根据本单位未来发展目标和现实情况，识别、挖掘、培养医院内部高度潜力人才团队。结合医院学科发展及关键岗位需求，针对人才特质，个性化制定高潜人才团队培养方案，靶向育才，实现青年人才及团队的迭代发展。

3.管协调，搭建党管人才协调机制

医院党委要重视人才工作机制建设，推进人才工作政策制度化、规范化和程序化建设，立足人才发展，建立健全医学人才评价、选拔、考核、激励机制；组织人事部门要对"宏观、政策、协调、服务"进行组织落实，合理协调科室与科室之间、不同职能处室之间、临床科室与职能处室之间的人才资源，做到人尽其用、应岗适人，合理利用人才资源；要兼顾不同类型、不同层次、不同年龄、不同学科的人才队伍，处理好引进人才和原有人才、高层次人才和一般性人才、医务人员队伍和管理队伍等之间的关系，加强人才全周期管理，重视重要职业生涯节点的考核和培养，使医院总体目标与人才的个性发展之间的协调发展。

4.管服务，完善党管人才保障体系

医院党委要充分理解人才发展规律、充分了解人才实际需求，充分调解人才现实困难，解决"四唯问题"，破除"四个脱节"，实现"四个对接"，做到"四个面向"，努力做好服务人才的工作。要加强对人才的政治引领，针对高精尖人才做到"点对点""人对人"的服务人才工作，政治上必须用人不疑、充分信任，工作上积极创造条件、提供支持，生活上务必关心照顾、排忧解难。要持续营造医院党管人才工作的文化氛围，要从战略的高度、宏观的角度厚植党管人才原则，营造和谐、包容、创新的医院文化，营造人才育得出、引得进、留得住、用得好的良好文化氛围。要为各类人才建筑不断成长、事业发展的平台，构建展示水平、交流能力的舞台，搭建交流心得、传承精神的讲台，根据人才自身特质、业务特长、性格特征、工作特点，精准制定医院整体人才工作方案，分层制定医院各阶段人才工作方案，靶向制定医院少数关键人才工作方案。

总的来说，坚持党管人才是医院高质量的必然要求。坚持党管人才原则，实质是要强化党对人才工作的领导，将党的政治优势与人才工作的有机结合，坚持用党的先进性确保人才工作的健康发展。牢固树立"人民好医生来自人民，人民好医生为了人民"的价值理念，营造培养、吸引、使用人才的良好环境，有利于促进人才工作与医院发展相协调、互促进，对于提升医院人才的战略地位和工作水平、充分发挥人才队伍建设的最大效益。

坚持党管人才是医院人才工作可持续发展的组织保证。只有准确把握党管人才的科学内涵，坚持党管人才的基础路径，通过全面深化改革来系统构建党管人才的创新机制，发挥党委在人才工作中统揽全局、统筹兼顾、协调各方的作用，为人才提供发展的空间和舞台，才能使医院人才激发潜能、提升效能、增加动能，才能使医院人才创立潜力得到充分开发、创新能力得到充分展示、创新价值得到充分体现，才能使医院的人才优势转化为知识优势、科技优势和办医优势，全面提升医院治理体系与治理能力现代化水平，全面促进医院高质量发展。

改革创新永远不会是朝夕可达的，但是确实是践行落实党管人才原则的必由之路。实践证明，人才竞争核心是制度设计，基础是贯彻落实，关键是环境营造，精髓是改革创新。因此，必须坚定不移地推进医学人才制度创新，营造敬才重才的社会环境、识才用才的工作环境、引才聚才的政策环境、优才留才的生活环境，把各方面优秀人才凝聚到人民卫生事业中来，使磅礴浩大的医学人才大军为我国社会主义卫生事业贡献才智、踔厉奋发、不断前行。

当今世界，面临百年未有之大变局，新一轮医学科技革命和医疗产业变革正在孕育兴起，变革突破的能量正在不断积累。对于医学科学领域，要实现更高质量、更有效率、更加公平、更可持续的发展，就必须有一支具备专业素质、熟悉国情世情的人才队伍。科教兴国战略、人才强国战略、创新驱动发展战略作为三大国家战略，是我们应对国际竞争、实现伟大复兴的战略举措。"功以才成，业由才广。"谁拥有一流的创新人才，谁就拥有了科技创新的优势和主导权。只有在党的全面领导下，建成一支规模宏大、结构合理、富有理想信念、拥有创新精神、敢于承担风险的复合型人才队伍，人才工作才能真正服务于经济社会的高质量发展。

第二节　人才强院：战略安排、管理体系和实施路径

一、高质量人才强院战略概述

（一）高质量人才强院战略实施内涵

国家兴盛，人才为本；医院发展，人才为基。公立医院高质量发展的核心要素是高质量人才队伍。走人才强院之路，大力提升公立医院核心竞争力和综合实力，是高质量人才强院战略的核心要义，概言之就是"人才强院"。高质量人才是具有政治追求、社会担当、具有创新精神和实践能力的群体。为了满足人民群众快速增长的多层次、多元化健康需求，推动医疗服务高质量发展，加快高质量人才队伍建设势在必行。高质量人才培养应做到三结合，即长远规划与阶段性目标相结合，以阶段性目标实现长远规划；医院总体规划与学科建设相结合，通过加强优势学科建设促进医院总体规划实现；高质量人才内部培养和外部引进相结合，内培外引相互促进，协同发展。

（二）高质量人才强院战略实施意义

加强高质量人才队伍建设，是面向人民生命健康，深入实施新时代人才强国战略的基础。高质量人才是卫生健康事业生产力中的决定因素，因此，充分认识"人才资源是第一资源"，"人才资源是促进社会、科技、经济发展的第一原动力"，对于发展高质量人才强院战略有着不可或缺的作用与意义。随着科学技术日新月异与现代化公立医院快速发展，高素质卫生专业技术人才竞争日趋激烈。"科技兴院、人才强院"是公立医院持续、稳定、快速、健康发展的重要保障，当前，公立医院高质量人才队伍建设仍有诸多不足，高层次、高素质人才匮乏严重制约

公立医院发展速度，因此，推行一系列有建设性的改革策略势在必行。实施高质量人才强院战略，应解放思想、更新观念、居安思危、尽早规划、落到实处，重视高质量人才队伍建设，改革传统的人事管理机制，在育才、识才、用才上全方位开发高质量人才资源，增强公立医院综合实力，提升公立医院核心竞争力，助力公立医院高质量发展。

（三）高质量人才强院战略实施举措

1. 高质量人才培养

高质量人才培养需要实施"三位一体"战略。紧密结合"事业、实践和创新机制"源源不断地造就一流的高质量骨干人才，坚持培养与引进相结合、立足创新实践培养的原则，遵循人才成长规律，用事业凝聚人才，用实践造就人才，用机制激励人才，建设创新型人才培养高地，培养造就规模适度、结构合理、动态优化、充满活力的一流高质量创新人才队伍。在解决基础性、战略性、前瞻性重大科技问题上发挥好骨干和攻坚克难的作用，为增强我国公立医院国际竞争力、抢占未来发展制高点，实现"高质量人才强院战略"目标提供有力的科技支撑和人才基础。

2. 高质量人才引进

高质量人才引进需要纵深实施人才培养引进系统工程。不断提升优秀卫生科技人才的战略眼光和组织重大创新活动的能力，造就若干能攻坚克难、在国际学术界有重要影响的领军人才或团队。引才与引智并举，引进一批海外高质量人才、优秀学术技术带头人，吸引海外优秀学者和外国知名科学家到公立医院进行访问和相关育才工作。坚持不拘一格选拔、使用优秀青年人才，支持高质量人才承担或参与重大科技任务，扩大青年人才的启动支持，加强国际化培养。坚持探索高质量三位一体的人才引进架构，即研究机构、医疗教育学部、医疗卫生机构"共有、共治、共享"的高质量人才引进方案架构，为我国卫生事业高质量卫生科技创新和骨干人才培养助力。

3. 高质量人才管理

高质量人才管理需要与新时期公立医院办院方针相适应，全面实施"民主办院、开放兴院、人才强院"的发展战略。具体来说，实施民主办院，就是要深入基层，深入实际，调查研究，问政、问需、问计于一线医疗、科研与行政管理人员等，既通过提出和贯彻正确的路线方针政策带领公立医院上下共同奋斗，又从公立医院广大员工的实践创造和发展要求中获得前进动力。充分发挥学术委员会等的作用，真正建立科学决策、民主决策的体制和机制。实施开放兴院，就是要开放观念，敢于创新试错、敢于跨越发展、敢于争当一流；开阔眼界，多看世界前沿、多看社会需求、多看学科交叉；开门拓业，吸引世界一流高质量人才并鼓励人才流动，打破行业、部门与学科壁垒，加强医学科技基础设施的开放共享，以更加开放的胸襟，与国家医学创新体系交流合作。实施人才强院，就是要以人为本，真诚尊重人、细致关心人、充分信任人、全面发展人，把广大员工的所思、所忧、所想作为工作的出发点和立足点，营造平等、宽和、激励创新的环境，通过高质量人才发挥重要作用来实现我国公立医院高质量发展。

二、高素质人才引育驱动的公立医院高质量发展

（一）高素质人才引育意义

国以才立，政以才治，业以才兴。通过大力推行高质量人才强院发展战略，带动了高素质人才队伍建设。摒弃过去"大而全、小而全"的传统观念，进行"错位"建设，坚持大范围选才、大思路育才、大气魄用才。做到"人无我有，人有我优，人优我精"。赋能高素质人才团队在公立医院高质量发展中的作用力，充分发挥学科间的优势互补，促进公立医院和高素质人才队伍的共同发展。因此，培养和建设结构合理、高素质的人才队伍，充分发挥各类人才积极性、主动性和创造性，是提高公立医院核心竞争力、开创公立医院高质量发展新局面的重要途径。

（二）高素质人才培养驱动公立医院发展的思路

1. 不拘一格的高素质人才培养机制

不拘一格的高素质人才培养机制需要充分认识到"科技是第一生产力，人才是第一资源"。通过提出并明确不同层次人才培养对象及目标，加大公立医院政策扶持力度，完善高素质人才选拔、培养、考核、采取等动态培养措施，有计划、有目的、多层次、多形式地选派卫生专业技术人员外出参加培训、进修、攻读学位等。加快高质量复合型医学人才培养，形成特色鲜明、专业互补、错位发展、不拘一格的人才培养机制。

2. 有序竞争的高素质人才发展格局

有序竞争的高素质人才发展格局需要以"科技兴院，人才强院"为指导思想，搭建高素质人才培养体系建设。坚持"靠专业人才求发展，向科技进步要效益"，积极拓展人才培养思路，创新人才工作机制，以高素质人才队伍建设为核心，以调整、优化人才结构为主线，狠抓培养、引进、留住、用好人才等环节，促使公立医院人才队伍知识结构、学历结构、年龄结构日趋合理，整体素质和水平大幅

提升。同时,打造公立医院高素质人才发展格局需及时出台相关人才发展配套政策,鼓励和引导高素质人才在一定范围内合理、有序流动和交流,全面提高卫生专业技术人才的科学素养和创新能力,实现公立医院内部人才资源共享,进一步提升高素质人才使用效率,更好地为公立医院的高质量发展服务。

(三)高素质人才引进机制驱动公立医院发展的思路

1.搭建重点实验室人才引进平台,为高素质人才创新干事提供舞台

贯彻"科技是第一生产力,人才是第一资源"的方针,搭建公正、公平、竞争、择优的重点实验室人才创新管理平台。形成能上能下、能进能出、充满活力的高素质人才创新管理机制:一是建立较为系统完善的人才培养开发、评价发现、选拔任用、流动配置、激励保障制度体系,大力开展重点实验室的创新培训工作,加快实施临床和科研项目管理人才的建设工程,着力培养一批创新型、应用型、复合型人才;推行任期创新目标管理,对科主任、学科带头人或其他高素质人才创新培养人员,提出不同的任期目标,努力做到责、权、利相结合。二是公立医院在开展重点实验室新技术、新项目启动阶段,可与区域内知名医院相关科室进行技术合作;邀请专家进行手术、示范、指导先进技术或进行远程多学科诊疗(MDT),进而推动公立医院整体医疗技术水平高质量提升。三是,公立医院可按照重点实验室的人才岗位,积极制定相应的创新相关考核内容,并努力实现考核标准的科学性和具体量化,促进医院高素质创新人才队伍建设走上良性的发展道路。

2.广辟学科人才引进平台,打造灵活多样的高素质人才引进模式

灵活多样的高素质人才引进模式需要不拘形式地引进所需人才,为公立医院高质量发展提供人才保障。首先,公立医院根据人才需求、专业设置、人才结构和使用情况等,有计划、有目标地制定高素质人才引进方案,本着"自主引进、优化结构,形成梯队"的原则,主动走出去、请进来、登门求才;靶向引进高层次、高水平、紧缺急需人才和学术带头人,采取临时编制,打破卫生专业技术职务结构比例的限制等,进一步充实医院人才队伍,提升人才队伍层次。其次,公立医院要努力营造吸引人才的良好氛围,通过供需见面、公开招聘、高薪聘请,合作研究等多种灵活方式引进高素质人才,积极构建公立医院卫生专业技术人才新高地,为公立医院高质量发展奠定基础与提供高素质人才资源保障。

3.创优医院人才引进平台,加强高素质人才培养环境与创新机制互补

高素质人才培养体系建设需要以人才引进平台为创优基石。首先,需要有计划地以"新理论、新技术、新方法、新技能、新信息、新知识"为主要内容,充分利用现代通信传媒技术，不断更新和迭代高素质人才引进形式与方法，进行互联网与线下招聘双轨道制度引才，打造卫生专业技术人才、临床人才、科研人才度后备人才库；其次，建立高素质人才培养机制，鼓励和引导医院高素质人才自觉接受医院继续教育，逐步建立终身教育体系；再次，需要优化公立医院人才培养环境，如建立国际交流合作平台，实现高素质人才吸引机制，逐步形成一支层次结构合理、综合素质良好，有创新能力和技术竞争能力的医院骨干队伍，进而达到创优高素质人才培养体系与创新机制互补的良性发展格局。

三、高水平人才管理体系与公立医院高质量发展

（一）公立医院高质量发展背景下人才强院存在的问题

多年以来，我国的公立医院人力资源管理处于传统的人事管理阶段，公立医院人力资源部仅仅是一个行政执行和服务部门，职能界定不明确，不能完全参与相应政策、制度的制定与修改。中组部、人事部和原卫生部在 2000 年联合印发《关于深化卫生事业单位人事制度改革的实施意见》，各地医疗机构也作了相应的改革，但仍存在不少问题。

1. 人力资源管理认识不足

没有树立正确的人力资源管理观念。人力资源管理还处于传统人事管理阶段或过渡阶段，这与大多数公立医院的管理运行体制与事业单位的传统用人机制有很大关系。由于大部分公立医院内部缺乏科学性、系统性的人力资源管理体系以及有效的人力资源管理机制和职能，忽视市场配置功能。同时，缺乏对"人才本位"的认识，在一定程度上忽视了对员工潜能的有效开发，忽视了员工的主观能动性、归属感、自我价值的实现。这种僵化的管理体制，给员工晋升以及医院发展带来诸多障碍。

2. 人力资源管理体制僵化

人才流动机制不健全。许多公立医院尚未真正成为市场主体，医院内部尚无规范化、科学化的人力资源管理机制，其运行仍然受到卫生健康、人事等行政部门的政策干预进而制约人力资源的合理流动与配置。

3. 缺乏科学有效的绩效评估体系

我国公立医院属于事业单位。因此，大部分公立医院的绩效考核仍然在沿用行政机关工作人员年度考核制度，所考核的德、能、勤、绩内容较笼统，缺乏专业化、层级化的考核以及有效的评估体系，难以反映不同岗位不同人员的业绩贡献，

不利于调动员工的工作积极性。

4. 薪酬分配的竞争性和激励作用不强

公立医院目前仍在沿用过去的等级工资体系、工资结构和工资水平。就薪酬分配制度来说，尚未打破"大锅饭"的局面，员工收入差距未拉开，因此，较难进行职位分析、制定岗位说明书、做薪酬市场调查、绩效考核以及薪酬激励等规范化的人力资源管理。故此，公立医院的薪酬分配在实质上较难起到激励员工提高工作效率的目的。

5. 缺乏人力资源管理专业人才

公立医院各层级的管理人员，缺乏较为系统的人力资源管理理论与结合公立医院高质量发展的人才培养能力。人力资源管理人员大都没有专业知识背景，因此，目前公立医院人力资源管理人员对于融合公立医院高质量人才发展规划、拓展事业战略性人力资源管理缺乏经验，存在人事部门与学科建设和公立医院发展存在脱钩的可能性，进而容易形成影响公立医院高质量发展的壁垒。

（二）创新人才管理机制驱动公立医院高质量发展的思路

根据国务院办公厅发布《关于推动公立医院高质量发展的意见》等文件相关要求，公立医院应从跨越式高质量发展角度出发，通过各种方式引进人才、智力，提升医疗技术，健全完善人才任用选拔机制和公立医院内部人才共享与交流机制，创造公开、公平、公正的选人用人环境，为年轻干部提供展示个人能力的平台，形成能上能下、能进能退、多渠道交流使用的高水平人才动态管理机制。

1. 加强人力资源配置，充实人才队伍

一是坚持"人才强院"战略：做好医学院校毕业生招聘工作，并不吝投入成本引进高水平人才，引进紧缺高质量人才和学科带头人。二是打造公立医院人力资源配置，突破人员身份限制，积极借用院外智力资源：采取兼职、聘请专家顾问、合作研究等方式柔性引进"周末工程师""候鸟型"专家在公立医院讲学、查房、会诊等，并通过传帮带促进人才成长，支撑学科发展。三是建立学科带头人、中青年骨干、青年人才的持续性、全覆盖培育体系，打造职业化医院管理人才队伍，设立兼具临床和学术特点的高层次人才岗位，充实公立医院人才队伍。

2. 助力人才培养机制，优化人才队伍

（1）建立高水平的人才学习成长平台。

全面提升公立医院职工干部素质和能力。第一，加强医学科研工作硬件与软件设施：如开设电子阅览室，为公立医院各科室配备专用科研工作电脑，开通知网、万方、PubMed、EBSCO等数字期刊数据库，方便医务人员查阅专业知识、文献资料，较好地改善职工工作、学习环境，为高素质人才技术提高和学科发展创造了良好条件。第二，加强院际交流合作：通过与区域内知名医院在医教研，特别是人员培训方面积极开展协作和支持，促进教学相长与人才提高。

（2）大力提升高质量人才素质和能力：坚持高投入、高标准、多层次、全方位开展高质量人才培养。

第一，加强高质量人才学习培训，提升专业技能：一方面抓好公立医院院内培训，通过卫生专业技术人员各种岗位资质培训、继续教育、不断学习新理论、新知识和新技术，强化医务人员基本素质；开展住院医师规范化培训，实行住院总医师制度，在提升医疗安全的同时，促进技术骨干的成长。另一方面采取"送出去、请进来"的模式培养人才：一是选拔优秀人才赴国内、外高水平医院进修学习、参加专业培训及学术交流；二是建立进修培训稳定渠道，采用全覆盖与侧重点结合的模式，加强高质量管理人才与卫生专业技术人才定向培养，分批选派管理与技术人才前往进修基地学习；三是重视高质量学术发展。鼓励公立医院积极承办高质量学术会议，邀请知名专家赴医院指导，提高公立医院知名度并开阔公立医院医务人员眼界，加快卫生理论的更新与新技术的引进和应用。

第二，坚持卫生专业技术人才与管理人才并重，加强高质量管理团队建设。如通过开展中层干部系列培训，选派高质量管理人才赴协作医院进行培训学习和护理干部轮训；组织医院管理团队集体赴优秀公立医院参观学习、更新观念，并强化年度任期考核、促进卫生专业技术人才与管理人才尽职履职，着力打造积极管理、敢于管理、善于管理的高质量管理队伍，努力以科学管理引领公立医院高质量发展。

第三，加强主题教育和医疗机构职业道德教育，强化政治素质。一是开展好主题教育活动：如深入开展学习习近平新时代中国特色社会主义思想主题教育等专项教育活动，有力地推动公立医院高质量发展、促进员工素质提升。二是加强医德医风管理：健全医疗机构全员考核档案，开展新员工岗前医德培训和全员医德专项培训。三是加强行风建设：认真落实"八项"规定、医疗机构工作人员廉洁从业九项准则等规定，推进廉洁风险防控和专项治理工作，推行药品耗材集中配送和招标采购，严格药品、耗材使用控制，深化民主考评，着力提升公立医院高质量服务水平。

3.实现激励机制创新，赋能高水平人才正向作用

（1）在政治思想上关心人才：营造尊重技术、尊重人才的良好氛围。公立医院需要对高水平人才做到政治上关心、工作上信任和感情上贴近。①公立医院党委把吸收优秀知识分子入党作为一项重要工作，采取多种形式推荐和培养方案。

②公立医院应每年召开职工代表大会，充分尊重并积极采纳职工代表的意见建议，在公立医院高质量发展工作中加以改进。③对于引进高水平人才，给予安家补助、协助安排配偶工作、为其子女入学提供便利等，并在工作上支持、生活上照顾，使他们尽快融入公立医院大家庭中。④开展优秀共产党员、先进工作者评选活动，推荐优秀人才参加上级部门各项先进评选活动，并通过表彰大会、文件、院报等载体广泛宣传，树立学习的榜样和标杆。不仅要培养、引进高水平人才，更要建立高水平的人才激励机制，留住、使用好人才，建设一支心理稳定、干劲十足的高水平人才队伍。

（2）在福利待遇上尊重人才：严格落实"两个允许"要求。2016年8月，习近平总书记出席全国卫生与健康大会并发表重要讲话，他提出"允许医疗卫生机构突破现行事业单位工资调控水平，对医疗卫生机构单独制定绩效工资总量核定办法。允许医疗服务收入扣除成本并按规定提取各项基金后主要用于人员奖励，在核定的绩效工资总量内合理提高人员奖励水平。""两个允许"要求的提出，为公立医院薪酬制度的改革指明了新的方向。

第一，坚持"三个倾斜"。一是在分配上向一线、重点岗位倾斜，按照按劳分配、多劳多得、绩效优先、兼顾公平的原则，根据工作数量、技术质量、贡献大小等拉开分配档次。二是在职称晋升上向优秀专业技术人才倾斜，向重点领域及项目倾斜，充分发挥职称聘任的支撑与激励作用。三是在高质量人才培养上向一线倾斜，优先推荐一线学科业务骨干；力争通过选拔一批优秀、有潜质的人才，经一定周期的重点培养，成长为学科的技术骨干、学科带头人及后备学科带头人。

第二，做到"三个鼓励"。一是鼓励卫生专业技术人才提升学历和技术职务，支持符合条件的人员进修深造；打破卫生专业技术人员职称晋升壁垒，鼓励高质量人才破格晋升。二是鼓励重点学科发展，对于重点科室，在定期考核基础上根据学科层次、人才技术职称，发放奖励。三是鼓励高质量人才开展高水平科学研究，发表高质量论文，通过科技成果转化获得合理收入，充分体现技术和知识的价值。

（3）在事业发展上留住人才：根据公立医院学科发展添置先进医疗设备，为卫生专业技术人才钻技术、干事业、发展学科建设搭建良好平台。一是根据高水平人才专长规划设置专业科室，购置设备，使高水平人才有用武之地与发展平台。二是公立医院加大与各级主流媒体及专业媒介的合作力度，以此为平台向社会介绍公立医院优秀人才、重点科室及新技术、新项目，提升医院专家的知名度和美誉度。三是加大青年与中青年人才提拔使用力度，进行中层干部竞聘上岗，坚持德才兼备、不拘一格的用人标准和公开、公正、公平的竞争原则，严格按照干部聘用程序，选拔聘任青年与中层干部，促使一批年富力强、综合素质较高的干部走上领导岗位,并对青年和中层干部年龄和学历结构进行优化,增强科学管理能力,为公立医院高质量发展注入活力。

(三)人才激励管理与公立医院高质量发展关系

1. 助推人力资源高质量发展的绩效考核机制

亚当·斯密(Adam Smith)的"经济人假设"和马斯洛的"需求层次理论"都表明在市场经济条件允许下,高层次人才的内在动力和追求高品质生活的愿望呈正向相关的。公立医院和医院员工都是卫生人力资源市场的主体,公立医院期望员工的工作效能最大化,医院员工希望职业报酬最大化。因此,市场在利益驱动下能否实现高质量人才资源最优化配置,公立医院通过利益驱动是否能吸引高水平人才,是公立医院能否做好人力资源工作的关键。论资排辈、平均分配的模式已经远远不能满足公立医院改革需求,现代经济的发展和公立医院收入的提高较好地解决医院员工的基本保障问题,当务之急是实现科学有效的绩效管理,差异化分配,激励高质量人才脱颖而出,带动提高公立医院高质量服务能力。如建立人才使用管理与竞争相结合格局。坚持以人为本,以患者为中心,以患者需求为导向,实行卫生专业技术岗位评聘分离。增强医院员工竞争意识、危机意识,激励奋发向上,助推人力资源高质量发展的绩效考核机制与竞争格局。

2. 打造重大产出导向的高质量人力资源配置体系

(1)高质量人力资源配置体系需要人才使用管理与财政经费相结合。按照"增总量、调结构、强基础、促产出"的思路,改革完善公立医院高质量人力资源配置模式,逐步建立新型重大产出导向的高质量人力资源配置体系。以经常性财政经费支持为主、间接费用补偿机制为辅,保障基本运行,调整卫生财政经费预算结构,适度加大基本科研人员经费和公用经费比例,开展基本科研经费稳定支持试点,打造重大产出导向的高质量人力资源配置体系。

(2)高质量人力资源配置体系需要用正确的价值观育才,用科学的发展观用才,用适合本地区的薪酬制留才。营造良好的人才环境:①要善于挖掘潜在人才,公正平等地选拔人才,对有发展潜力的人才予以重点培养;②要全面客观地看待人才、善待人才,用其所长,尽其所能,从选拔培养、任用标准、职责权利、激励措施、督查考核等多方面进行维护完善;③要在用人机制上给予制度安排、制度管理的保障,结合各地区单位的具体薪酬制度留住高质量人才,完善高质量人力资源配置体系。

(3)高质量人力资源配置体系需要逐步实施全面预算管理,并提高预算编制科学化精细化水平。①围绕重大科技任务、学科领军人才、科研条件建设、学科基础发展、对外项目合作等，形成高质量人才资源配置协同投入机制。②实施人才队伍动态调整和结构优化，控制人员规模无序过快增长，实行重大产出导向的动态编制管理。优先支持公立医院重点领域发展和重大科技布局调整，保障新的战略布局与重大科技任务需要，对编制实行动态管理。③加强高质量人才计划和科技计划的协调及资源统筹配置。推进科技平台建设，加强重点实验室建设和优化调整，注重运行绩效和共享共用。强化公立医院院内外资源协同，实现资源配置的集聚和放大效应，助力公立医院高质量发展。

3. 建立重大产出导向的高质量人才激励评价体系

发挥人才激励评价的正面导向作用、诊断作用和衡量作用。立足院情，激活现有人才，奠定人才培育基础。善于采用有利于调动人才积极性和创造性的激励方法，建立重大产出导向的高质量人才激励评价体系，主要包括精神激励与物质激励。

（1）精神激励：精神激励是最有效、最持久的激励方式，对人才的工作成就感给予充分的尊重和肯定，满足他们的精神需要，使他们产生自我成就感，从根本上调动人才的主观能动性，使高质量人才发挥其最大潜能。恰当地采用表扬、赞许和荣誉激励，能够使人才形成一种强烈的自信心，这种自信心会赋予人才一种积极向上的力量，支持和推动他们不断向更高的目标迈进，助推公立医院高质量发展。

（2）物质激励：通过满足个人物质经济利益，来调动人才工作的积极性。在工作中，积极探索有利于调动卫生专业技术人才的岗位职责、工作业绩和实际贡献同物质经济利益直接挂钩，实现分配机制上的自我调节功能。同时，应寓物质激励于精神激励之中，更好地发挥物质激励的积极作用，达到激励人才积极性的目的。

（四）高水平人才管理与公立医院高质量发展建设

优化高水平人才队伍结构，形成专科发展互相支撑的高水平人才队伍。公立医院考察人才要用全面的、辩证的、历史的观点综合分析，识人才所能方可用其所长。公立医院以人才考核结果作为公立医院资源管理配置的重要依据，并以适当方式向社会，院内公开。主要关注卫生专业技术人才工作状态、科研产出和效益情况，反映公立医院的特色和投入产出效率，监测分析公立医院宏观布局和发展态势。

注重人才资源与其他资源的最佳结合，包括硬件环境、软件条件、人员组合和激励机制等，促使高水平人才在实现医院高质量发展中展现个人价值贡献度，助力公立医院高质量发展格局，早日实现人才强院战略。

<h1 style="text-align:center">第三节　医院文化：支撑人才驱动
高质量发展的关键点</h1>

　　医院文化是企事业文化的一种，是医院核心价值观的体现，是医院的灵魂。医院文化建设的根本目的就是构建完整的医院文化体系和培训医院精神，不断丰富医院文化建设内涵，激发员工的责任感，增强员工的积极性。文化建设是公立医院高质量发展的核心动力与核心竞争力，医院品牌、口碑、服务、以人为本的管理理念、文化素养、医德医风成了公立医院能否在激烈的医疗市场竞争和新的发展机遇中能否占据一席之地的关键，在公立医院高质量发展过程中处于至关重要的地位。

　　开拓创新，求真务实，通过加强公立医院文化建设发展核心竞争力，尊重人才和培训，重视科技和教育，针对不同培养目标人群，提出不同的人才培养模式，不断提升医院的综合实力。

一、医院文化相关理论概述

（一）医院文化概念阐述

1. 医院文化内涵及特点

　　（1）内涵：组织文化是社会文化的重要组成部分，无论对于企业、事业单位还是政府机关都有重要作用。医院文化是由组织文化衍生而来，属于组织文化中独特的一支，带有鲜明的行业特色。广义的医院文化泛指医院主体和客体在长期医学实践中创造的特定物质财富和精神财富的总和，包括医院硬文化和医院软文化两大方面。医院硬文化主要是指医院内的物质状态，其主体是物；医院软文化是指医院在历史发展过程中形成的具有本医院特色的思想、意识、观念等意识形态和行为模式以及与其相适应的制度和组织结构，其主体是人。医院硬文化和医院软文化是一个有机整体，彼此相互制约，又互相转换。医院文化是医院的意识形态方面资产，是医院高质量发展的核心动力及核心竞争力，是一家医院展现自身特色，区别其他医院，形成独特形象的标志。

（2）特点

一是时代性。医院文化是在一定历史变革、科学技术发展和社会意识影响下形成并发展起来的，受到当地政治、经济、社会环境变化影响，不同年代的大环境造就了不同形式和特征的医院文化，因此，医院文化带有明显的时代特征。

二是社会性。医院作为社会组织的一部分，提供了大量的就业机会，为医务人员提供了发挥能力的舞台，同时，医院为社会提供了优质的医疗服务，为人民的生命健康保驾护航，促进良好社会风气的形成，与社会大众保持良好的公共关系，为社会稳定作出贡献，尽到相应的社会责任。

三是人文性。人文性是医院文化最显著的特征之一，医院作为一个独特的行业，一切活动均以人为中心开展，凸显以人为本的特点。医院文化强调在管理中重视人的因素，对员工需要注重人文关怀；在日常运营中以患者为中心，为患者提供全身心的医疗服务。

四是传承性。医院文化作为社会文化的一部分，传承着一个国家、民族的优秀文化，同时，博采众长，对外来文化去粗取精。发扬人道主义精神、无私奉献精神，是医院文化对医疗事业精神的传承。同时，医院传承先辈在实践中沉淀的优秀文化，促进医院不断发展。

五是传播性。医院是知识密集、科学技术含量高的单位，是人类文明的结晶之一。一家优秀的医院不仅可以通过医疗技术为患者解除病痛，还可以将医院特有的人文关怀、精神价值传播到当地社会，从而影响整个社会的意识形态，促进整个社会的精神文明建设。

六是创新性。创新是医院文化发展的内在需求。医院文化随着社会环境变化而发展改革，以适应社会需求及自身发展。同时，医院文化可以引导员工发挥创新动力，在相关领域不断发展，使医院在医疗技术、管理能力、政策制度、价值观等方面不断创新，产生源源不断的发展动力。

七是共生性。医院文化是医院在发展过程中逐渐形成并不断更新完善的，医院文化建设是一种对医院发展历程的记载和提炼，医院的存续性是医院文化存在的前提。

2. 医院文化的理论发展

医院文化是伴随着医院的形成而同时存在的，也是适应现代医院管理客观要求的产物。在国外，最初的医院文化建设是在企业文化的先进管理经验基础上发展成长起来的，后来将企业文化建设的成功经验与医院文化的特殊性相结合，从而建设成以人文关怀为导向的医院文化。20世纪80年代初，美国学者约翰·科特（John Kotter）首先提出医院文化的概念。他认为，医院文化内容包括医院精神、医院管理文化、医院制度文化、医院组织文化、医院科技文化、医院服务文化、医院环境文化、医院资源文化等内容。随后，医院文化成为一种世界流行的医院管理理念。约翰认为在西方国家的医院，"一切以患者为中心"的医院文化不是口号，而是一套成体系的具有"人情味"的医院文化，这种文化已融入医院的方方面面，影响着医务人员的言行举止和待人接物。

20世纪80年代末，我国开始对医院文化的研究。我国的医院管理者们在吸收借鉴西方企业文化建设理论基础上，从我国医疗卫生事业建设发展的实际出发，开始对我国医院文化建设的相关研究。1989年，印石教授最早开始研究医院文化，并在《中国医院管理》上先后发表了四篇对医院文化建设和发展具有重大意义的文章，从医院文化的建设内容、发展意义以及基本的发展思路等方面进行了专业的论述，从此全国的医疗管理者们对医院文化有了初步的较为清晰的认识，在此基础上，对医院文化的研究不断深入和广泛开展。随着我国经济发展水平提高，国家对于医疗改革政策的重视和探索，诸如此类的研究著作越来越多，这说明我国掀起了医院文化研究热潮。

3. 医院文化的主要功能

（1）导向功能：医院文化是在社会文化背景和传统文化影响下形成的群体意识，反映了一个医院医疗行为的目的和方向，体现着行医为己，还是全心全意为人民服务的观念。其指导着医院建设、经营本着怎么的目的、原则；引导医务人员学习什么、提倡什么，禁止什么，赞成什么，反对什么。其对医院每一个成员的行为具有价值导向功能。

（2）凝聚功能：医院文化的凝聚功能表现为医院成员的归属感、依恋感和责任感。医院文化就像黏合剂，能够把全体员工凝聚到医院建设的整体目标上来，团结一致，齐心协力，对医院建设和发展起着重要的驱动作用。

（3）激励功能：医院文化可以唤起每一个医务人员的职业荣誉感和自豪感，从而激起全体员工自觉弘扬医院精神，维护医院形象，为完成医院的各项工作充分发挥聪明才智，做出应有的贡献。

（4）约束功能：医院文化中的规章、制度，对医务人员的行为起着直接的规范作用。而医院文化中的价值观念、道德观念则是通过微妙的暗示、内在提醒等形式对医务人员的行为起着规范作用，是内隐的文化规范功能。医院文化通过一系列内、外规范约束，使医务人员的行为符合医院的要求，以实现自我控制，保持良好的职业道德。

（5）辐射功能：医院文化是社会文化的组成部分，其可以把自身的价值观念、道德观念、思维方式、行为模式、组织管理向社会文化辐射，通过医院文化建设，优化社会文化大环境。

医院文化具备的各项功能，调节、支配着医院及其员工在从事医疗、经营中做好工作，使医院管理获得成功。

（二）医院文化的发展趋势与发展方向

1. 医院文化发展趋势

在第一阶段，医院文化是不被大家认同的内在文化阶段；随后逐步发展到第二阶段，部分人员认同的精神口号阶段；再到形成第三阶段的共同认同价值观阶段；以及以第四阶段精神纲领为导向的行为模式阶段；最后发展成为绝对忠诚的信仰阶段。所以，医院文化的建成是一个漫长的过程，需要通过几代医院管理者及医院员工的不懈努力。

2. 医院文化发展方向

医学科学技术的发展，促使医院文化在品位、科技、素质等方面全面发展，随着时代发展人们对精神文化需求不断提升，医院文化发展日趋多样化、多元化。其次是品牌化与专业化。文化也是一种产品，要提升产品认可度，就必须树立品牌意识，就需要具备高素质、专业的人员来建设医院文化。然后是更融合、更协调。近年来，我国逐步完善了三级诊疗体系，倡导区域内医联体建设，未来将会出现多元化的医联体合作模式，例如，医院集团化就是一种最典型的模式，未来各分院与总院文化之间的融合与协调，是进一步促进医院合作的重要环节，最后的结果也将更优质、更普遍。医院文化逐渐为员工所接受，并且融入员工的工作行为中，以更加优质的文化内涵，着力推动医院发展建设。

（三）医院文化、人才与高质量发展的关系

将人民至上、生命至上作为公立医院文化的根和魂，坚持用唯物辩证法的思维方法、断代史的思想方法、意识形态的工作方法，挖掘整理医院历史、文化特色和名医大家学术思想、高尚医德，提炼医院院训、愿景、使命，凝聚支撑医院高质量发展的精神力量。价值观引领是推动医院高质量发展的内核动力，要把医院发展目标和全院干部职工的成长目标有机融合一起来，形成共同的价值追求，使职工有获得感、幸福感、安全感，真正把干部职工的积极性调动起来，全心全意地为广大病患服务。同时，大力弘扬伟大抗疫精神和崇高职业精神，激发医务人员对工作极端负责、对人民极端热忱、对技术精益求精的不竭动力，唱响大医精诚、医者仁心主旋律，以充满人文关怀的医疗服务赢得患者、社会的信任和尊重。以医院文化自信增强发展自信，以医院文化动力增添发展动力，以医院文化优势

增创发展优势，使医院文化在兼收并蓄中历久弥新。

二、医院文化建设

（一）医院文化建设的发展历程

1. 启蒙发展阶段

改革开放以前，我国的医院文化建设基本处于自然发展状态。医院文化主要是继承我国优秀传统医学文化中的"大医精诚""天覆地载，万物备悉，莫贵于人"等优秀医风医德以及西方医院的伦理精神，坚持社会主义的救死扶伤、全心全意为患者服务和集体主义等理念。而各医院在长期的医疗实践活动中的意识、习惯、风气、规范等也是自发形成的。在自然发展阶段，医院文化往往与医院领导个人的思想、观点、意识有关，领导者个人素质的高低及道德水平决定了自然医院文化的优劣，因而具有很大的随意性。

2. 引进发展阶段

20世纪80年代，我国的医疗卫生事业改革刚刚起步，迫切需要调动广大干部职工的潜在积极性，解决人民群众日益增长的医疗需求和卫生事业发展缓慢的矛盾，而与此同时，市场经济的发展也带来许多负面影响，如拜金主义、个人主义等，因而医院的精神文明建设同样迫在眉睫。一批历史悠久、文化积淀深厚、具有良好传统的医院，从挖掘医院精神入手，开始探索新形势下的医院文化建设。

1993年，郑雯等主编的《医院文化》一书全面系统地阐述了医院文化的基本理论和框架。1993年底，全国卫生系统思想政治工作研究会常务理事会听取秘书处同志赴新加坡访问的考察报告，决定借鉴国外企业和医院运用企业文化理论实施管理的经验，结合我国的实际情况，进一步倡导医院文化，普及文化理论，推动医院管理和医德医风建设。1996年5月，在上海召开的全国卫生系统思想政治工作研究会第六次年会上，成立全国卫生文化建设协会。

此后，医疗卫生行业的文化建设进入有组织开展阶段。不少省市卫生系统成立卫生文化建设协会，许多大型医院在讨论医院精神、设计院徽院旗、谱写院歌、出版院报、举办专题研讨会，深入探讨医院文化建设的规律。但是，这一阶段的医院文化建设较为片面和盲目，只是跟在别人后面进行医院文化某一方面的建设，缺乏结合自身特点进行系统建设。

3. 建设发展阶段

进入 21 世纪，企业文化理论已被广泛接受，医院文化是医院管理最新发展模式的观点也已被普遍认同，日益深化的卫生体制改革为医院文化搭建了更多的平台，提供了更多的载体，建设医院文化从认识上、组织上和实际工作上得到进一步提升，医院文化建设进入自觉建设阶段。许多医院管理者开始根据自身特点、所处的政治经济环境，提出并塑造医院共同价值观，实施文化管理，主动进行医院文化建设。2001 年，全国卫生文化建设协会在以往工作基础上，申请加入中国企业文化研究会，成立医药卫生委员会。2002 年，医药卫生委员会除通过组织研讨、召开会议这些传统方法外，还着手在全国卫生系统建立组织网络，加强同各省市文化协会的联系。2003 年 7 月，中华医院管理学会正式批准建立医院文化专业委员会，同年 12 月召开成立大会。医药卫生委员会与医院文化专业委员会统称文化委，文化委的功能是开展理论系统、行为系统、识别系统和服务品牌的设计，提供培训干部、培训职工的环境和方法。同时，各家医院开始进行形式多样的医院文化建设，一些医院突出"以人为本"的价值观，提高了员工素质，增强了医院的凝聚力和竞争力，取得了良好的经济效益和社会效益；一些医院通过开展优质竞赛服务，对员工进行礼仪培训，强化了医院精神，树立了良好的医院形象；还有一些医院通过服务宗旨、服务理念教育，把行为规范渗透到医院工作任务的各个环节，收到良好的效果。

（二）医院文化建设的层次结构

1. 精神文化

精神文化是医院文化中最深层次的文化，是医院文化的核心和灵魂所在，包括医院的发展目标、经营哲学和精神风气等，体现医院与员工共同追求和遵守的基本信念和价值标准。医院的精神文化往往代表着一家医院意识形态上的表现，通过精神文化，可以团结员工，提高医院凝聚力，使员工对医院的发展有较为清晰的认识，增强对医院的归属感；在患者就诊过程中可以感受到医院的精神风貌，加强对就诊的信心，可以有效引导医患关系，促进医院长久发展。精神文化往往引导着制度文化、行为文化和物质文化，使其围绕着精神文化发展，不偏离精神文化核心。

2. 制度文化

制度文化是精神文化的基础和载体，其为医院根据办院目的及不断发展中积累的特点形成，并不断完善的一系列符合医院价值观、哲学理念的各项规章制度、行为准则、领导体系和组织架构。

　　在我国，医院作为社会构成中不可或缺且地位特殊的一部分，会受到各级卫生健康行政部门或中医药管理部门专门的管理。医院大多数规章制度均会参照政府部门印发的规范标准，行为准则也会受到政府部门的约束，医院日常运营更多的是在政府的监督下进行。随着国家卫生健康行政部门对医院管理逐步精细化，各分管部门都会对职责权限内的医院医疗等行为下达政策指令，医院在某些方面甚至不再需要单独出台规章制度。医院整体的组织架构一般由行政管理部门和专家委员会混合而成，行政管理部门负责日常运营工作，专家委员会主要负责专业领域的审查和两者需要跨部门执行的活动。两者在人员上相互交叉，在日常工作中又各司其职。因此，医院的制度文化层会呈现出相互交错关系复杂的网络。

　　3. 行为文化

　　行为文化指医院员工医疗、科研、教育和人际关系等活动中的行为产生的，是在精神文化指引和制度文化指导下所产生的文化现象。

　　行为文化往往受医院历史和当地文化影响，同时受到地方政府部门的约束。医院的行为文化具有很强的传承性，往往由那些具有很高声望或者医疗技术能力突出的人员引领，形成一套带有这些人"痕迹"的特有的行为模式和准则。而当地的民风民俗也会影响到医院员工的行为方式，带有很强的地域特色，特别是民族医药类型的医院，由于少数民族较为聚集，其民族文化特色会体现在医院的方方面面，医院员工的行为不仅表现出医院文化特色，而且展示当地的民族文化特色。和制度文化类似，行为文化层也会受到政府部门的管制和约束，政府部门往往会出台相关政策制度规范医院的各类活动，并引导医院在医学、科研、教育方面符合国家的发展方向，同时，能够满足医患双方在诊疗过程中的合理需求。

　　4. 物质文化

　　物质文化包括医院名称、院徽院旗、医院建筑及地理位置、医疗技术、知名专科、院内制剂等内容，这些物质文化往往蕴涵着医院文化中精神层次的内容。医院的物质文化大多从建院之初就已经成形，在医院发展过程中只会进行微调，主要内容基本保持不变。随着社会进步和人民生活水平提高，医院的医疗技术不断提升，其蕴含的文化力量也会更加深入人心。

　　我国医院尤其是公立医院很少搬迁，大多会以建立分院或者扩大原址规模的方式扩张，其中很重要的一个因素就是医院地址对医院具有很重要的象征意义，是一个医院物质文化层面的"根"，因此，这种保持原址的做法也成为医院文化的一部分，向社会传达着医院不断传承的价值理念。如果一家医院的地理位置在历史上拥有重要的意义，仅仅是地址便可以作为医院底蕴的象征。

　　医院文化四层次属于共生关系，它们相互影响，相互促进，作用于医院的每一个方面，通过各自的功能推动医院发展。如果某一个层次出现问题，其他层次均会受到影响。因此，在开展医院文化建设工作时，应当齐头并进，重视每一个层次的作用，这样才能打造出良好的医院文化。

（三）高质量发展医院文化建设目标

医院文化建设的形式不尽相同，但是建设内涵大同小异，落脚点集中在组织感召力的提升上。美国著名管理学者托马斯·彼得斯曾说，"一个伟大的组织能够长期生存下来，最主要的条件并非结构、形式和管理技能，而是我们称为信念的那种精神力量以及信念对组织全体成员所具有的感召力"。感召力是一种客观存在的社会心理现象，是一种使人甘愿接受对方影响的心理因素，表现为人们有一种发自内心的由衷的归属和服从感。加强医院文化建设，有助于员工树立正确的群体价值观，凝聚强大的精神力量；同时，医院组织感召力的提升，也将有助于医院使命的实践，塑造医院的文化品牌，从而实现公立医院高质量发展新文化。

一是通过建设先进的医院文化，使医务人员在执医理念价值观念等重大问题上取得共识，增强使命感与责任感，调动内在蕴藏的积极性、主动性与创造性，从而为实践公立医院公益性与社会责任提供强有力的支撑。大力弘扬伟大抗疫精神和崇高职业精神，激发医务人员对工作极端负责、对人民极端热忱、对技术精益求精的不竭动力，唱响大医精诚、医者仁心主旋律，以充满人文关怀的医疗服务赢得患者、社会的信任和尊重。

二是通过加强医院文化内涵建设，提升组织感召力，潜移默化地将广大员工引导到医院所确立的目标方向上来，使全体员工的思想、观念和行为追求与医院的目标相一致，共同为实现医院的特定目标而努力。

三是通过营造以人为本的文化氛围，用人性、人文的思维和行为来感化和管理员工，注重关心人、尊重人、理解人、凝聚人、培养人、激励人，为员工聪明才智的发挥和个性化的发展提供平台，努力使广大员工在医院这个"和谐家园"中意气风发、尽显才能，产生一种强大的向心力和凝聚力，发挥出整体效应。

四是树立人的需求层次理念，满足人才对自我实现的需求；注重营造吸引人才的环境，为人才搭建能充分施展才华的平台；要努力创造尊重知识、尊重人才的氛围；医院领导要多与人才交流沟通，及时了解他们的思想动态，与他们成为知心朋友；在职称晋升、课题申报、荣誉评估等方面给予优先照顾，使人才真正融入医院的大家庭。建立柔性激励机制，在医院中大力推行柔性管理，以充分发挥人的积极性、主动性和创造性，为医院留住各类优秀人才，实现医院高质量发展。

三、高质量发展医院文化与人才融合下的共鸣

（一）医院文化是高质量发展人才队伍建设的重要基础

医院综合竞争力的提升不仅需要培养人才、用好人才，更需要留住人才。目前，全国近百万个医疗卫生机构之间竞争异常激烈，这就更加需要医院在人才队伍建设上下功夫，以达到提高综合竞争力的目的。首先，文化可以帮助医院培养人才。通过文化的激励，可以帮助各类人才形成正确的世界观、人生观和价值观，鼓励各类人才按照"三观"的要求提升自我，从而培养出符合社会主义核心价值观的各类卫生专业技术人才。其次，文化可以帮助医院用好人才。其可以形成一种价值导向，从而在人才的职称评定、干部任免等人事问题上倡导公平、公正、公开的理念，形成良性竞争，为医院用好人才提供支撑。再次，文化可以帮助医院留住人才。通过文化建设，帮助各类人才进行准确的自我定位，并尽快地融入医院的整体环境中，从而帮助医院形成一个稳定的人才队伍。

先进的医院文化通过提高医院全体员工的综合素质，构建起医院集体的精神理念体系，以营造一种重视人才、尊重知识、鼓励创造的浓厚文化氛围，形成一个强大的磁场，吸引越来越多的优秀人才加入医院团队中来；搭起一个大舞台，人人都能在这里充分发挥自己的特长和才干，实现自己的梦想，从而推动医院整体的发展壮大，这样就形成了"文化搭台、人才唱戏"的良好局面。

（二）人才战略是高质量发展医院文化建设的关键内容

中华民族在漫长的历史发展中形成独具特色的文化传统，深深影响了古代中国，也深深影响着当代中国。同样，任何一所医院的发展都有特定的历史文化形态。医院文化也是在长期发展的历史中才能形成并不断发展创新的，这需要医院全体职工在日常工作和生活中有意识地建设和积淀，直到形成一笔无形的资产——医院品牌。北京同仁医院始建于1886年，至今已有100多年的悠久历史。"同仁"的金字招牌在海内外享有盛誉，是国家商标局认定的国内医疗服务业首家驰名商标。

我国著名医院共同点就是一贯重视人才，认真实施人才战略，以良好的工作条件和文化氛围吸引优秀人才，培养人才，使医院人才辈出；医院也因此，拥有一批实力雄厚的特色、优势专科，从而形成一种独特的医院文化现象。例如，华中科技大学同济医学院被誉为中国现代医师的摇篮，为新中国医药卫生事业培养了大批人才，很多早期经典医药教学丛书都出自同济医学院的教授们之手。

特别是同济医学院德系背景和文化底蕴，严谨的工匠精神培养了中国外科鼻祖裘法祖院士，也使同济医学院成为中国外科大夫们学习和朝圣的地方。而"同济"二字寓意"同舟共济"，也是"Deutsche"（德意志、德文）的谐音，同时，也就有了"人们遇到困难时相互帮助"和"体现中德合作精神"的诠释。再如，上海交通大学医学院附属瑞金医院的法语医学特色教育能追溯到医院创设之初，行医治病、教书育人是瑞金医院百年发展的两条主要脉络，并贯穿医院发展的全程。至今在瑞金医院几乎每个科室，都能找到熟练运用法语的医生，他们甚至在查房时彼此用法语交流，保留着法系医学严谨而优雅的传统。瑞金医院的法语医学教学也取得了良好的成效和社会声誉。经过一个多世纪的发展，瑞金医院目前拥有中国科学院院士陈竺、陈国强；中国工程院院士王振义和国家最高科学技术奖获得者陈赛娟、宁光等一大批享有较高知名度的医学专家。这样的实力都是在长期的历史发展中，在文化的积淀和熏陶下，在人才队伍的培养和成长中不断地发展强大起来的。这就是一种文化，并经过时间的考验而历久弥新、融入医院文化的历史长河之中。

（三）发挥文化导向作用，创新人才培养思路

新一轮科技革命带来多方面突破，医学领域对人才的多学科、多领域大跨度、深层次的交叉渗透和跨界融合的要求越来越高，创新已成为新时代医学教育改革与发展的重要生命线。医院正着力培育和塑造医学人文精神，打造有温度医院，提供有关怀的医疗，培养有文化的医生。"使医生做到有知识、有能力；有温度、有情怀；有尊严、有价值。"

1. 医学人才综合培养。

公立医院启动新时代医学教育改革，推动临床实践教学体系改革，实施早临床、多临床、反复临床，加强医学生临床思维能力和临床操作的规范化培养。公立医院严格临床教学与实习管理，本科教育阶段临床通科实习要注重学生临床基本技能的训练，研究生教育阶段临床能力培养要按照住院医师规范化培训要求进行，注重学生临床综合能力的培养。

2. 统筹推进医院各类人才队伍协调发展。

公立医院重新评估学科建设，坚持以重点学科为龙头，培养学科带头人；大力培养高水平的基础专业技术人才，做好医师规范化培养；建设优秀的管理人才队伍，规范聘任管理制度，不断完善院、科两级负责制，健全科室科学管理体系，实现医院跨越式发展。公立医院坚持自我培养与引进相结合，重点引进高层次海归人才、紧缺的学科带头人等高端人才。建立灵活的人才使用机制，可短期聘任

外院知名专家，为已到退休年龄又工作确实需要的专家办理返聘手续等。

3. 全科医学人才培养规划。

公立医院已在系统规划全科医学教学体系，全面推动医学院校普遍成立全科医学教学组织机构，加强面向全体医学生的全科医学教育。这既是医学生知识、能力结构的内在要求，也是培养全科医生的重要基础。强化全体医学生的全科医学理念和专业素质培养，着力提升学生医患沟通、团队合作、健康教育、预防保健、卫生管理等方面的能力。

4. 住院医师培养规划。

建立规培医生医教协同人才培养模式，深化以岗位胜任力为导向的教育教学改革，把医学生职业素养和临床能力培养作为改革关键点，积极推进基础医学与临床课程整合，优化课程体系；积极推进以问题为导向的启发式、研讨式的教学方法改革；积极推进以能力为导向的学生评价方式；强化临床实践教学，严格临床实习实训管理，着力提升医学生临床思维能力和解决临床实际问题的能力。加大全科等紧缺专业住院医师培训力度。保障住院医师合理待遇，鼓励承担培训任务的公立医疗卫生机构对全科、儿科等紧缺专业培训对象的薪酬待遇予以倾斜。

（四）营造医院文化氛围，完善人才制度建设

医院文化建设的过程中，需要注重营造良好文化氛围，不断增强医院核心竞争力，保持医院的强大生命力。加强医院文化建设，营造文化氛围是医院发展的根本。因为物质文化是医院文化的有形载体，也是医院文化建设的基础。医院形象是医院文化的综合反映，坚持以人才科技求发展，以医德医术求信誉，以质量管理求效益。为此应把完善相关人才制度建设作为文化建设的一项基础性工作。重视思想教育，倡导文明新风，注意道德文化培养，使职工自觉参与医院文化建设事业。当文化建设逐步融入医疗服务过程，职工的事业性和工作责任感逐步增强，树立爱岗敬业和奉献精神。

构建多样化的医院人才管理制度，促进医院文化建设有效开展，为医院的健康稳定发展提供核心动力。人才制度首先要求相对稳定，以保证工作的连续性，但又要随着形势和医院内外环境的发展变化及时调整，以保证其始终适应医、教、研工作实际情况。根据医院的需求和专业发展要求，完善人才相关制度，提高员工专业技术能力，提升服务质量和水平，满足患者合理医疗需求。构建积极向上的医院文化。充分发挥医院文化纽带作用，不断地尝试和创新，比如借助形式多样的医院文化建设活动，增强员工凝聚力，调动工作积极性，树立起大局观念和意识，促使医院员工思想政治和精神面貌发生变化。借助医院文化的载体作用，

促进医院管理更好发展，也促进医院人才管理水平不断提升。

医院人才管理中，将医院文化建设和医院发展有效结合，借助专业技术和职业素养，提供更好的医疗服务。医院发展过程中，需要发挥专业人才作用，加强科室建设和人才培养，满足临床需求，提高市场竞争力。结合医院发展需求，结合市场发展情况，构建完善的竞争体系，加强人才培养推动医院建设和发展。加强医院文化建设，营造医院文化氛围，完善人才制度建设，推动医院人才管理。在人才培养的过程中，注重服务文化建设，不断提高医院服务功能，提高医院的社会影响力，彰显医院精神。

第八章 如何建设"新医科"

第一节 高水平人才团队：支撑国家级学科平台建设的关键

一、学科人才建设的内涵意义及其基本特征

（一）学科人才建设的意义

学科建设是公立医院综合实力以及核心竞争力的重要体现，也是医院改革发展都绕不开的环节，其中人才作为第一资源，在学科建设中占据中心地位，因此，加强医院学科人才建设是新形势下促进内涵提升的关键，需要进一步把握好学科人才建设和内涵质量提升之间的关系，践行由学科人才建设提升内涵质量的道路，以此确保公立医院高质量发展工程持续、稳定、高效地推进。

（二）学科人才建设的内涵

学科人才建设不是个体发展的过程，而是服务于学科建设的复合型人才群体协同发展的过程。面向现阶段新的高质量发展要求，学科人才建设应从相对于原先队伍规模扩张和人才数量增加的外延式发展，转变为更加突出人才引领、人才支撑、人才驱动的内涵式发展，这种发展才具有高价值性、可延伸性以及可持续性，进而能构筑起学科的坚实根基，最终转化为医院的核心竞争力。

1. 人才引领

习近平总书记在 2021 年 9 月的中央人才工作会议上，用"八个坚持"精辟概

括了新时代人才工作的新理念新战略新举措，其中一个重要方面是坚持人才引领发展的战略地位，即解放思想、把握战略主动，把人才资源开发放在最优先位置。这一重要思想把人才的重要地位提高到战略高度，对医院层面来说亦是做好高质量发展背景下的学科人才建设工作的重要指引。因此，必须充分学习领会这一重大战略的实质与核心，自觉地用以指导人才建设工作的实践，更好地发挥人才对学科发展的引领作用。

2. 人才支撑

医院学科发展靠人才，实现高质量发展更要靠人才。学科人才作为支撑医院学科发展的重要基石，人才支撑的作用体现在能为学科单位源源不断输送宝贵的人才资源，从而持续性优化学科团队结构，最终形成一支拥有过硬专业素养、精湛的研究与技术能力、能提供优质医疗服务的学科人才队伍，为学科发展添砖加瓦，铸造医院高原高峰。坚持人才要素优先配置，在为学科发展思考谋划、部署推进重点工作时，同步研究制定相应的人才规划，夯实人才支撑与储备，持续推动人才建设与学科发展的紧密结合。要在新时代高质量发展中赢得先机，必须把人才支撑摆在更加突出的位置。

3. 人才驱动

人才驱动也可看作创新驱动，因为人才是创新的根基。近年来，随着国家高质量发展进程的不断深入，中国产生了大量"从1到10""从10到100"的模仿型创新，但并未产生足够的从"0到1"的原创突破与重大科技成果，在这方面中国与世界主要科技强国还存在较为明显的差距。医学方面也不例外，在高质量发展现阶段，医院学科更迫切需要激活、发挥人才的创新能动性，通过人才驱动科技创新，在学科发展过程中积极应用新理念、新知识、新技能，从而实现高质量的学科目标。激发人才驱动的创新活力，是引导学科螺旋上升式发展的前提，也是实现医院高质量发展的关键所在。

（三）学科人才建设的基本特征

学科人才建设关系到一家医院发展乃至地区卫生事业的未来，也是贯彻科学的学科人才发展观、实现公立医院高质量发展的必由之路。医疗是医院发展的生存之本，是科研的源泉，是教学的基础；医学研究是提高临床医疗水平的手段和方法，是学科发展的关键；教学则为医疗和科研提供源源不断的人才。因此，医院的学科人才建设应以学科的人才需求为导向，强调在此基础上的科研、教学与医疗紧密结合，是一个集科学研究、师资教育和医疗服务"三位一体"的综合性理念。

1.高质量的教学师资

师资队伍建设是学科人才建设的关键，其特征是通过加强导师队伍建设，以高质量的教学师资力量为支撑，培养大批基础理论知识扎实、临床能力强的硕士生和博士生等中青年复合型人才。作为医院学科人才建设发展的未来，公立医院必须重视积累师资力量，认识到高峰、优势学科的塑造离不开学科本身的自我造血功能和自我发展能力，高质量教学师资能大幅支撑学科科研及临床能力的提升，为学科建设与发展提供源源不断的人才储备保障。

2.高层次的科研人才

科研水平是医院学科核心竞争力的根本所系，而高层次的科研人才引育则始终在其中占据着根本性位置，培育、引进高层次科研人才是医院学科发展永恒的战略主题。高层次科研人才及其科研团队是由一群有共同目标、技能互补的科研人员组成的针对特定目标的科学研究团体，是实现科技创新、人才培养和学科建设目标的最基本的单元。通过高层次学科人才之间相互交流、渗透和协作，能加速医院学科的交叉融合，培育新的学科增长点，增强联合攻关能力及国际竞争能力，实现学科发展与人才建设的良性循环、互动发展。其作为医院学科建设的中坚力量以及医院科技创新和科技成果转化的主力，为医院学科铸峰、造峰、攀峰起到必要支撑。

3.高水平的医师队伍

医疗质量对现代公立医院的生存和发展起着极为重要的作用，医师队伍建设则是在医疗环节中想要提高医疗服务质量、产出临床技术成果是培养出专业医疗人才的必要保障。高水平的医师队伍建设的基本特征是以学科方向为旗帜，以培养医学名师名医为标志，根据学科临床建设发展需要来培养吸引专业医疗人才，目标是形成一支结构合理、素质良好、富有活力、精干高效的医师队伍，不断提升医院学科的医疗品牌效应，是促进医院学科科研和教学能力稳步提升的压舱石。

二、以人才梯队建设为核心的学科人才发展观

（一）人才的核心地位

所谓"学科人才"，是指在某一学科领域具备突出能力的人，在某个特定领域内，人才可以科学高效地完成既定工作任务、实现突破和创新，能够凭借自己的智慧和经验助力学科进步，也是决定学科发展宽度、广度的关键之所在。长期以来，医院一直重视科技人才力量的培养，所以才有了诸如"人才兴院"战略的提出与付诸实践。但随着高质量发展新阶段的到来，公立医院对人才的需求不再局限于

单一的科学技术领域，而是需要各领域的振兴来共同促进学科的整体提升，因此，树立科学正确的学科人才发展观对于医院学科发展至关重要。

要意识到学科人才是学科建设的直接执行者，其执行水平决定了学科建设的高度与深度。必须牢固树立人才资源是第一资源的观念，切实把人才建设摆在学科发展的核心位置。同时，高质量的学科人才建设重在内涵和质量，绝不仅是规模和数量上的比拼，要加快建立人才资源竞争优势，将人才培养的储备优势转换为质量优势和人才红利。但考虑到学科人才培养的特殊性与长期性，没有坚实基础打底，想一朝一夕之间实现高目标往往适得其反，还需我们以长远的战略眼光看待学科人才队伍建设，稳中求进，进中培优，优中择强。

（二）人才的分层培养

人才培养也是一项漫长的、循序渐进的系统工程，而传统的人才培养模式主要以引进为主，对内部人才潜力的挖掘不足、利用率不高，在公立医院高质量发展的现阶段，理应对医院的人才培养提出更高的要求，促使医院转变观念，对人才结构进行全面分析，有针对性、阶段性地对各类人才进行分层次培养。

将高质量发展的理念贯穿人才培养的全过程，根据不同类型人才的专业特点、职业特点进行科学规划，量身定制层次鲜明、目标明确的培养方案。在人才培养的路径上，遵循人才成长规律和教育教学规律，把知识传授、素质提升和能力培养融为一体，既坚持德才兼备、全面发展的基本要求，又充分尊重个性需求，彰显个人本色。同时，医院也需要注重构建合理的创新型人才培养模式，为医院学科培养打造更多地融合医疗、科研、教学的复合型人才，从而实现医院高质量发展的各项目标。

（三）人才的选拔任用

在公立医院多年的实践中我们逐步认识到，能否不断选拔、培养出优秀的人才并委以重任，在很大程度上决定着一门学科、一家医院的兴衰。面对新时代面临的新问题、新挑战，公立医院高质量发展意见为现阶段学科人才队伍建设指明了方向，对提高选人用人质量，建设高素质、能力强的人才队伍都具有重要意义。

选人用人要坚持能力强者有位原则，就要把实力过硬、成绩突出的人才优先选用到合适的岗位上，使能力素质过硬的人才尽情发挥才能，如此方可调动他们的积极性，带动一大批人参与到学科建设的临床和科研活动中，为医院和学科的各项工作提供强有力的"领头雁"。对于学科中担任职务的学术带头人以及高层次人才，医院需有意识地给予足够重视，在科研经费、科研设备、科研人员投入等方面予以倾斜，做到用而重视、用而支持、用而关心，创造出有利于人才进一步发展的土壤和环境。

（四）以梯队建设为核心的学科人才发展观

随着人才竞争的日趋激烈以及医学科技的飞速发展和卫生人才需求层次的不断提高，大型综合性医院要生存、发展，必须打造自己的优势学科。其中人才培养无疑是医院优势学科建设的症结所在，是医院发展内涵与综合实力的重要体现。学科人才作为学科建设的直接执行者，如何做好学科人才的培养，科学地整合配置医学人才资源，形成合理的人才梯队，对促进学科建设具有至关重要的意义，是提升医院综合实力的决定性因素，亦是学科人才发展观所展示的核心内容。

作为学科建设中承前启后的关键环节，建设一支能满足学科建设各方面需求的结构合理的人才梯队，不仅有利于优化人才的科学合理配置，还能有效防止人才流失造成的断层现象。医院需树立以人才梯队建设为核心的学科人才发展观，认识到要依靠人才梯队建设来拓宽学科发展新局面，努力培养及引进与医院学科发展目标相匹配的人才，有意识地发现和培养更多具有战略科学家潜质的高层次复合型人才，形成战略人才成长梯队，全面构建医院人才高地，也是提升人才建设内涵的主要路径。

人才梯队建设还是一项复杂的系统工程，涉及对于学科人才队伍中人员的年龄结构、学历结构、职称结构的统筹以及对管理人员、医务人员、科研人员三者占比的权衡，以满足医院学科未来的发展需要。其呈层次递进规律，在理想的引导下和实践的基础上，由内外因相互作用，推动人由非人才状态向人才状态，从低层次人才状态向高层次人才状态转化，即总体上不断追求人才的高素质、高标准、高效率，更好地服务于学科的基础研究、临床研究和技术研究，以此推动学科发展的供给侧结构性改革。作为学科人才发展观的核心内容，人才梯队建设关系到学科发展的兴衰成败，选拔、引进、培养一大批医术精湛、医德高尚、科研过硬、结构合理的人才队伍，是学科发展的主要需求，缺少梯队式的人才作为保障，学科发展便难以维持高效与稳定。

三、名师、名医、名家的培养

（一）名师、名医、名家的重要作用

一门学科的传承与发展，涵养于久经沉淀的学科历史血脉，又外显于学科名师、

名医、名家的培养与塑造。名师、名医、名家对于学科发展的重要作用也是如此，既是学科的支柱之一，是引领、支撑、驱动学科发展的中坚力量，是学科综合实力的重要组成与体现，同时，他们还深深地渗透于人民大众的日常生活之中，在无数病患、家属的口口相传中潜移默化地铸就了学科品牌，是医院学科人才内涵建设工作中绝不可忽视的重要一环。

王振义院士被誉为癌症诱导分化之父，在国际上首创用国产全反式维 A 酸治疗急性早幼粒细胞白血病，挽救千万白血病患者生命，为医学实践和理论创新作出了重大贡献，并于 2010 年获得国家最高科学技术奖。而与其突出的医学成就交相辉映的是，王振义院士还是一位"医学名师"，先后培养出陈竺、陈赛娟这对著名的"院士夫妻"以及 973 首席科学家、中国科学院院士陈国强，师徒接力攻克白血病，使中国声音传向了世界，"一门四院士"也被传为佳话，并持续为我国医学领域源源不断输送着顶尖的人才资源。正是在王振义院士及其培养出的一大批杰出医学人才的带领下，使上海血液学研究所一步步先后成为上海市、原卫生部、教育部的重点实验室、上海市"重中之重"重点学科、"211"工程重点建设专业乃至 2001 年成为医学基因组学国家重点实验室，近十年来瑞金医院血液科更是常年稳居复旦中国医院专科排行榜前四，可谓是对于医学名师领航学科发展的最佳诠释。

裘法祖院士作为一代名医大家，享有"当代医圣"的美誉，是我国现代外科学以及器官移植学的主要开拓者与奠基人之一，从医 70 余年间以其渊博的知识、精湛的医术、高尚的医德，为我国外科系各专业的创建与发展作出了杰出的贡献，由他创建的裘氏手术规范以及各类新术式，广泛地在全国各地获得应用，影响了几代外科医生，更是挽救了无数患者生命。不仅如此，裘法祖院士晚年持续发光发热，作为其母校同济大学医学院（今华中科技大学同济医学院）的名誉院长，为医学院在群众以及业界同行之间树立了权威形象，更带动并激励着医学院各学科的发展。建设至今，华中科技大学同济医学院共拥有 9 个国家重点学科、5 个国家重点（培育）学科、61 个国家级临床重点专科，其中 12 个医科相关学科进入 ESI 国际学科排名前 1%。近年还在权威榜单中国医院科技量值（STEM）排行榜的独立医学院校和设立医学学科的综合大学科技量值排名中持续位居全国前十，多个医学专科更是领跑全国，足可见一代名医大家对于医院学科产生的无可替代的重要意义和指引作用。

（二）名师、名医、名家的培养模式

"名医、名师、名家"是医院资源中最宝贵的财富，正确地理解、看待和发现优秀医学人才是造就"名医、名师、名家"的前提与基石。医院需遵循科学正确的学科人才发展观,在"名医、名师、名家"的培养过程中,应及时发现真正的可塑之才,加上多渠道地培养,实行强有力的制度以激发医院员工的内在驱动力和个人潜能,逐步将"名师、名医、名家"培养植入学科人才内涵建设的核心,使其真正成为推动医院发展的"永动机"。

1. 培养途径

在"名师、名医、名家"培养过程中,发现人才是初始的一环,也是极为重要的一环。作为发现和培养"名师、名医、名家"的人力资源部门应客观分析,与科室积极沟通,严格按照高层次人才必备的条件标准进行筛选,对照"名师、名医、名家"成长周期所要求的年龄结构进行选择。对于培养、塑造对象提出更高要求,优先考虑有献身精神,德才兼备,善于团结协作和有较强的组织能力,具有足够的创新能力,熟悉本专业发展情况,能娴熟地驾驭国内外本学科领域的前沿技术的人才作为主要对象。选择发展对象后,应知人善任,充分发挥每个人的特长,为此必须对各类人才进行经常的、严格的考核,形成富有特色的升级提拔标准与制度,并以此在医院范围内营造人人都有机会成为"名师名医"的积极氛围,从而调动医院员工积极性,激发医院员工创造潜能、刻苦钻研。"名师、名医、名家"的成才离不开良好的成长环境和自由发展的空间,在其培养的过程中我们要充分调动人才的个人主观能动性,通过健全人才选拔、竞争及考核机制,改善人才成长环境激励人才脱颖而出,从而培养出更多"名师、名医、名家"。

2. 培养方式

医院在选择、发掘人才之后,就要指导人才向"名师、名医、名家"的方向进行成长,其主要方式可以分为教育培训和岗位培训两类。在正规教育培训方面,可以采用分批派送高素质的学科中青年人才到国内外大学或科研机构深造的方法,鼓励职工深耕专业水平,同时,每年从高水平的院校、科研单位中直接吸纳一定比例人才,双管齐下提高人才队伍质量,有利于人才向"名师、名医、名家"靠拢。在岗位培训方面,应通过选送有担当、有基础、有潜力的科主任、学术带头人、业务骨干等人才到国内外顶尖学科的院校及科研院所培训的方法,使其不断地更新最先进的技术与知识,开阔眼界与思路。此外,还可通过人才的院内外流动来动态调整人才结构,加速技术更新,发展"边缘杂交"优势。采用组织调动、业务协作、进修培训、邀请国内外知名专家学者讲课、技术交流、学术访问、协作研究等手段,持续加大人才培训力度,使人才配置结构趋于高端化,为培养出"名师、名医、名家"等高层次人才提供丰富的人才储备资源。

3. 培养关键

名师、名医、名家的培养必须牢牢抓住关键人物和重要人物，从而起到以点带面的作用。学科建设的关键人物、中流砥柱毫无疑问是学科科主任。医院学科需注重对学科科主任的培养，科主任是某一学科学术和技术的带头人，在学术上有很高的造诣，成绩显著，能起到核心和骨干作用，掌握某一学科国内外的学术和技术动态，对医院某一学科和医院的发展起到举足轻重的作用。因此，对科主任的培养必须把好质量关，充分发挥其作用，予以足够重视、关心与激励，学科人才建设才会牢固其根基，以此将对名师、名医、名家的培养起到事半功倍的作用。

对学科科主任可采取多种形式进行培养：如可招聘在国内外有影响、知名度高的离退休专家，到医院进行传、帮、带活动，走名师高徒之路；抑或选送层次高、业务强、外语好的中青年科主任到国内外一流学科进行业务培训，并使中青年科主任挑重担，承担高层次的科研课题，创造使科主任出成果的良好科研环境；最后就是要有针对性地对科主任进行系统的培训，加强如信息技术、外国语种的能力培训等，这些都是引导科主任向"名师、名医、名家"看齐的关键。

（三）名师、名医、名家的培养举措

1. 培养平台

平台是支撑医院学科建设、开展高水平科研工作的一大支柱，是医院学科实现人才培养与科技创新两大目标的有效结合点。而"名师、名医、名家"培养属于高起点的人才建设工作，对平台的建设水平自然提出了更高的要求。为能有效支撑起"名师、名医、名家"等高层次医学人才的培养工作，就要构建与之相匹配的学科人才培养平台，注重提升人才的核心竞争力，并致力于临床驱动、研究并重、转化引领的发展道路。

想要主动吸引汇聚高层次的人才，就要搭建一个能使科研团队开展高水平研究以及良性互动的科技创新舞台，对各类优质资源的聚拢与整合提出了很高要求。单纯依靠医院自身的基础设施与资金投入便稍显薄弱，这就需要整合医院、高等院校、科研院所、企业乃至地方政府等多方力量高起点地开展工作。要将人才培养贯穿于平台建设工程实施的终末，紧密结合科研活动，以临床、科研、转化项目作为载体，促进高层次学科人才之间相互交流、渗透和协作，增强联合攻关能力及国际竞争能力，以此吸引一定数量的企业、协同地区医疗机构、高等院校、科研院所、地方政府共同整合发展，形成不同特色的、相互补充的"医、学、研、企、政"五位一体的建设思路，并积极以学科建设需求为导向汇聚引进人才，以人才推进重大项目与共性关键技术的攻关，以原创性基础与临床研究成果的转化应用

反哺学科建设，完善"人才需求－科学和技术突破－成果转化应用"的循环迭代发展的内在驱动链和富有活力的可持续创新的生态链，只有打造能有效促进"名师、名医、名家"等高层次人才培养、高水平基础医学研究与临床研究成果转化的学科人才培养平台，才能高效推动医院以及学科实现高质量发展目标。

2. 培养体系

为提高现有医学人才的专业、科研、技术水平，引领高层次人才工程的开展，医院领导班子需起到积极的统领作用，建立相关"名师、名医、名家"工程的领导小组和人才管理组织架构，由院党政主要领导牵头并亲自挂帅担任组长，狠抓人才培养与管理，完善党管人才工作格局，从根本体系上加强建设，发挥医院配置人才的决定性作用，合理划分党政医院领导班子职责分工，强化医院人才管理、政策办法制定、监督保障等工作职能。

同时，在高层次人才培养体系建设方面抓紧破题，重点加强对学科科主任、后备学科带头人和业务技术骨干的培养，建立一个有规则、有温度，既鼓励竞争又宽容失败的人才评价体系，从而在制度层面为高层次人才安心且潜心于创新工作奠定坚实的制度和环境保障。大力培育各专业领域学术委员会组织，支持其逐步承担人才的评价评估、标准制定、业内交流等引导专业人才发展的重要职责。完善各级人才工作领导小组跨部门协同治理体系，健全人才培育工作统筹联动、协调推进与评估制度，推进人才信息共享、联络贯通和制度衔接。加强医院职能部门与临床学科之间关于人才工作的沟通协同，研究解决推动人才资源与高质量发展任务协同中的系统性、局部性难点问题。只有以更大力度培养、吸引、使用和激励一流人才，才能形成学科优势，赢得国内学科专业领域主动权。因此，通过建立推动高质量发展的人才培养体系，突破资源约束，激发人才创新潜能和竞争活力、产生一流的学科业绩，才能真正把创新驱动和高质量发展落到实处。人才越集聚、越发展、越活跃方可形成从人才强，到学科强，再到医院强的正向循环。

3. 培养制度

医院对于"名师、名医、名家"的培养，本质还是围绕医院战略目标，建立健全的高精尖人才培养相关制度，从而实施一系列高层次引才、育才、用才的有效举措。在目前，公立医院高质量发展的背景下，为达到更高的培养目标，需以创新价值、能力、贡献为导向，以专业特点和岗位要求为基础，分层分类构建并实施有利于科技人才潜心研究和创新的评价体系。针对高端人才、创新人才、潜力人才的选拔性、发展性、考核性和激励性评价建立与之相配的体系和方法。要匹配创新人才成长规律，健全人才发展通道，打造高水平医学人才队伍，形成覆盖全层次全岗位的高端医学人才培养计划。要合理制定人员编制标准，探索适应人才培养的"能上能下、能进能出"的用人机制，分领域、分赛道评价不同领域高精尖人才，完善竞争性和非竞争性领域分类人才评价体系。这样做有利于吸收处于科研技术及临床一线的顶尖中青年专家，参与到国家重大评议评价活动和项目中来，有助于构建多元分类适用于高质量发展的人才评价体系。

此外，建议医院人力资源部门积极落实"两个允许"。加大对医院人才的绩效工资水平和总量的倾斜力度。实施人才动态管理，高起点引进人才、高质量培养人才、高标准管理人才，高效益使用人才，在人才队伍建设上达到新高度；积极推进"名师、名医、名家"创建工程，创新人才培养机制，优化人才培养模式，积极建立与完善青年骨干、学科领军人才选拔培养机制，建立青年骨干后备队伍，为医院发展做好充分的人才储备；进一步完善人才引进制度，完善前瞻性的靶向高层次人才引进政策以及创新人才引进办法，逐步建立健全完整的人才激励机制。

（四）医院资源倾斜

"名师、名医、名家"培养归根结底落脚在学科，鉴于每个医院资源都是有限的，故应针对不同层次的学科实行不同的资源倾斜策略，以此达到最高的资源使用效率。

如高峰学科已基本摆脱需要医院给予大量空间、人力、经费等基础资源支持的初级阶段，具备吸引外部人才、经费等必要资源为自身学科发展所用的能力，应以国家级重大重点项目的资金配套作为主要资助手段，鼓励高峰学科争取更多高层次的科研项目。此外，更多的还是需要医院给予在人才培养、人才激励等机制体制方面的改革创新和政策倾斜以及在引进国内外优秀人才方面提供便利，为学科跨越式发展提供动力和支撑，帮助学科在学术水平上向国内国际顶尖看齐。

优势、特色学科大多已成规模，且已寻找到一条适合学科发展的路径，有较为清晰的规划布局与奋斗目标以及具有一定代表性的学术带头人，然而往往受到人财物中某方面的制约，遭遇到发展的瓶颈。因此，医院应优先选取该层次在近几年发展态势良好的学科，提供必要的资金支持，并重点培养这类学科的科主任、学术带头人，促使其向更高层次迈进。学科发展方面建议以多学科、跨学科寻求新增长点，向着高度综合、交叉共生、优势互补的方向发展，重点培养、引进复合型人才，鼓励学科成员积极参与到与高峰学科以及其他优势、特色学科组成的学科群合作模式当中，充分借用学科群内部的科研、资源以及平台优势，带动学科人才进一步提高自身科研、临床水平，从而反哺学科，不断提升学科建设水平。

扶持学科基本还停留在需求各项资源的层面，规模小、人员少、科研底子薄、业内认可度需提升是他们的通病。建议医院针对这类小学科，鼓励走差异化发展、错位发展、融合发展、借力发展的路子，找准自身定位。综合性医院中的小规模学科很难做到所有专业面面俱到，亚专科细化、错位发展是大趋势，也是专业水平走向深入、高层次发展的必经之路。医院应给予必要的人力、财力方面的支持，助其集中资源建设一门具有优势的亚专科和临床技术，优先提升临床影响力。同时，发挥学科群协作优势，鼓励扶持学科借助大学科平台形成小专科特色，从而吸引到各类资源的投入，逐步做大做强。

（五）人才引进策略

医学人才，特别是"名师、名医、名家"此类的高层次人才，是学科建设的战略资源与未来发展的希望所在。虽然适应医院学科发展需要的人才主要还得依靠学科自身内部培养，但主动引进人才也是补全学科人才队伍建设的途径之一。通过高层次人才的成功引进，能迅速弥补医院学科某些方面的短板与不足，短时间内发挥出引进人才的名师名医效应，快速提升学科水平，同时可有效避免出现论资排辈、恃功而倨、德不配位等现象，并且能给老员工施加一定压力，树立起危机意识，激发出内在潜力，为学科发展打开局面、拓宽思路、注入活力。

因此，在实际工作中，医院要立足于高质量发展的需求，聚焦基础与临床研究、技术创新、成果转化和产业发展的前沿，制定灵活的引才机制，采用分类分级的差别化引才思路，由"定期引"变"全天候"，由"单一引"变"全方位"，进一步扩展人才引进渠道，坚持精准引才、靶向引才，坚持引智与引育并举，使高端更尖端，使青年更拔尖。此外，针对个别类型的人才采用特殊的引进模式，如对一些引进成本较高、引进难度较大的国内、国外专家学者，可通过加强学术交流和合作的手段，采取聘请专家定期到医院学科进行手术示范、交流讲课、学术报告、科研指导等的"软引进"模式。对一些不在本地生活工作的高层次省外、海外人才，可采取邀请挂职、兼职、顾问、咨询、退休特聘等多种形式吸引其提供智力支持的"柔性引才"模式。有效破除传统思维模式束缚，突破人才的地域、国籍、身份等条框限制，使人才真正地为医院与学科所用，牢固树立不拘一格用人才、人尽其才的用人观念，切实把人才建设摆在发展的核心位置，这也是促进医院高质量发展的关键所在。

第二节　新医科建设：高质量发展背景下 学科建设趋势

一、医院学科发展概述

（一）国内医院学科发展历史沿革

学科是医院医疗、教学、科研和管理功能的基本单位和有机结合点，是医学发展的产物，其随着医学科学技术的发展和人们对客观世界认识大体不断深入而不断变化。学科是医院最重要的卫生资源，也是卫生资源中最集中、最活跃的部分，在资源配置中居于主导地位并对其他资源配置起决定性作用。医院的水平，是通过学科的技术优势来体现的，反映出医院核心竞争力的高低。

国内医院的学科建设是随着国家建设的发展而不断进步的。以成立国家医学专科中心为界，可以分为 3 个阶段，最初可称为计划发展期，学科基本按编制配备，其后开始步入快速成长期，再之后随国家医改进程进入新发展期。

计划发展期在 20 世纪 70 年代末至 80 年代中期，以军队率先成立全军医学专科中心，之后国家、各省市分别成立了相应的医学专科中心。但在这一阶段，医院未全面参与医疗市场服务，以计划经济为主体，临床学科的名称、数量及人力、床位等资源配置基本按编制要求展开，服务能力不能与市场进行有效对接，学科成长的环境不良、动力不足，学科发展能力受到限制。

快速发展时期在 20 世纪 80 年代中期到 90 年代中期，以国家医学专科中心（研究所）为龙头，各级卫生行政部门积极响应，构筑了"国家医学专科中心（研究所）－省医学专科中心 – 市医学重点学科 – 医院优势学科"的体系，形成了不同层次的发展重点，促进了临床学科迅速发展。医院参与医疗市场服务，为满足旺盛的医疗需求，积极投入卫生资源扩展医院规模，临床学科的分化和融合频繁，规模迅速增大，技术水平快速提高。

新发展期在医疗改革试点之后，以优势学科群出现为标志。在这一时期内，适应国家医疗卫生改革和医疗保障模式转变等，卫生资源的投量、投向得到有效控制，学科总体数量减少；随着医疗市场竞争的日益加剧，为解决基础薄弱、效率下降、效益低下、资源不足与闲置并存等问题，医院以优势学科为核心，组建优势学科群，提高创新发展能力，全面整合学科资源，打造核心竞争力。医院以专科研究所、专科中心、专病中心构成的重点学科体系为引导，加强应用技术创新，使学科统筹兼顾、协调发展、整体推进。

（二）医院学科新发展理念

随着国家社会发展和医疗卫生改革进入新阶段，医院学科建设的理念和指导思想也得到进一步发展。2015年10月，习近平总书记在党的十八届五中全会第二次全体会议上的讲话鲜明地提出了"创新、协调、绿色、开放、共享"的新发展理念，同样为新时代医院学科发展指明了方向和重点。

1. 创新发展

创新发展注重的是解决学科发展动力问题。学科发展要注重将医疗技术水平高，技术特色鲜明，科研能力强，能承担国家重大课题的首席科学家、教学经验丰富，把培养博士生的能力以及有较强管理能力的医教研复合型人才塑造为学科带头人。同时，要根据学科特点构建和谐团队，在年龄上坚持老中青相结合，在学科专业上坚持分化和综合相结合，在科学研究上坚持临床研究和临床基础研究相结合，在教学培训上坚持专职和兼职相结合。通过实施绩效管理，形成积极奋进的良好氛围。通过突出特色技术，创建学科品牌。此外，学科的特色技术要遵循精准医学即个性化的要求，站在当前学科技术发展的前沿，根据患者临床疾病诊断、治疗、预防的基本需求，决定科研内容，将科研成果转化为临床诊治手段，实现以患者需求指导科研，以科研促进学科发展的良性循环。

2. 协调发展

协调发展注重的是解决学科建设平衡问题。要正确处理社会效益与经济效益的关系，坚持公益性原则，在确保社会效益的前提下，争取经济效益与社会效益有效统一。要正确处理好科室与医院的关系，科室的发展有赖于医院的发展，医院要为科室发展创造良好条件。科室努力提高自己，能促进医院发展，也能从医院的发展中得到提高。当科室的利益与医院利益相悖时，应以医院整体利益为重。要正确处理科室之间的关系，科室之间相互独立又相互依存，合作共赢，体现医院整体功能，促进学科及医院发展。正确处理学科带头人与学术团队的关系，要本着尊老敬贤、提携后生的原则，关心部属、平等竞争；要营造改革创新的良好氛围，不拘一格选拔人才。要正确处理医疗、教学、科研工作的关系，以医疗保健工作的高标准带动教学科研水平整体提升，以临床疑难问题作为教学科研的主攻方向，以教学科研的优秀成果推动医疗保健水平的提高。三者之间互相联系、协调发展。正确处理重点学科与一般学科的关系，巩固发展重点学科的领先优势，发挥重点学科辐射带动作用，带动相关学科的发展，实现建设一个带动一片的整体效果。

3. 开放发展

开放发展注重的是解决学科发展内外联动问题。要加强学科内、外部的交流与合作，以开放促发展。学科带头人要有开放的视角和国际的视野以及创新与凝练课题的能力，要了解本学科国际发展的动向与趋势，要成为"先生"级的学术型学科带头人。学科带头人及其团队的主要骨干应从临床型向学术型转变，学科建设要从以临床工作为主向医教研三者为一体并重转变。学科要与国内外学术机构广泛开展合作：一是走出去，通过派遣人员出国进修学习、参加国际学术会议；二是引进来，积极引进国外最新的医疗技术和医疗设备。要面向海内外引进拔尖人才，同时对医院内部的"医护技药""医教研"的资源进行整合，通过信息化和科技为支撑，构建整合型学科服务体系，以实现以人为本的健康促进，满足不同人群、不同层次的多样化的健康服务需求。

4. 共享发展

共享发展注重的是解决公平正义问题。学科的发展离不开每位员工的努力和奉献。一方面，要坚持以员工为关注焦点，学科发展的重大问题必须经过员工讨论决定；另一方面，要通过建立具有行业特点的人事激励机制和薪酬体系，使员工分享学科发展的成果。学科建设要坚持公益性，把维护人民群众健康权益放在第一位，坚持以患者为中心的服务理念，不断提升医疗水平，优化就医环境，加强质量管理，简化服务流程，为患者提供安全、优质、高效的服务。建立学科建设可持续发展的文化机制，通过树立正确的人生价值观，造就和谐的团队，促进学科内部的合作交流，促进学科学术发展。通过建设学习型团队，凝练学科文化，共同学习，共同提升，持续提高，进一步树立高尚的人生价值观，推进学科建设向更高的目标迈进，同时个人价值也得以体现。

二、高质量驱动下的医院学科发展

（一）高质量驱动下学科发展的概念

经过改革开放 40 年来医疗服务体系建设、20 年来医院能力建设、10 年来深化医药卫生体制改革的实践探索，公立医院已经到了从"量的积累"转向"质的提升"的关键期，必须把发展的着力点放到提升质量和效率上。2021 年国务院办公厅发布的《关于推动公立医院高质量发展的意见》（国办发〔2021〕18 号）中提出，要以建立健全现代医院管理制度为目标，强化体系创新、技术创新、模式创新、管理创新，加快优质医疗资源扩容和区域均衡布局，力争通过 5 年努力，公立医院发展方式从规模扩张转向提质增效，运行模式从粗放管理转向精细化管理，资源配置从注重物质要素转向更加注重人才技术要素。

医院学科是决定医院发展的内在动力和坚实基础。医院学科建设不仅是资源配置整合的核心和纽带，也是医学高水平成果的产出基地、医学高素质人才的培养平台、优质服务保障和学术交流的标志窗口，是医院核心竞争力、核心保障力所在。高质量驱动下的医院学科发展需要高效整合和最大化利用现有资源，根据"名医、名师、名家"的发展目标，培养优秀的学科带头人和人才梯队，加强原始创新和集成创新，夯实研发平台的支撑保障，不断提升学术影响力，不断提高疑难罕见病的诊疗水平，以不断变革赋能学科，实现医院整体高质量发展。

（二）高质量驱动下学科发展的目标

在医学学科体系建设层面，要以推动医学进步为目标，依托现有资源规划设置国家医学中心、临床医学研究中心、区域医疗中心和中医药传承创新中心，形成临床重点专科群，集中力量开展疑难危重症诊断治疗技术攻关，开展前沿医学科技创新研究和成果转化，实施高层次医学人才培养，实现医疗水平提升。强化对医院的技术和人才支持，加快补齐专业专科短板，提升诊疗能力。

在加强医院临床专科建设层面，要以满足重大疾病临床需求为导向建设临床专科，按照国家要求，重点发展重症、肿瘤、心脑血管、呼吸、消化、感染、儿科、麻醉、影像、病理、检验等临床专科，以专科发展带动诊疗能力和水平提升。持续改进医疗质量管理体系和标准体系，提高不同地区、不同级别公立医院医疗服务同质化水平。

（三）高质量驱动下学科发展的内容

1. 构建学科服务新体系

要大力支持国家医学中心和区域医疗中心建设，打造医学研究高峰、成果转化高地、人才培养基地和数据汇集平台，开展核心技术攻关，推动临床科研成果转化。通过建设分中心、分支机构、"一院多区"等方式，定向放大优质医疗资源。要加快优质医疗资源扩容和区域均衡布局，聚焦人民群众健康需求，盘活现有医疗资源，提高运行效率，强化短缺资源建设，提升优势学科能级，加强医疗资源配置。要健全分级分层分流的应急医疗救治体系，加快推进传染病、创伤、重大公共卫生事件等专业类别的医学中心建设。

2. 打造产学研一体化发展新趋势

要大力发展国际一流临床专科群，以塑造国际合作和竞争新优势为目标，以满足重大和疑难复杂疾病临床需求为重点，重视平台学科、交叉学科建设，形成一批在医疗技术、医疗质量、临床研究等方面领跑国际的优势学科。要加强与世界一流医疗和学术机构合作，组织和参与国际、国内多中心研究，开展联合攻关、协同攻关。要打造高水平临床研究平台，争创国家临床医学研究中心和技术创新中心，努力破解影响人民健康的重大疾病和新发传染病预防、诊断、治疗和康复难题，产生一批具有国际影响力的临床研究原创成果、专利。建设符合国际标准的专病数据库、生物样本库等平台设施，完善全链式临床研究质量监管平台和医企联动协同创新平台，推进临床创新成果快速产出。

3. 激发学科现代化管理新效能

要健全学科内部治理机制，健全学科决策机制和民主管理制度，明确工作制度和岗位职责，形成分工明确、密切协作、高效运行的管理体系。在学科实施全面预算管理、成本管理机制，规范内部控制制度，突出规范重点领域、重要事项、关键岗位的流程管控和制约机制，开展风险评估和内部控制评价，防范财务风险、业务风险、法律风险和廉政风险。要建立分层分类的绩效评价机制。创新内部绩效考核办法，强化以岗定责、以岗定薪、责薪相适、考核兑现，引导医务人员重医德、重技术、重能力，全心全意为患者服务。

4. 激活学科外部治理新动力

要支持人才激励制度改革，合理制定并落实科室人员编制标准，建立动态核增机制。完善职称评审机制，建立交叉学科临床研究专业技术人员的岗位设置、职称评审和晋升办法。对于通过科技成果转化以及技术开发、技术咨询、技术服务等获得的收益用于人员激励应不受医院绩效工资总量的限制。要加强卫生健康高端人才引育，加强医学人文教育和中医药师承教育。推进医学教育创新发展，促进医工、医理、医文学科的深度融合，培养"医学+X"复合型人才和各类紧缺人才，精准引进海外高层次人才，集聚高端创新型人才。

三、学科带头人队伍建设

（一）学科带头人培养

学科带头人的培养是学科发展过程中重要的内容，学科建设的关键是培养一支以优秀学科带头人为核心的学术梯队。要选择基础好、技术精、管理能力强、德才兼备、有良好发展潜力的中青年作为培养苗子，重点培养、适时提升，推荐到科室领导岗位上，增强学科发展后劲和活力；加大人才培养力度，每年通过医院打擂台选送专业技术较强，个人要求上进的医务人员到国外著名医学院校和科研机构进修学习或进行学术交流。同时，需要在工作、学习、生活和日常管理方面为培养对象成为学科带头人积极创造条件和机会，使他们在重要的学术和技术岗位上担任一定的职务，提高其学术地位和知名度；优先推荐参加各专业学会工作，鼓励参与各类级别的科研课题的竞争，并在经费上予以资助。学科带头人的培养造就不仅需要在临床、科研、教学、后勤等方面尽力创造条件，也应在医院文化、学术氛围等方面做好文章，营造一个良好的内外环境。给人才创造一个宽松、和谐、有益的工作条件和无后顾之忧的生活环境。

同时，需要建立长效激励人才机制。制定学科带头人的选拔条件和考核方法，使中青年学科人才充分发挥自己的主观能动性和创造性；建立中青年优秀学科后备人才，解决医院学科带头人年龄分布和结构排列的青黄不接、年龄老化的问题。制订一套科学、实际、客观、公正的选拔条件和机制，破除"论资排辈"，不拘一格选人才；转变对于学科带头人的需是"全才"的观念，对有发展前途的新人，不要求全责备，要看主要方向，着眼于个人的发展潜力，强调自身的努力，大胆培养、使用，建立公开、公正、公平的竞争环境。

（二）学科带头人引入

通常情况下，医院对于学科带头人更趋向于从内部培养，其优势在于对内部员工了解全面，选择的准确性更高，适应期更短，可以较快形成团队，选拔和培训的成本较低。然而，内部培养的人才来源少，选择余地小，易造成"近亲繁殖"，可能会导致院内矛盾。因此，在日常实践，特别是薄弱学科的提升管理中，往往需要引入外部学科带头人，保证在内部员工获得发展机会的同时，输入外部新鲜血液和学术技术能力。

1.建立学科带头人需求目录

根据医院各学科现阶段的发展，进行有针对性的调查与现状分析。根据分析，为不同学科建立不同层次、级别的人才需求目录，帮助提高学科人才引进的针对性。这不但可以使医院人力资源的规划更加清晰，引进的学科带头人更加适合医院发展，也为引进的学科带头人今后在医院充分发挥能力提供了团队支撑。

2.拓宽学科带头人引进渠道

积极探索学科带头人引进新途径。应打破现有单一的模式，拓宽视野，创新人才引进途径。学科带头人可以全职加入，也可以以柔性引进的方式兼职加入公立医院。医院可主动邀请国内、国际知名院所的专家、学者和教授来院进行技术指导，在学科建设、人才培养等方面建立长期合作机制，用"外智""外力"来促进和保障医院的发展。

（三）学科带头人管理

1.学科带头人选拔任用

有计划地选拔任用学科带头人，是医院人才队伍建设的一项重要任务。医院学科带头人是人才队伍中的"领头羊"，他们的学术技术水平，代表着医院的技术水平，直接影响着学科技术建设方向。

（1）学科带头人的选拔条件：一是要有优良的思想品德：热爱本专业，有强烈的事业心和责任感，愿意为医学事业献身，有高尚的医德医风和埋头苦干的求实作风，有坚韧不拔的意志和心理素质。二是要有较强的学术组织领导能力：能驾驭全局，组织学术集体的各种学术技术活动，起到统帅和决策作用；掌握本学科国内外最新学术动态，对学科发展有自己独到见解，把握学科建设方向，提出本专业发展规划。三是要具备创新精神和开拓能力：有探索医学科学求知的热情和执着的追求精神；有创造性的思维方式，能在医疗实践中发现并正确判断专业发展方向，开辟新的领域。四是要有高水平的带教能力：对培养人才要有热情，有比较科学的带教方法，并且已经培养了较多的专门人才。培养人才是学科带头人的基本职责。

（2）学科带头人的选拔原则：作为医院的学科带头人，一般应同时是科室的行政领导者，对两者的角色期待应是一致的。学科带头人必须借助相应的行政手段，组织调动集体的力量开展学术技术活动。医院选拔学科带头人，应通过选拔配备科室领导的外在形式来实现。对经过考核具备学科带头人条件的，应及时选配到科室正副主任岗位。

2.学科带头人能力评价

学科带头人代表着医院的专科水平，其综合素质直接影响着所在专科质量、竞争力和发展后劲。为适应医院发展需要，对学科带头人进行科学、合理的评价，是发现、选拔和培养人才的前提，也是学科建设与人才梯队建设的需要。

要建立客观、准确的学科带头人评价指标体系，可通过采用德尔菲法、层次分析法等科学方法，结合医院的实际情况，建立涵盖个人学术影响、科研、教学、临床、学科建设贡献等层次清晰、权重合理的评价指标体系。要针对学科带头人的技术特点，将开展高难度手术、手术教学和指导查房等短期目标作为学科带头人日常能力评价的重点；将科室年度运营指标等中期目标作为学科带头人年度能力评价的重点；将科室的科研平台建设、人才培养、合作开展临床研究项目等长期目标作学科带头人聘期能力评价的重点。不同的考核指标由不同的考核主体进行，这样有利于充分调动学科带头人的积极性，全方位地考核高层次人才的培养和引进效果。

（四）学科带头人激励

1. 学科带头人绩效管理

学科带头人绩效管理是做好学科人力资源管理的关键，是通过对学科发展关键目标的设置，把学科的战略目标分解为可操作的工作目标的工具，是科室绩效管理的重点。良好的学科带头人绩效管理有助于挖掘工作潜力，获得成功的科室管理思想和方法，有助于学科带头人的自我实现，形成绩效导向的科室文化，有助于找准沟通平台，改善学科带头人与医院管理者的关系，有助于强化质量管理，促进技术能力的提升。

学科带头人绩效管理的要点在于遵循"SMART 原则"（S=Specific、M=Measurable、A=Attainable、R=Relevant、T=Time-bound），流程性、计划性、系统性地设立绩效管理指标，综合衡量学科工作效率、医疗质量、服务质量、经济效益和发展创新等因素。要根据医院设定的发展目标，制定详细而明确的学科带头人培养和引进中长期计划；建立以能力和业绩为核心、以岗位为基础、符合高层次人才发展的评价体系和考核办法；建立将定性考核与定量考核相结合、定期考核和日常考核相结合、个人业绩考核与团队科室考核相结合的评价体系，科学评价高层次人才业绩质量和发展前景，为高层次人才的薪酬确定提供科学依据。

同时，要注意到绩效管理是一个完整的系统工程，前期的准备工作和后期的反馈工作十分重要。在绩效管理启动前，要与学科带头人进行充分的沟通，使其充分了解医院和学科的发展方向和目标，共同参与到绩效管理计划的制定当中，从而形成充分共识。在绩效测评之后，还要注重绩效信息的有效反馈和绩效结果的充分兑现，从而帮助学科带头人进一步改进绩效水平，促进学科发展。

2. 学科带头人薪酬管理

学科带头人薪酬管理是医院高层次人才管理的重要组成部分，其对于提高医院竞争力具有不可忽视的作用。有效的薪酬激励有助于激发和调动学科带头人的积极性、有助于增强医院的凝聚力，有助于提高医疗队伍的整体素质，有助于留住优秀人才，有助于创造良性的竞争环境。

对于学科带头人的薪酬管理要注意以下原则：一是物质激励与精神激励相结合：物质激励是基础、精神激励是根本，要注重对于学科带头人的理解与支持、信任与宽容、关心与体贴；二是外激励与内激励相结合：内激励即员工自我激励，外激励措施只有转化为被激励对象的自我意愿，才能取得激励效果，需要合理设定目标，使学科带头人个人事业目标与医院发展目标相结合，促使其保持积极心态、自我激励，从而发挥其能动性；三是要形成具有医院特点的管理文化，发挥学科带头人榜样作用：只有使员工认可医院文化，认同学科带头人的榜样作用，才能树立起学科整体奋斗目标，为学科长远发展提供动力，起到良好的激励效果。

从实现路径角度，要树立以人为本的战略性薪酬管理理念，建立以薪酬管理目标、实现薪酬管理的内部一致性、实现外部竞争、获得员工价值与贡献、管理薪酬体系、提升薪酬成本的有效性为主要内容的战略性薪酬管理理念。同时，应结合学科带头人的个性心理因素、家庭因素、环境因素、发展因素、晋升因素、需求因素等多方面的因素设计以人为本的薪酬体系，更好地激发学科带头人的主动性、积极性和创造性，保证学科带头人在工作时尽可能地忽略其他因素，全身心地投入到工作中去，以实现个人和医院共同发展。要因地制宜，做好目标薪酬定位，建立具有竞争力的薪酬水平，保证学科带头人的保健因素获得满足，消除不满意感。此外，要实行弹性薪酬管理，将带薪与不带薪福利相结合，调节好个人工作与生活两个方面的平衡，避免工作或生活上产生不满及消极情绪。

四、以人才为核心的学科精细化管理

（一）学科精细化管理

1. 精益管理理论

"精益"（Lean）发源于 20 世纪 40 年代丰田汽车公司因适应生产方式革新而创造的"丰田生产系统"，精益管理的核心理念是"消除浪费，实现增值"。在生产行业，精益管理要求企业的各项活动都必须运用精益理念，即以最小资源投入，包括人力、设备、资金、材料、时间和空间，创造尽可能多的价值，为顾客提供新产品和及时的服务。

随着精益管理的逐步发展，其管理理念也逐步运用到医疗行业中。同时，由于精益管理方法学具有良好的兼容性和灵活性，诸如精益六西格玛管理、PDCA循环、全面质量管理、标杆管理、排队论、约束论、仿真模拟等管理工具在现代医院治理过程（如患者服务的流程管理、医院人力资源管理、医院后勤管理等活动）中也得到了良好应用。总体而言，从精益生产到精益医疗，精益管理模式涵盖了医院过程管理重要的三个部分：紧扣医院发展战略目标，注重过程持续改进，遵循系统性的理论指导和使用科学的管理工具方法。

2. 学科精细化管理理念

学科精细化管理既要符合当前国家深化公立医院改革的现实需求，也要符合健康中国战略的长远战略。目前，国内医院普遍面临着学科建设均衡性差、缺乏科学管理方法支撑等问题，总体而言，优化大型综合医院学科建设没有固定成熟的模式，需要医院管理者综合施策，基于医院发展整体战略，积极开展科学调研，寻找适合本院学科发展的道路，并从战略规划、制度保障、绩效考核、文化营造等方面系统布局。

（1）合理规划学科发展目标：合理的学科发展目标应该既凸显发展高度，又确保落地可行，既与医院发展战略目标相辅相成，又满足公众对医学发展（技术、人才、专科实力等）的需求。首先，要全方位明确医院发展战略，围绕医院学科发展、医疗技术、品牌形象、服务质量等的持续提升，明确医院战略发展目标。其次，要围绕学科建设推进医院高质量发展，强调应从"学科人才建设、科研教学发展、内涵质量提升、精细化管理落地、医院信息化转型"等方面发力，推进学科建设战略落地。

（2）加强学科建设制度保障：学科高质量发展需要医院持续从制度层面上进行配套保障，确保医院学科建设纵深发展。应自上而下，建立以院长、党委书记为中心，学科建设、医疗保障、人才保障、科研保障、教学保障、财务保障和组织保障等相关职能部门为重点的工作组织和管理架构。在学科内涵建设方面，可开展各级人才工程项目，加强临床路径和单病种管理，关注学科 CMI、DRGs，全面做好抗菌药物管理，构建临床药师制模式，搭建和完善各种研究平台，加快以电子病历为中心的信息化建设；在激励机制方面，不断完善学科发展激励措施，将绩效工资进一步向临床一线倾斜，同时，加大科研项目、科技成果的考核评价和奖励激励力度。

（3）完善学科发展评价体系：要建立客观、准确的学科评价指标体系，将医院定量指标考核与定性评分相结合，记录各学科年度发展进步情况，将学科发展情况与科主任岗位责任制考核、学科考核相结合，持续完善指标的可操作性、可评价性。根据医院战略规划的总体要求以及年度发展目标，定期更新科主任岗位责任制考核和学科考核方案。考核指标应侧重科室全方位发展水平，主要包括科室影响力维度和科室专项考核维度，其中科室影响力维度应考虑综合学科建设的过程指标和结果指标。同时，医院也应将学科建设作为科室发展以及年终评优评先的重要内容，不断调整影响力维度权重和指标内容，从而引导和激励科主任关注学科建设及人才培养。

（4）营造积极向上的学科建设氛围：在推动人才建设和学科发展过程中，应注重营造良好宽松的成长环境和良好的竞争氛围，确保发展管理、经费保障、激励机制适宜到位。医院应强调将学科建设作为医院发展最重要的部分的理念，积极营造以人为本的学科发展氛围，根据各科室的人才结构和技术能力，在学科考核和配套支持上采取差异化、分层发展战略。既要鼓励引导发展亚专科，又要做大、做强特色学科，配套扶持新兴学科，明确精而专、有特色的学科发展取向。全院各职能部门应加强部门目标的落实与纵深推进，充分做好临床科室服务工作，通过科学合理分配资源，促进科室科学运营发展。

（二）以人才为核心的学科高质量发展观

以人为本是我们党立党为公、执政为民的集中体现。随着我国改革开放的不断深入，特别是在卫生改革的实践中，同样形成了一整套具有中国特色且符合时代精神的人才发展观：在卫生领域人才资源是第一资源。国以才立，政以才治，卫生事业同样以才发展。医院要实现技术创新，增强核心竞争力，实现跨越式发展，必须大力实施人才强院、人才兴院的战略，必须传承和发扬我国人才思想优良传统，坚持与时俱进的理论品质，树立适应新形势、新任务要求的高质量人才发展观，坚持以人为本的理念，为每个人的发展创造广阔的天地，促进人的全面发展，从而加快医院高质量发展步伐。

要注重学科资源整合，应牢牢把握"人"这一核心要素，牢固树立新医改"资源配置从注重物质要素转向更加注重人才技术要素"的基本要求，在学科人才引育、人才激励层面加大投入。要进一步改革医院人力资源管理制度，合理制定并落实医院人员编制标准，建立动态核增机制。落实岗位管理制度，按照医、护、药、技、管等不同类别合理设置岗位，科学编制岗位责任书，实行竞聘上岗、合同管理，激励人才脱颖而出。加快培养高层次复合型医学人才，打造具有国际水平的战略人才、领军人才和创新团队。改革完善人才评价机制，坚持分层分类评价，合理设置评价标准，突出品德能力业绩导向，增加临床工作数量和质量指标。

同时，在学科高质量发展转型的过程中，还要关注医院工作环境的营造。首先，要建设特色鲜明的医院文化：挖掘整理医院历史、文化特色和名医大家学术思想、高尚医德，提炼医院院训、愿景、使命，凝聚支撑医院高质量发展的精神力量；大力弘扬伟大抗疫精神和崇高职业精神，激发医务人员对工作极端负责、对人民极端热忱、对技术精益求精的不竭动力，唱响大医精诚、医者仁心主旋律，以充满人文关怀的医疗服务赢得患者、社会的信任和尊重。其次，要关心关爱医务人员：建立保护关心爱护医务人员长效机制。改善医务人员工作环境和条件，减轻工作负荷，落实学习、工作、休息和带薪休假制度，维护医务人员合法权益；通过设立青年学习基金等多种方式，关心年轻医务人员成长；健全职工关爱帮扶机制，切实解决医务人员实际困难；建立医务人员职业荣誉制度；加强医院安全防范，健全完善医疗纠纷预防和处理机制，坚决保护医务人员安全。

（三）学科高质量发展实践

在医院管理实践中，学科发展的瓶颈不是单一问题构成的，而是一系列问题相互交织所叠加出的混合效应，所以解决学科发展瓶颈也需要通过建立一个系统性的方案来加以解决。

医院可建立一套学科扶持和加速项目作为系统性解决学科问题的方案，在临床学科中挖掘若干增长点，促使若干具备发展潜力的学科及学科群成为高质量发展的学科高地。可根据发展状况将各学科细分为"高峰学科、优势学科、特色学科、扶持学科"等学科类型：针对高峰学科，要推进国家医学中心建设，进一步拓展"综合性、研究型、国际化"的理念，强化重大疾病攻关、高层次人才引进、大型前瞻性多中心临床研究开展以及重大创新生物医学成果转化，充分发挥并扩大强势学科的影响和全国范围内的辐射效应，精准构筑学科高峰；针对优势学科，要以区域医疗、医学中心建设、慢性病与预防与诊治、多中心临床研究以及创新生物医学成果转化为抓手，促进资源共享、联合攻关，提高优势学科能力；针对特色学科，要以多学科、跨学科的方式寻求新增长点，向着高度综合、交叉共生、优势互补的方向，进一步加强特色学科的临床研究基础，丰富其业务量以及科研产出；针对薄弱学科，要以错位发展、融合发展、借力发展为主要路线，紧密围绕并开展人工智能、慢病管理、中西医结合、全生命周期研究、智慧医疗等领域的新技术、新方法，提升扶持学科的综合发展潜力。

同时，要大力打造学科立体建设方阵，纵向以"高峰学科、优势学科、特色学科、扶持学科"等为柱，横向以区域标杆学科群为链，利用区域标杆学科群和护理学科群将所有学科有机整合并串联起来，形成高度综合、特色突出的优势学科群。通过学科之间相互交叉、渗透和联合，充分发挥并放大优势和效能，带动医院学科整体向前跨越式发展。要充分发挥并放大医院高峰学科群的引领和推动作用，带动医院学科整体的高质量发展，并基于医院的区域医疗优势、平台资源优势、人才队伍优势，打造若干具有示范意义的区域性临床医学中心，从而不断增强医院强势学科、优势学科的影响力，促成特色学科、扶持学科建设水平的向上突破。

第九章　如何打造优势学科群

第一节　学科共享：亚专科、交叉学科与学科群

一、共享概念的来源与发展历程

"共享"的本意是分享，将一个信息或者一个物品的知情权或使用权与他人共同拥有。共享一词最早出自明代文学家冯梦龙的著作《东周列国志》，第七十一回写道："（齐）景公曰：'相国政务烦劳，今寡人有酒醴之味，金石之声，不敢独乐，愿与相国共享'。"元末明初小说家罗贯中在《三国演义》第四十八回《宴长江曹操赋诗 锁战船北军用武》中写道："今吾有百万雄师，更赖诸公用命，何患不成功耶！收服江南以后，天下无事，与诸公共享富贵，以乐太平！"在传统社会中，共享的形式较为局限，分享者与被分享者双方要面对面交流，同时，共享双方在彼此相互信任的关系下进行共享。诸如邻里之间互相借物品，朋友之间共同分享一条信息。

2000 年以后，随着互联网在我国逐渐普及，各种虚拟社区、论坛、空间等开始出现，我国互联网用户可以在网上开始公开发表言论，这些信息能够被陌生人看到并分享。互联网的发展使用户可以匿名或者非匿名分享观点、文件与数据等，不涉及实物的交割，多数情况下用户是不需要付费的。2010 年以后，随着 Uber（Uber Technologies，Inc.，中文译作"优步"）、滴滴等实物共享平台的产生，共享平台开始向用户收取费用，用户可以拥有实物短暂的使用权，共享从无偿阶段走向有偿阶段，从单纯的信息共享向获得报酬。随着共享单车在各大城市的兴起，共享经济开始走进普通公众的视野。2017 年共享经济发展如火如荼，出现了诸如

共享汽车、共享充电宝、共享雨伞等，这些共享产品是对社会闲散资源的再次整合与利用。

二、共享发展理念的概念

党的十八届五中全会首次提出了"创新、协调、绿色、开放、共享"的新发展理念，这是针对新时代、新特征、新问题、新需求提出的新的发展理念。其中，共享发展理念的主要内涵是全民共享、全面共享、共建共享、渐进共享，即"人人参与、人人尽力、人人享有"。共享是中国特色社会主义的本质要求。必须坚持发展为了人民、发展依靠人民、发展成果由人民共享，作出更有效的制度安排，使全体人民在共建共享发展中有更多获得感，增强发展动力，增进人民团结，朝着共同富裕的方向稳步前进。共享发展理念实质是坚持以人民为中心的发展思想，注重解决社会公平正义问题，体现逐步实现共同富裕的要求。"创新、协调、绿色、开放、共享"的新发展理念是具有内在联系的集合体，是"十三五"乃至更长时期我国发展思路、发展方向、发展着力点的集中体现，必须贯穿于未来发展全过程和全领域。

三、医疗共享的发展

医疗共享的本质是激活现有医疗体系内的资源，促进优质医疗资源在市场化下充分利用，统筹协调不同区域、不同机构之间的供需不均衡的问题，提升医疗资源利用率，促进多点执业、分级诊疗等相关政策落地，提供人民群众健康水平。实际上，我国已经具备医疗共享的前提条件。有相关研究数据统计发现，国内医生每工作日低于 8 小时的约占 14.4%，结合我国目前 300 余万名执业（助理）医师的数量，约有 40 万名医师可以利用工作闲暇时进行医疗分享。尤其是在诊疗人数较少的小医院，医师可以实现共享。同时，在医疗设备和床位方面，基层医院的病床使用率较低，也可以共享。我国从 2009 年新医改以来，开始逐步推出医生多点执业的政策，2022 年把多点执业写入《中华人民共和国医师法》，在法律上被允许，这直接推动了医疗城和医生集团的发展。医师多点执业入法，为优质的医疗人才的合理流动提供了法律保障，将部分医师资源从医院释放出来，同有需求的医疗机构相结合，提升优质医疗资源配置效率。

医疗共享的应用分为线下共享和线上共享 2 种：线下医疗共享的方式有多点执业、医生集团、医疗场所、医疗设施设备等；线上共享医疗以在线问诊为主，市面上已有大量的在线问诊平台，包括纯线上问诊平台、综合性平台和特色疾病平台等多种不同类型，如各大医院官方微信平台、平安好医生、春雨医生、好大夫在线、微医（挂号网）、健康之路等。

科学技术的进步和相关医疗法律法规的完备使共享诊室、共享手术室、共享病源、共享床位等共享医疗方式成为可能。共享医疗将切实为群众就医带来方便，进一步促进健康中国的发展。

四、交叉学科的发展

在我国科学发展进程中，学科交叉与交叉学科发展相对滞后。在较长时期里，自然学科、社会学科、人文学科等之间存在着巨大的鸿沟，然而，随着经济社会的发展，各类学科、各门学科之间交叉、渗透和融合成为必然。自 20 世纪 80 年代以来，社会各界开始在学科概念、学科制度、学科管理和应用上高度重视，以弥合这些鸿沟，目前国家正在大力地加强推进学科交叉和交叉科学。

为全面振兴本科教育、提升高校人才培养能力、实现高等教育内涵式发展，形成中国特色、世界一流的高水平本科教育，建设高等教育强国、加快实现教育现代化，国家大力发展新工科、新医科、新农科、新文科（以下简称"四新"）建设。近年来，国家陆续出台《国务院办公厅关于深化医教协同进一步推进医学教育改革与发展的意见》《教育部关于加快建设高水平本科教育全面提高人才培养能力的意见》"六卓越一拔尖计划 2.0"，《教育部 财政部 国家发展改革委印发〈统筹推进世界一流大学和一流学科建设实施办法（暂行）〉》等系列文件要求，推动"四新"建设，主动适应新一轮科技革命和产业变革，着力深化专业综合改革，优化专业结构，改造提升传统专业，积极发展新兴专业，打造特色优势专业。我国政府要求"双一流"建设高校要瞄准世界科学前沿和关键技术领域，整合传统优势学科资源，强化人才培养和科技创新的学科基础，对现有学科体系进行调整升级，主动打破学科专业壁垒，积极布局交叉学科专业，大力培育学科增长点。以问题为导向，形成交叉学科发展引导机制，组建国家级交叉学科平台。以跨学科高水平团队为依托，以重大科技基础设施、国家科技创新基地为支撑，加强资源供给和政策支持，建设交叉学科发展第一方阵。

学科交叉作为不同学科间知识整合的过程，既是知识系统自发演化的产物，同时，也是知识生产的内生性要求。按照交叉程度，可以将研究活动分为多学科研究、跨学科研究与超学科研究。其中，知识整合程度最低的是多学科研究，最高的是超学科研究。多学科研究是各学科从自身视角对相同问题分别进行独立研究，研究过程中不发生学科的交叉。跨学科研究主要强调各学科之间知识整合与交叉融合。尽管跨学科研究超越了学科的界限，但其也是在学科领域内部进行整合融合。超学科研究是从学科内部的交叉走向社会与科学的联合，超越了学科范畴，涉及更多外部利益相关者，是一种更加高级的学科交叉形式。学科演进逻辑和知识整合逻辑决定了"四新"建设处于从多学科研究向跨学科研究再向超学科研究过渡的阶段。但是，学科交叉不是交叉学科。学科交叉是不同学科在交叉融合中探索同一问题，强调学科之间的协同性，各学科保持相对独立的。而交叉学科是一种相对成熟的学科，已具备成熟学科的特征，是学科交叉研究进程中的产物。从学科交叉到交叉学科，是传统学科、固有学科体系与研究范式边界的破立过程，是学科政策的动态调整，是新学科成长的过程，是新问题和新理论引领范式变革的前奏，是人类知识体系的解构与重构。

第二节　人才共享：高层次人才引进、兼职等新模式

一、医院科研人才共享的概念

当前，共享经济在世界范围内发展如火如荼，如共享单车、共享汽车、共享房屋、共享饮食、共享服饰、共享家政等。共享经济在世界范围内得到消费者的广泛认同和享用，共享经济的产值也越来越高。相对于上述共享经济形式而言，"人才共享"也将成为共享经济的一种重要形式而不断发展，并成为研究的热点。我国的人才共享的概念是来源于国外的人才租赁。与传统人才流动模式不同的是，人才共享是人才使用主体打破原有时间和空间的限制，在特定或非特定领域和范围内交叉或共同使用人才的现象。本书中将人才共享定义为从外部获取人力资源，实现人才资源柔性化利用的一种制度安排。人才柔性化利用是指打破人才单位所有、人才身份、户籍和地域等的限制，突破人员流动过程中的重重障碍，形成人才"不求所有、但求所在，不求所在，来去自由"的用人格局。医院科研人才是指在医学领域，具有较高科研素质，并且通过其创新性的研究成果，推动科学深化和技术拓展，为医学科学的发展作出较大贡献的人。医院人才共享是从医院系统或外部非医院系统获取较高水平的医学相关人才，实现人才柔性化利用的一种制度安排。

二、医院人才的特征

医院人才是人力资源中一种较为特殊的群体，是一种特殊的人才，具有一般人才不具备的特征。

（一）知识和科技的载体

医院人才是在医疗领域接受过系统教育，具有较高的学历，掌握了专业的医疗知识，在开展诊疗过程中，积累了丰富的经验，储备了充足的知识，是医学知识与科技的发现者和传播者。

（二）难替代性

医院人才一般都具备专业的知识和技术，掌握该领域的前沿知识与核心技术，这样的人才在人才市场招聘中相对较难。

（三）稀缺性

医院人才作为一种特殊的人力资源，对医疗卫生的发展起着至关重要的作用。随着经济社会的发展、疾病谱的改变，社会对医学人才的需求越来越大，而且这种人才的培养成本高，周期长，难度大，供给相对不足。

（四）附加值高

医院人才作为具有较高医疗水平的人员，具有较高的知识储备和技术能力，通常都具备一般人力资源没有的"效率功能"。一个高水平的医疗人才，创造出的社会价值和医疗价值可能是普通人力资源的数倍。

三、人才共享的模式

人才共享模式可分为人才租赁、借用共享、兼职共享、委托共享、项目式共享、候鸟式共享等模式。人才共享进一步拓展了人才流动的范围及空间，提高了人才利用率。医学科技人才的培养难度大与使用的经济成本高，是用人单位需求与实际情况之间的问题来源。在变更人事关系的情况下，提供租赁、借用、委托、项目合作等方式，促进医学人才合理流动，有偿使用，不仅能够缓解人才供需矛盾，还能实现最优化人才资源配置。我国人才共享的发展历程是从松散人才共享到有序人才共享的模式。在人才共享的初期以民间自发推进，其次是以企业联合推动人才共享，目前人才共享进入高速发展期。以政府为引导，市场主动推动，人才共享有序多样化开展。

（一）人才租赁

人才租赁是人才共享的雏形，人才租赁模式最早来源于美国，通过出租培训的专业人员，来共用人才。人才租赁一般是用户发出用人需求，出租公司根据用户的需求来提出相应人才的劳务报酬标准。这种模式主要是在服装、玩具、机械加工、电子、电器、生物技术研究等领域较为常见。

（二）借用共享

人才借用共享在国内较为流行。企事业单位在某一阶段的科学研究、生产经营、新技术研发、新产品开发、设备维修维护等过程中，缺乏某种人才，但是又无需长期使用，就可以通过向外单位借用的方式来实现生产经营、科学研究活动，支付给人才所在单位一定的费用，在双方单位约定时间归还人才。

（三）兼职共享

兼职共享是国内人才共享的最初模式。早在 20 世纪 80 年代，苏南地区出现的星期日工程师就是人才兼职共享的主要形式。兼职共享是各类专业技术人才利用周末等业余时间，在完成本职工作的情况下，在不损害国家和本单位利益的基础上，为各类企业提供各种有偿或无偿服务。兼职人员的工作一般都是临时的，或者是短期的。2019 年人力资源和社会保障部出台《人力资源社会保障部关于进一步支持和鼓励事业单位科研人员创新创业的指导意见》（人社部发〔2019〕137 号），进一步从政策上支持科研院所、医院、高校等事业单位科研人员进行兼职创新创业，维护在职人员创办企业在人事关系上合法权益。

（四）项目式共享

在项目开发或者开展中，医院若缺乏科技人才，采用项目式共享就会是一种解决人才短缺的行之有效的办法。通过人才共享模式来开发或者开展本单位项目，借助外单位人才，临时聘请科技人员来单独或者是合作完成项目。这种模式一般都具有成本低、临时性、灵活性的特征，无需长期支付研究人员的薪资保险等，只需要在项目研发期间根据贡献支付劳动报酬。目前，这种项目式人才共享的模式在科研方面应用广泛。很多医院、高校在研发项目时会邀请相关专业人员参与项目，充分发挥共享人才的作用。

（五）委托共享

委托共享是对于那些临时性的、单向性的业务，通过委托外包的模式来进行人才共享。如医院可以把新药、设备等产品的研发、设计委托给该领域杰出企业去做，而将生产的产品给用人成本较低代加工企业去生产。通过委托共享的用人模式不但能够保证产品设计的高端水平，而且也保证了产品生产的较低成本，使单位的产出性价比优势明显，提高市场竞争力。

（六）候鸟式共享

候鸟式共享指的是人才在原单位保留了劳动关系，不受户口限制，人才自由使用。这种模式不仅可以用于聘请国内不同区域间的人才，也可以聘请海外人员。"千人计划""万人计划"就是这种模式。国家"万人计划"是国家为了培养国内高层次人才实施的特殊支持计划，有大量"海归"人才回国就业创业，也有不少人才采取"候鸟式"人才共享模式，不定时来国内单位做贡献，完成任务再回到海外。

四、人才共享的实现途径

（一）完善人才共享法律法规及政策

要实现人才共享，需要完善人才共享法律法规及政策，正确审视各学科、地区之间的差异，在均衡各方利益的情况下，建立人才共享的共享机制。政府要加大人才共享政策的宣传力度，转变人才共享主体的观念，在全社会形成有利于人才共享的氛围。建立并完善人才共享运行平台，可以先建立区域医疗人才共享平台，建立并不断更新人才共享资源库，发布人力资源的供给与需求信息，提供人才交流的虚拟社区，提供人才共享双方出现一些问题的处理与答疑服务。同时要完善人才共享的推动机制，加强政府、企事业单位分管人事业务的职能部门和领导的沟通与交流，开展人才共享相关的培训活动。正确认识并处理政府与市场的关系，政府首先要引导人才在劳动市场共享，人才共享的最终目的是在无政府配置下，在完全的市场机制下，不同单位人员在劳动市场充分流动。实现人才共享还需要加强对共享人才的服务保障。建立广覆盖的服务图像，开通人才共享业务的绿色通道，同时，提供社保缴纳、子女入学、户口转入转出等服务，使人才想提供共享服务、能提供共享服务、敢提供共享服务。

（二）转变用人观念，推动人才有序合理流动

在公立医院高质量发展及人才共享的背景下，医院要正视人才流动的规律。当前医院要转变用人观念，医院培养人才成本高，限制人才流动，担心人才流失，使人才不能充分发挥其能力，也可能会影响人才的职业发展。同时，医院要转变用人观念，提倡人才的社会化，也就是人才是社会共有而不是单位所有，个体为个人智力的所有者，拥有智力支配权限，用人部门要尊重员工的职业选择。有序的人才流动不仅为医院选择优秀人才提供了机会，同时，也要保持了单位的活力与生机，有利于组织的可持续发展。同时，人才个人也要树立智力共享的理念，在新的环境中充分激发，在满足用人单位的需求的同时，也要充分满足自身的物质获得感及自我精神满足感。

（三）建立人才共享平台，实施健康中国战略

随着共享医疗的发展，医学人力资源不再局限于某一特定的领域或区域，而是呈现人力资源全球化的态势。人才由单位所有转变为价值创造圈所有，单位的人才平台也从封闭式转变为开放式，强调"不求人才所有，但求人才所用"，人才共享作为共享医疗中的重要内容，医学人才共享平台，促使雇佣关系松散化、就业形势灵活化，成为人才集聚的重要新方式。

近年来，中央和地方不断加大对医疗卫生事业的投入力度，保障了群众常见病、多发病诊疗需求，为全面建成小康社会提供了坚实保障。但也要看到，我国高水平医疗资源供需矛盾还比较突出，医院、高等院校、研究机构、医药企业、政府协同不够，医学重点领域和关键技术联合攻关能力不足，缺少引领医学发展方向和世界一流水平的医学中心。展望未来，医疗卫生领域面临人民健康需求快速升级、公共卫生安全形势复杂严峻、健康产业迈向中高端等重大机遇和挑战。要解决上述问题，需要"跨越式培育"相关领域的领军和骨干人才，通过全职、非全职、联合引进、双聘等多种方式灵活引进人才，或者通过技术指导、项目合作等各种形式实现高层次人才资源共享。对标"双一流"建设，围绕学科交叉融合目标，聚焦基础医学、临床医学、公共卫生、药学、医疗器械、医学工程、互联网、人工智能等领域，组建能够引领新医科前沿发展的高水平研究团队。坚持问题导向，围绕全局性、先进性等重大健康问题，瞄准"临门一脚"和"卡脖子"技术，制定基础医学、原辅料、疫苗、药物、医疗器械、设备等终端产品的全链条各环节研发方案，推动我国的健康产业引领或达到世界一流水平。

（四）共享发展理念下多学科交叉人才的培养

按照"四个全面"战略布局和"创新、协调、绿色、开放、共享"的新发展理念，新医科人才培养要紧紧围绕健康中国战略实施，树立"大健康"理念，深化医教协同，推进以胜任力为导向的教育教学改革，优化服务生命全周期、健康全过程的医学专业结构，促进信息技术与医学教育深度融合，建设中国特色、世界水平的一流医学专业，培养一流医学人才，服务健康中国建设。随着《国务院办公厅关于深化医教协同进一步推进医学教育改革与发展的意见》《国务院办公厅关于加快医学教育创新发展的指导意见》《教育部 国家卫健委 国家中医药管理局关于加强医教协同实施卓越医生教育培养计划 2.0 的意见》等一系列文件的出台，为医学人才培养发展提出了"中国方案"。在"健康中国"战略面前，大学、医学院、医院要在医学教育改革中主动求变，不断完善和探索共享理念下多学科交叉人才培养机制，持续深入推进医疗人才队伍高质量发展，造就了一大批具有国际化高层次骨干人才。

深化医学教育改革，面向健康中国战略需求，聚焦新医科建设，加快推进医学教育创新发展。加强基础与临床、临床与预防、医学与药学以及医工、医理、医文等多学科交叉融合，及时把医学领域的最新知识、最新技术、最新方法更新到教学内容中，如"人工智能 + 健康医疗""互联网 + 健康医疗"等，引导学生紧跟医学发展前沿。强化以学生自主学习为导向的教学方式方法，开展基于器官 / 系统的整合式教学和基于问题导向的小组讨论式教学，完善以能力为导向的形成性与终结性相结合的评价体系。紧扣医教协同，优化服务生命全周期、健康全过程的医学人才培养体系，探索"医学 +X"双学位和本硕博贯通培养，医防协同强化高层次应用型公共卫生人才培养等。夯实医院医学人才培养主阵地，增强全科医学人才培养能力，大力发展医学专业学位研究生教育。

第三节　重点学科群：如何打造优势学科群

一、学科集群的概念

学科集群是指根据学科发展的内在联系，将若干个关系密切、强互动性的学科结合在一起，形成的综合性的学科集合。一般来说，学科集群具有主干学科 –

支撑学科－相关学科递进式的构成框架，主干学科即牵头学科作为轴心指明了学科群的发展方向，支撑学科和相关学科为学科集群的发展提供思维、技术和方法上的协同。多学科间产生的依赖、促进等互动行为使其逐渐形成进行医疗服务、人才培养、科学研究和技术开发的多学科有机综合。学科群的主要特点是具有综合性、组织协同性和创新性，这些学科群通过相互交叉、渗透、优化、重组和联合，发挥极致优势，推动学科高质量发展，提升学科竞争力。学科集群是学科建设的重要手段，可以有效优化医院的资源配置，提高科技攻关能力和创新能力，提升综合实力。

二、学科群建设目的与意义

目前，综合性医院基本上都是由临床专科组建成的学科组织，临床专科是医院开展临床诊断与治疗、科学研究、人才培养的具体载体，专科水平在一定程度上代表着医院的水平和能力。随着专科的发展及人群疾病谱的变化，多学科资源共享、交叉、融合、优势互补，形成学科群，进一步推动临床诊疗与学术研究、人才培养的高质量发展。

学科群建设是医院高质量发展和可持续建设中的一项长期战略任务。学科群的建设与发展直接关系到医院综合实力和核心竞争力，加强学科群建设能够提高创造医院品牌效应，提高知名度。学科群建设涉及跨学科协作，其建设任务艰巨，科学合理地进行学科整合与规划，加快学科建设进程，培育医院自主知识产权和核心竞争力，从而带动医院医教研协调高质量发展。

（一）提高疾病治疗与诊断能力

医院的中心工作是医疗工作：诊治患者，进行快速有效的诊断，制定科学有效的治疗方案，提升患者健康水平。以往，医学学科划分越来越细，有利于提升医生专业化水平，诊疗方案和技术水平越来越专攻化，促进某一专科的深入发展，但是疾病往往是系统性的，专科化的发展却缺乏整体性、系统性的认知。而学科群的建设，使疾病诊疗方案从专科化到系统化。目前，临床医学学科群的建设是按照疾病诊疗链进行整合，医技学科按照技术的相似性进行整合。根据疾病诊疗链整合后的临床学科群在对某一具体疾病的诊疗上，通过外科、内科和影像医学科的综合诊疗后，疾病诊断速度会加快，治疗方案也会更为合理、科学。把医技学科按照技术相似性进行整合，可以建立医学影像中心，整合超声、放射、磁共振、核医学影像，通过对上述影像的综合判断使疾病诊断更为快捷。医学学科群的建设有利于降低重复建设成本、减轻患者负担，提升医学资源的利用效率，提升临床疾病诊疗水平。

（二）推动临床医学技术创新能力

随着医学技术和交叉学科的发展，单独依靠单一学科进行科学研究解决临床上面临的卡脖子问题极为困难，学科群的建设可以更好地解决这一问题。血栓性疾病是一组严重危害人类健康的疾病，是中国人群死亡原因的第一位。起病隐匿，突发性强，诊断滞后；如肺栓塞常在不自觉中发病，是住院非预期死亡原因之首，究其原因还是缺乏早期诊断技术。为此，武汉某三甲医院牵头建立华中首家血栓与止血临床医学研究中心，以"中心"为平台，创建基础与临床结合、多学科协同的联合诊治模式，该模式以"利用医院大数据平台指导临床实践，多学科专家组制订最优抗栓方案，基础研究成果转化应用于临床"为主要特色。该中心通过液态基因芯片，建立了具有准确性高、覆盖面广的血栓病分子诊断体系，已完成全国 10016 例患者检测，为 2125 例患者明确病因，使分子诊断率提升 52.5%，实现国内血栓病分子诊断从无到有的突破，为血栓病个体化诊疗奠定基础。学科群的建设有利于促进临床医学技术的发展。

（三）提升人才队伍建设能力

人才是医学学科发展的第一要素，也是学科群建设的根本。人才队伍建设与学科群建设息息相关，没有人才将无法建设学科群。而学科群的建设也有利于提升人才培养能力。通过开展广泛的学术交流活动、多学科诊疗活动、交叉学科讲座，能够拓展各学科人员知识范围，多学科知识融会贯通，提升人员综合认知水平。以重点学科为依托的学科群建设，通过优势学科带动相关支撑学科和辅助学科的发展，也能够提升各学科的人才素质。以重大项目为依托建立的学科群，通过联合攻关开展科研项目，各学科间相互学习，推进项目的同时，也能够加强项目团队的整体科研水平。

三、学科集群建设的原则

医院学科集群建设一般以优势学科为基础，遵循"资源共享、优势互补、创新驱动、重点突破"的建设原则，联合多个在疾病诊疗研究和人才培养方面有特色、关联密切的学科共同组建。

学科集群聚焦学科重大前沿问题，在新兴交叉领域和关键战略领域发挥团队作战联合攻关优势。以提高重大疾病的诊治能力、培养复合型医学人才、产出高水平科研成果、提升国际影响力、培育新兴前沿学科等为出发点，着力建设若干在国内外具有显著领先优势的特色学科群，打造高水平国家医学中心或国家区域医疗中心，服务健康中国重大战略。

四、牵头学科的构建策略

（一）以重点学科为第一选择

医院在学科群建设中，在确立牵头学科时，一般可以选择国家级重点学科或专科，也可以选择省部级或市级重点学科或专科，还可以选择医院的特色优势学科或专科。这些学科或专科是医院的重要品牌，在社会上具有较强的影响力和凝聚力，是医院学科群建设的核心力量，在医院高质量发展中起引领作用，同时，能够对其他学科的发展发挥示范和辐射作用，和其他学科形成合力，带动整个学科群的发展，形成新的品牌学科群体。

（二）以整合为纽带形成牵头学科

在医院学科群建设中，以整合重组为纽带，形成牵头学科。把某一有潜力的优势学科作为主导学科，合并后劲不足的弱势学科，拓展主导学科，集中力量把潜在优势学科发展为有竞争优势的学科。

（三）以交叉学科作为牵头学科

交叉学科是根据社会、科技发展需求而产生的学科，由传统学科交叉融合而成，具有巨大的发展潜力，在未来有可能取得重大的突破，可以主导学科群的发展方向，在学科群的建设中起到领跑作用。例如，康复医学作为一门新兴交叉学科在我国近年来发展迅猛，康复学科与临床学科紧密结合，需求较大。人口老龄化程度日益严重，国家对医养结合项目，养老产业高度重视，如果把诸如康复医学这样的交叉学科作为带头学科，有可能为医院高质量发展打开新大门。

（四）以重点项目为依托

在医院高质量发展进程中，可以把承担国家重点研发项目或者重大项目的学科作为依托，确定牵头学科。牵头学科的一项重要任务就是承担重点研发项目或者重大项目，通过科研合作，整合医院相关科室的科研资源，形成优势学科。

五、学科群建设规划与发展

学科建设是医院发展的根基，体现着一个医院的医疗、科研、教学等综合实力，强大的学科体系是实现医院可持续发展的关键。学科建设模式已从单学科向多学科联合、跨学科集成、学科群发展转变，加强战略性、前瞻性布局，深入推进"交叉创新工程"转变。学科群建设应重点谋划、布局、支持学科交叉与创新，紧紧围绕医院现有优势学科打造一批顶尖学科中心；应基于医院传统特色学科，打造一批有影响力的亮点学科；应基于"互联网＋医疗健康"和"互联网＋人工智能应用服务"的新时代背景，建设一批交叉学科；形成优势学科有中心、传统学科有特色、交叉学科有创新的学科布局体系。

（一）积极规划学科集群建设

围绕立德树人根本任务，坚持"四个面向"，紧密对接健康中国等国家战略，围绕经济社会发展需求和新医科建设要求，主动布局、自主增列战略前沿、新兴交叉等相关专业和攻关小组，构建更高质量、更加均衡的学科发展格局，提升学科品质，形成综合优势。顺应现代学科发展规律，以学科群为基础，着力解决学科覆盖面过窄问题，加强大平台与学科集群发展的深度融合，促进多学科深层次交叉，提升学科集群整体水平。在学科群规划建设中，医院要坚持有所为有所不为，重点突出，培育特色学科，做到有的放矢。医院需要选定一个或者几个学科作为主干学科，进行学科群建设。这个主干学科要能够符合医学发展需求和学科发展规律，学科自身发展潜能巨大，同时在未来有可能取得重大突破，实现从"0到1"，能够领导学科群发展方向，在学科群建设和发展进程中起到领跑作用。

（二）以学科集群为支点，持续激发创新活力

遵循学科发展规律，以国家重大战略需求为牵引，加强现有交叉学科建设，积极布局新的交叉方向或领域，通过学科间协同攻关，着力破解科技、经济、社会发展难题。以"医学＋"为龙头，深化医工、医理、医文实质性交叉合作，使其成为学科发展重要的增长极。强化医科优势，如加强临床医学与健康、新发突发传染病防控、脑科学与类脑研究等领域攻关，推动医科整体进入世界知名高水平行列。围绕我国人群疾病谱相关的重大疾病防治问题，围绕市场化还存在困难，需要政府引导的医学研究和转化工作，着力培养一批领军和高水平医学人才，推动一批临床研究成果转化，促进一批创新药品医疗器械临床试验和市场应用，形

成一批符合我国人群疾病谱特点的重大疾病防治解决方案，加快我国临床医学研究和转化迈入世界先进行列。

（三）以重大疾病为导向，打破学科壁垒，提升疑难重症诊疗能力

目前，我国存在众多重大疾病，这些疾病具有疾病谱广、发病机制不明、临床分型和诊断标准尚未完善，疾病规范的诊疗及预防方案尚未普及等诸多问题。如何解决原始性创新能力不够、重大疾病相关学科之间融合性不足的问题具有重要的现实意义。通过对学科组织模式的创新，将松散、单科作战的学科架构，逐渐过渡到综合、多学科交叉的学科集群模式，解决单一学科难以解决的理论和实践问题，是"双一流"建设的必然选择。

（四）强化学科集群建设管理

优化学科集群建设资源配置。坚持学科集群建设目标导向，突出核心要素，精准实现"目标定任务，任务配资源"；开展分层分类学科群建设，以一流学科为核心，进一步完善共享机制，如实现科研教学大型仪器设备、实体平台开放共享等，以切实提高设备和平台的使用效益。完善绩效管理与资源动态调整机制，增强建设的有效性。完善学科集群评价机制。坚持把立德树人的成效作为评价学科集群建设成效的根本标准，建立健全以人才培养成效、科研创新质量、社会服务贡献、文化传承创新、国际合作交流等为核心要素的学科集群评价指标体系。实施学科集群分类评价，结合学科集群特点分类制定学科集群评价标准，促进内涵发展。健全国际诊断性评估机制，逐步扩大国际评估覆盖面，促进学科集群国际评估常态化，"以评促建，评建并举"。加强学科集群规范建设，健全学科集群增设、转化、预警、退出机制，构建充满活力的一流学科集群生态环境。加强学科集群发展状态监测，结合"双一流"建设动态监测和成效评价工作，完善学科集群状态监测指标体系。借助信息化手段，多维度全方位动态监测学科集群发展状况，关注整体发展水平、成长提升程度、可持续发展能力。及时发布监测报告，引导学科集群高质量发展。

（五）开展学科群评估

学科群建设是现代大型综合性医院高质量发展的有效途径之一，能够为医院创造更高的临床与科研效益。学科群评估的开展能够促进学科群的健康可持续发展。学科群作为医院学科的一种组织形式，是多个要素有序联合起来的一个系统，各要素之间相互补充，相互配合以充分发挥学科群建设的整体功能。对学科群的

评估要充分考虑整体与部分的关系。

从评估内容来讲，学科群的评估要分层次开展，可以把学科群分为环境、资源和能力三个模块。对环境模块进行评估主要是分析学科群建设过程中的优势与劣势、机遇与挑战，这对于分析学科群规划目的和发展路径是否合理极为重要。环境包括内部环境和外部环境，是学科群建设中产生的各种关系。外部环境主要是和学科群建设相关的经济、政治、社会和技术环境，内部环境主要包括文化、组织、学术和管理环境。对资源评估可以分析学科群建设中取得的成绩及存在的问题，也可以判断学科群的发展走向。学科群建设中的资源包括有形资源和无形资源。有形资源包括学科群的各层次人员、科研设施设备、图书情报和科研经费等，无形资源包括技术、知识、声誉、影响力、经验、学术成果等。对能力模块的评估可以分析学科群建设的理念、发展模式、运行机制、团队协作和管理模式，能够体现出学科群的整体目标完成情况和发展趋势。能力模式主要包括学科群对环境的适应性，对资源的获取、使用及管理控制能力及学科群的创造力。

从评估方法来讲，学科群评估可以采取自我评估与专家评估的方式。通过自我评估可以发现学科群建设中存在的优势与劣势，使学科群建设向更健康的方向发展。专家评估是通过对学科群建设的资料进行审核、现场走访检查等方式进行评估，可以客观公平公正地进行评审，可以纠正自我评估中存在的缺陷。也可以采取定量评估和定性评估的方式对学科群进行评估。定量评估可以采取分层建立评估的指标体系，对学科群建设进行客观评价。定性评估可以采取同行评议法进行评估。同时，学科群的评估还可以采取静态评估与动态评估的方法。静态评估中，可以评价科研成果数量与质量，人才培养情况、社会服务情况等。动态评估可以考量学科群的发展潜力及发展趋势。医院还可以建立学科群建设管理系统，加强对学科群建设的全过程管理。

第四节　新医科建设重点：科技成果转化

科技成果转化是学科群建设的重要手段和关键抓手，学科群建设能够促进科技成果的转化。科技成果转化是新时代实现医院学科群高质量发展的重要载体。医院科技成果转化与学科群建设协同融合，有利于加强医院医疗、教学、科研、社会服务的上下联动，推动医院医教研产协同发展。

一、医院科技成果转化的概念

科技成果是指通过科学研究与技术开发所产生的具有实用价值的成果。科技成果转化是指能为提高生产力水平而对科技成果进行后续试验、开发、应用及推广，直至形成新技术、新工艺、新材料、新产品，发展新产业以及面向企业或其他社会组织委托所开展的技术开发、技术咨询、技术服务、技术转让、技术培训等活动。医院科技成果转化是指发生在医院，能够为提高或者改进医疗技术水平而对医学领域科技成果进行后续试验、开发、应用及推广，直至形成新的诊疗手段以及面向医院开展的医疗技术开发、咨询、服务、转让及培训等活动。

二、医院科技成果转化活动的目的与意义

科技成果转化活动要能够加快实施创新驱动发展战略，促进科技和经济的协同，能够提高经济、社会效益，促进环境保护，合理利用资源，能够推动国民经济建设、社会发展和维护国家长治久安。公立医院是医学科研成果转化的主力军，在基础医学、生命科学和临床医学领域的自主创新研究领域占据至关重要的地位。医院既是新技术新业务等研究成果的缔造者，也是新技术新业务等科研成果的创造者。医院开展科技成果活动的主要目的是将新药品、新器械、新的诊疗手段应用于临床，竭尽全力解除人类病痛，救死扶伤，提升国民健康水平，促进我国医疗卫生事业的高质量发展，服务健康中国。

三、科技成果转化活动开展的原则

科技成果转化活动的开展必须根据法律法规规定和合同约定，享有权益，承担风险，尊重市场规律，充分发挥企业主体作用，按照自愿、互利、公平和诚实信用的原则。科技成果转化活动中的知识产权受法律保护。开展科技成果转化活动必须遵守法律法规，维护国家利益，不得损害公共利益和他人合法权益。国家对科技成果转化合理安排财政资金投入，引导社会资金投入，推动科技成果转化资金投入的多元化。国务院和地方各级人民政府应当加强科技、财政、投资、税收、人才、产业、金融、政府采购、军民融合等政策协同，为科技成果转化创造良好环境。

四、科技成果转化的方式

科技成果持有者可以采用下列方式进行科技成果转化：①自行投资实施转化；②向他人转让该科技成果；③许可他人使用该科技成果；④将该科技成果作为合作条件，与他人共同实施转化；⑤将该科技成果作价投资，折算股份或者出资比例；⑥其他协商确定的方式。

国家鼓励研究开发机构、高等院校采取转让、许可或者作价投资等方式，向企业或者其他组织转移科技成果。

五、科技成果转化活动的政策支持

近年来，随着国家科技成果转化工作的部署推进，全国各省市积极落实科技成果转化相关政策文件精神，逐步建立和修订了科技成果转化制度，强化政策落地。国家和各级地方政府从各个角度加大对科技成果转化工作的支持力度，出台了《中华人民共和国促进科技成果转化法》《中共中央办公厅　国务院办公厅关于实行以增加知识价值为导向分配政策的若干意见》《国务院办公厅转发科技部关于加快建立国家科技报告制度指导意见的通知》《科技部　教育部印发〈关于进一步推进高等学校专业化技术转移机构建设发展的实施意见〉的通知》等系列政策，内容涵盖了综合政策、成果权益、国资管理、机构建设、考核考评、转化促进等方面的内容。这些政策的出台从制度层面确保了科技成果转化的可行性。

在综合政策上，主要从科技成果转化的组织实施、保障措施、技术权益和法律责任方面，使保障科技成果转化活动合法合规有序开展。

在成果权益上，实行以增加知识价值为导向的分配政策，充分发挥收入分配政策的激励导向作用，持续开展减轻研究人员负担，激发创新活力；扩大医院科研相关自主权，科研人员取得职务科技成果转化进行现金奖励；赋予科研人员科技成果所有权或长期使用权；鼓励企事业单位人员进行创新创业激发广大科研人员的积极性、主动性和创造性，鼓励多出成果、快出成果、出好成果，推动科技成果转化。

在国有资产管理上，第一，建立国家科技报告制度。科技报告是描述科研活动的过程、进展和结果，并按照规定格式编写的科技文献，包括科研活动的过程管理报告和描述科研细节的专题研究报告。建立国家科技报告制度，将科技报告纳入科研管理，有利于加强各类科技计划协调衔接、避免科技项目重复部署，有利于广大科研人员共享科研成果、提高国家科技投入效益，有利于社会公众了解科技进展、促进科技成果转化应用。第二，印发科学数据管理办法，加强和规范科学数据管理，保障科学数据安全，提高开放共享水平，更好支撑国家科技创新、经济社会发展和国家安全。第三，修改《事业单位国有资产管理暂行办法》。增加"国家设立的研究开发机构、高等院校将其持有的科技成果转让、许可或者作价投资给国有全资企业的可以不进行资产评估"；增加"国家设立的研究开发机构、高等院校将其持有的科技成果转让、许可或者作价投资给非国有全资企业的，由单位自主决定是否进行资产评估。"增加国家设立的研究开发机构、高等院校对其持有的科技成果，可以允许自主决定转让、许可或者作价投资，不需报主管部门、财政部门审批或者备案，并通过协议定价、在技术交易市场挂牌交易、拍卖等方式确定价格。通过协议定价的，应当在本单位公示科技成果名称和拟交易价格。"国家设立的研究开发机构、高等院校转化科技成果所获得的收入全部留归本单位。"

在机构建设上，坚持新发展理念，以技术转移机构建设发展为突破口，进一步完善医院、高校科技成果转化体系，加快高校科技成果转移转化的能力建设，促进高质量科技成果的创造和高效转化。在医院、高等院校建立专业化技术转移机构，并进行基地认定，明确成果转化职能，同时设立科技成果转化岗位，建立专业化人员队伍，完善机构运行机制，提升专业服务能力，加强对专业化技术转移机构的政策扶持，完善激励机制，开展试点示范基地，开展统计监测与绩效评价。不断完善医院科技成果转化的管理体系、制度体系和服务支撑体系建设，推动医院科技成果高质量转移转化。支持医院联合高校、科研院所、具有研究产品开发能力的企业建立协同创新平台、产业技术创新联盟和技术转移机制，协同进行研究研发、成果应用及推广、专家共识、指南、标准的制定等活动。主动培育和开发医疗技术成果转化市场，为新型医疗产品推广提供活动场所、信息平台等服务。通过公开发布成果转化推广目录，组织实施医疗领域科技成果转化示范工程，加快推进成果或产品的应用。

在考核考评上，深化医院职称体系改革，进一步推进机构评估、人才评估、项目评审改革。在机构评估中，强化医院/高校人才培养的核心地位，注重多元化多维度评价科研人员，把师德师风作为评价教师的首要标准，使师德与师能有机统一，在评估中突出质量、特色、贡献，淡化数量，突出原创性、突破性、前沿性成果及医疗机构的实际社会贡献，鼓励学科交叉融合，确保跨学科，多学科成果合理利用。2020 年国家学位中心发布的《第五轮学科评估工作方案》中，把立德树人作为人才评价的根本标准，突出诊断功能，以评促建，以评促升，强化分类评价，根据我国具体国情和学科发展情况，吸取国外先进经验，建设中国特色评价体系。在科技评价和职称晋升中不以论文为导向，正确规范使用 SCI 论文相关指标，分类评价、注重实效，推行代表作制度。根据各学科不同类型科研活动的特征，分门别类地制职称评价标准，把科研人员的代表作作为职称评审的重要内容，注重关键性成果的质量和影响力，改变以 SCI 论文、专利、著作数量与职称评审挂钩的评价方法。扩大代表作范围，将项目成果、专著译著、专家共识、指南、标准，研究报告等纳入代表作，多元化进行职称评估。

在转化促进上，从财政资金、税收政策、科技金融、知识产权、空间载体、人才引进、市场拓展、专业服务、企业承接、表彰奖励等各个维度来推进科技成果专业转化活动的开展和高质量推广使用。在财政资金方面，进一步出台完善中央财政科研项目资金管理的政策，优化国家重点研发项目和资金的管理制度，规范中央财政科技项目绩效评估。坚持以人为本，以调动科研人员的创造性和积极性为着力点，加大激励力度，强化激励机制。根据"放管服"要求，简政放权，放管结合，优化服务，扩大医院，研究院所在项目基金上的使用权限，打通差旅会议、科研仪器设备材料购置、劳务费等经费使用，为研究者营造良好氛围。按照科学研究活动内在规律和财政预算要求，完善管理政策，改善管理方式，优化流程。改进结转结余资金的使用方式，在项目实施期内，年度剩余资金可结转下一年度继续使用。完成项目任务目标并通过结题验收后，结余资金按规定归项目承担单位使用，在 2 年内由项目承担单位统筹安排用于科研活动的直接支出；2年后如仍未使用完的，按规定收回。在税收政策上，将在上海自由贸易试验区试点的个人非货币性资产投资分期缴税政策推广至全国，将国家自主创新示范区有关税收政策推广至全国范围实施。完善股权激励和技术入股有关所得税政策，中央财政设立国家科技成果转化引导基金等，来促进科技成果转化转移。

六、医院科技成果转化的关键要素

（一）建立健全科研成果转化体系

随着"提高自主创新能力，建设创新型国家"成为我国发展战略的核心，我国临床医学的发展也进入了自主创新阶段。公立医院科研人员医疗成果产出不断增长，对科研成果转化的需求也越来越多。健全的科研成果转化体系对于提高科研成果转化成功率起着至关重要的作用。2017 年国务院出台了国务院《关于印发国家技术转移体系建设方案的通知》（国发〔2017〕44 号），这是首次用"国家技术转移体系"命名的建设方案，其目标是全面建成结构合理、体制健全、功能完善、运行高效的国家技术转移体系，是对推进科技成果转移转化向纵深发展的体系化部署，为促进科研成果转化走向体系化提供了政策保障。建议由专业管理团队运营科研成果转化，参与从项目立项到成果转化的全过程管理，发挥专业科研管理团队的优势。科研成果转化是一项复杂的工程，从最初的科研项目选题到科研成果形成，再到最后的转化，需要科研人员付出巨大的时间和精力。公立医院科研成果管理部门需建立健全医院科研成果转化体系，推动科研成果转化，充分调动科研成果转化的积极性和创新性。科研成果转化需要一套完整的流程和规范，应包括组织实施医院科研成果转化、知识产权的运营与维权、科研成果鉴定、登记、各级各类奖励申请、科研成果展示、宣传和推广及与科技成果转化相关的技术、法律、会计事务等。

2020年科技部、教育部出台《关于进一步推进高等学校专业化技术转移机构建设发展的实施意见》为高校、公立医院等科研机构培育发展运行机制灵活、服务能力突出、专业人才聚集、高水平运行的专业化技术转移转化机构提供了强有力的政策支持。公立医院可以在国家政策引导下，合理设置专门的成果转化部门并配置专业人员负责相关事宜，能更好地推进科研成果的顺利转化。因科研成果转化中涉及知识产权保护、转化应用、商业化、产业化、对外联络沟通等方面工作，可配备精通法学、营销学、医学等多种知识、技能的复合型人才。转化部门的职能主要是加强知识产权意识的提升、知识产权申请的培训、知识产权标准的建立，为知识产权贯标提供平台，提升知识产权服务能力。一方面，保护发明人与转化企业的合同有效性及权益合理性的认证；另一方面，帮助发明人快速完成成果转化，快速制定成果转化方案，同时也作为监管部门，对成果转化中出现的各种问题及时纠正，保证各方利益。既提升了发明人的转化积极性，又避免了国有资产流失的问题。

（二）明确科研成果使用权、处置权和收益权等

科研成果转化知识产权的使用权、处置权和收益权等会影响科研成果的转化。如果这些权利不明确，就会对科研成果转化产生负面影响。在政府层面，进一步完善科研成果转化相关的法律法规，加强对科研成果转化的监督与管理。在医院层面，医院要加强成果转化的重视程度，出台科学、可操作性的制度来推动科研成果转化，明文规定职务发明与个人发明的奖惩办法，明确科技成果使用权、处置权和收益权等，保护发明人的权益，以提高其积极性，避免产生权益纠纷，同时，确保医院国有资产不流失。科技部、教育部长期高度重视高校、科研院所科研成果转化，2016年两部委联合发布《关于加强高等学校科技成果转移转化工作的若

干意见》，积极落实国家促进科研成果转化政策，相关部委相继出台了国有资产、税收优惠、兼职兼薪等支持政策，这极大地激发了科研人员的积极性，促进科研成果转化提质增效。2020年国务院出台《关于构建更加完善的要素市场化配置体制机制的意见》明确提出健全职务科技成果产权制度，深化科研成果使用权、处置权和收益权改革，进行科研人员职务科技成果所有权或长期使用权试点工作，公立医院科研成果转化中要充分利用政策优势保障发明人知识产权的使用权、处置权和收益权。

以武汉某大型三甲医院为例，首先，通过专题培训、现场讲座及电话或现场咨询等方式，使医院科研人员明晰职务发明与个人发明的关系，明确所有与职务相关的发明创造都属于职务发明，专利权人必须以单位为申请人，这就明确了专利权归属的问题。其次，在职称晋升、成果转化、成果鉴定以及奖励申报等方面，对于职务发明予以政策倾斜；在职务发明作为医院承认的科技成果执行相关配套政策方面，与科研人员在专利权归属问题上达成一致。最后，明确规定转化收益不低于70%属于个人，剩余部分由单位和管理部门统筹安排。对于个人收益的提取办法，允许使用现金、股权、经费立项等多种处置方式，满足了员工成果转化的个性化需求。如该院对于转化金额采用不同标准审批，低于500万元（含）允许议价，通过发明人和转化方议价，并提供转化协议及议价的评估报告，可直接通过成果转化办公室审批转化；低于1000万元（含）需由成果转化办公室审查后报分管科技、国资、产业的相关院校领导批准审批转化；低于2000万元（含）需要由成果转化办公室审查后报科技成果转化工作领导小组批准审批转化；2000万元以上由成果转化办公室审查后报党委常委会批准审批转化。加速小型项目的快速审批，保证大型项目的稳定审批，避免国有资产的流失。

（三）积极引导临床应用项目立项

公立医院在申报纵向基金时，要积极引导科研人员以临床需求为导向，多申请有转化价值的科研项目，同时，国家级、省级科技主管部门在审批立项时，可增加具有转化前景的研究方向的项目数和项目经费，来促进临床科研项目转化。公立医院在进行临床研究中，应加强对企业发起的横向科研项目的管理，提高横向项目立项积极性，放宽横向项目进入公立医院的标准，企业发起的科研项目往往带着市场转化的目的，因而更具有转化价值，更容易将科研成果转化为生产力。

（四）完善成果转化类考核机制

2020年科技部印发《关于破除科技评价中"唯论文"不良导向的若干措施（试

行）》的通知，提出对于技术研发类机构，注重评估成果转化、支撑产业发展等方面的绩效，不把论文作为主要的评价依据和考核指标。公立医院也应根据国家政策取消 SCI 论文奖励，完善成果转化类考核机制，建立创新贡献奖。职称评审中也应该完善人才评审体系，以质量和转化绩效为导向，在绩效考核、项目结题、岗位聘任、职称晋升和人才评价中增加科研成果转化的指标和权重，推进公立医院科研成果转化。同时，加强科研项目特别是国家重大研发计划等成果考核管理，严格按照研究计划书中的预期研究成果进行考核。对于严格按照研究计划中的预期结果结题的项目医院可给予奖励，而对于那些未按照研究计划中的预期结果进行研究的，医院科研管理部门应该及时提醒，引导其按照项目计划书中的研究目标进行，确实需要修改的，通过专家评议或根据现有研究进展，提交书面申请，开展项目并结题。这样有助于研究人员形成良好的研究习惯和研究思维，形成系统的科研成果体系，增加后续科研成果转化的成功率。

（五）拓宽资金投入渠道

近年来，随着新医改和公立医院改革的深化，我国公立医院均实施了药品和耗材零加成政策，同时降低了大型设备检查费用，部分公立医院试点 DRGs。公立医院的收入来源由政府补贴、药品加成收入和医疗服务收入三个部分变成了仅靠政府补贴和医疗服务收入两个渠道，医院收入缩减。在公立医院收入缩减的情况下，要同时，兼顾临床和科研，就需要拓展资金来源渠道，促进医学科学研究的发展，为人类健康发展做贡献，推动健康中国的发展。2020 年国务院出台《关于构建更加完善的要素市场化配置体制机制的意见》中明确指出要完善科技创新资源配置方式，改革科研项目立项和组织实施方式，强化成果导向，建立健全多元化支持机制，支持有条件的企业承担国家重大科技项目。从立项上，纵向项目多数属于基础研究，或临床研究水平不够，难以转化。公立医院在进行临床研究中，应加强对企业发起的横向科研项目的管理，提高横向项目立项积极性，放宽横向项目进入公立医院的标准，企业发起的科研项目往往带着市场转化的目的，因而更具有转化价值，更容易将科研成果转化为生产力。医院科研成果转化平台的建设可采取政府与社会资本合作模式，利用社会资本灵活的运作方式、超强的市场转化意识和强大的资本实力，整合医院内部科研资源，提高成果转化平台的运营效率，促进科研成果转化，以科学技术创新推动临床需求增长，满足人民群众的健康需求。

（六）多渠道推进科研成果转化

建立健全科技成果常态化路演和科技创新咨询制度是国家加快发展技术要素市场的环节。科研成果转化的顺利推进，不仅需要转化价值高的科研成果，还需要多渠道的科研成果转化的机会。充分借助各级政府的转化平台，利用专家的学术影响力，想方设法提高科研成果转化的成功率。同时，也可利用网站、自媒体等电子媒介宣传科研成果，积极参加成果产业化论坛、医疗设备推介会和生物医药投融资推介会等。提前制作好重点科研成果项目的模型或样板，在这些重要会议上，现场进行重大成果转化路演，全方位展示医学科研成果，增加成果转化机会，提高成果转化率。同时，申请人亦可直接与医疗器械公司对接，通过这种方式进行成果转化时，交易双方在转化项目上容易达成共识进而促进科技成果转化。以武汉某大型三甲医院为例，近年来，在中华人民共和国科学技术部门（科技部）小型仪器制造领域申请千万级项目2项，国家自然科学基金委申请重点项目1项，面上项目1项，均主要依托核心专利技术，破除以往唯论文申请的尴尬局面。既为项目的顺利转化吸引到了经费支持，也启动了项目自我转化的序幕，通过引入传统的国家基金项目，快速完成和推动各种临床迫切需要解决的技术难点，使发明人的技术成果快速完成从专利证书到实物产品的过渡，从而推动转化进程。

第五节　新医科建设重点：临床研究

临床研究是学科群建设的一个重要方向。高质量的临床研究有利于推进医院科技成果的转化工作，同时，又能够促进学科群的内涵式高质量发展。

一、临床研究的概念

临床研究是涉及人体的医学研究。临床研究是指基于患者需求的医学科学研究，是以疾病的诊断、治疗、预后、病因为目标，以患者为对象，以群体研究为主要研究方法、以医疗机构为基地的医学研究。根据是否对研究对象采取干预措施，可以把临床研究分为观察性研究和临床试验。观察性研究主要是观察环境中的研究对象，研究过程中不对研究对象采取任何干预措施，在完全自然状态下对研究对象的特征进行观察、记录，并对观察结果进行描述分析。临床试验是在人群中进行的干预研究。其是研究者发现新药、新的医疗设备等新疗法是否对人体安全有效的主要方法。新冠疫情为全球带来严重健康威胁，加快推进新冠肺炎诊断试剂盒、疫苗及治疗药物的研发成为全球各国国家和国际组织的研究的热点与难点，而临床研究是其研发的必经路径。

二、临床研究发展现状

临床研究的开展需要严谨的科学设计，对大规模人群进行长期追踪，在多个研究中心同时实施，需要严格的质量控制。

（一）国外临床研究发展现状

在临床研究范畴，英美国家已经形成了成熟的临床研究组织形式。英美国家的临床研究主要组织形式是多层级网络结构，这种临床研究模式能够高效整合研究资源，共用研究对象，明确规范研究的过程，形成协调进行临床研究，有效开展转化应用，提高临床研究的质量和效果。多层网络结构包括综合临床研究网络和专病临床研究网络。综合临床研究网络的典型代表是英国，专病临床研究网络的典型代表是美国。

英国的临床研究网络在传染病、儿科学和慢性病等领域发挥关键作用。英国在英格兰、苏格兰、威尔士和北爱尔兰四个地区联合建立国家层面的临床研究网络。英国在市场和财政上获得临床研究基金，其主要是从英国国家卫生研究院获得研发基金，也有部分研发基金来源于企业，2018—2019 年英国临床研究网络商业合同研究基金费用占总费用的 32.4%。

在专病临床研究网络方面，主要是美国和加拿大在国家层面开展，其中最典型的代表是美国，美国在癌症，药物滥用治疗、罕见病与艾滋病等专病领域建立了多个临床研究网络组织。专病临床研究网络多少是学术界自下而上的组织，也有部分城市组织是美国国立卫生研究院自上而下的组织形成。该组织多数是由学术界自发形成的扁平化的学术科研网络组织，具有独立的管理主体，其本质是研究主导的学术组织，该组织牵头制定相关专病的预防、诊疗和检测等技术和诊疗指南，在全世界起到领头羊的作用。美国专病临床研究网络的典型是美国癌症临床研究网络。该网络由 31 家顶级美国的癌症中心协同组成，这 31 家癌症中心是该网络的基础组成单位，该组织由美国国家癌症中心评价认定。这个组织一共包括了 71 家癌症中心，这些癌症中心共同负责其研发经费。癌症临床研究网络组织也会从多渠道进行筹集基金开展学术活动。

（二）我国临床研究发展现状

众所周知，我国长期以来，由于医疗资源相对不足，分级诊疗实际推进缓慢，医院主要集中于临床诊断与治疗服务，在科研基础设施建设方面相对薄弱，而临床研究方面更为薄弱。很多基础生命医学领域取得的先进研究成果不能有效地转化到临床。同时，在临床医学领域的科技创新平台建设严重缺乏，甚至为零。为了全面加快我国卫生健康领域科研成果转化，2012年，科技部会同国家卫生健康委员会、军委后勤保障部和食品药品监管总局根据我国疾病预防和治疗需求，以医疗机构为主体，以临床实践应用为导向，以协调网络为支撑，开始布局建设国家临床医学研究中心，目前已经有50家单位获批。该中心是开展临床研究、人才培养、学术交流、成果转化与应用的国家级科技创新基地。通过国家临床医学研究中心10年来的建设，已经建成了50家临床医学中心，涵盖了恶性肿瘤、呼吸系统疾病、心血管系统疾病、神经系统、消化系统、口腔疾病、精神疾病、老年疾病、肾病与泌尿系统疾病、妇产疾病等领域。我国以国家临床医学研究中心为主轴，围绕我国重大慢性病和多发病的预防与诊疗需求，根据各地区区域发展特征，统筹规划，整体协调布局，引导建立区域分中心，鼓励各省市建立省级临床医学研究中心。同时，应规划建设规范化标准化的生物样本库、医疗大数据平台，组建国际一流的临床研究服务平台，开展大规模疾病队列研究，制定国际一流的临床实践指南，协调推进一大批医学科技成果转化。未来，我国临床研究很可能是建立多元化的专病临床研究网络。但目前，我国临床研究仍然存在一些问题：一是临床研究主体机构即医疗机构的研究职能总体较弱，各大医疗机构仍然以临床诊疗服务为主，还没有医疗机构把临床研究作为其主要职能；二是卫生健康领域行业牵引不足，我国临床研究网络建设的主导部门是科技部，而国家卫生健康委作为医疗卫生工作的主要管理部门，却未在临床研究网络建设中起主导作用，而美国英国临床研究网络的建设中国家卫生建设管理部门都发挥了主导和引领作用；三是经费不足，我国在临床研究方面尚未设置专项中央财政经费，临床研究相关的科研经费较为分散，以企业为发起的临床研究经费相对不足。

三、某三甲医院临床研究发展路径

武汉某三甲医院作为国家卫健委直属直管的综合性公立医院，也是教育部"双一流"建设的高校附属医院，长期贯彻党中央重大战略部署，坚持"四个面向"，大力开展面向人民生命健康和国家重大需求牵引的医学研究。近年来，该院大力支持原创性研究，以急需解决的临床问题为核心开展基础和临床研究，医院持续支持出台临床研究管理办法，设立临床研究基金和启航计划，加强学科平台建设，开展科研门诊，深入临床科室调研，"一对一"辅导，鼓励医工医理交叉合作，推动临床研究和学科群建设。

（一）出台临床研究管理办法

为了加快医院临床研究的发展，推动临床研究团队的建设，促进多学科交叉融合，进一步提升医院自主知识产权竞争力，更好地服务于"健康中国"。该院出台了医院临床研究基金管理办法，成立临床研究管理委员会。把临床研究基金分为临床研究项目基金和临床研究中心建设基金，分门别类进行科研基金资助与考核管理。把临床研究项目基金分为大项目和面上项目，大项目是指国际首创的临床研究项目，面上项目是指在国内首创的临床研究项目。根据项目创新程度和科研难度对不同类型的临床研究项目进行资助、考核和结题。对把临床研究成果进行科研成果转化的项目组进行现金奖励和项目资助。临床研究中心建设基金主要是针对获批省级和市级的医学临床研究中心给予建设经费支持，用于中心的学术交流、材料与耗材的购置和设备购置与维护。省级医学临床研究中心须同时接受不少于 4 个科室的转化及临床研究项目，市级医学临床研究中心须同时接受不少于 3 个科室的转化及临床研究项目。

（二）实施启航计划

为了加强医学学科建设与学科梯队人才培养，实施启航计划，扶持青年科研人员的成长发展，根据研究者年龄及科研资质分类实施启航计划。该院把启航计划分为 A、B 类，A 类主要是培养学科学术带头人，B 一类是培养学科领域拔尖人才。对于入选启航计划人员，医院从项目经费、科研项目申报、科研环境、科研时间和薪酬待遇方面给予倾斜。在经费方面，医院对 A 类入选者一次性给予 50 万元，B 类入选者一次性给予 30 万元科研课题经费支持。同时，在培养期和考核期内，表型突出者还会追加科研经费支持。在科研项目申报方面，入选启航计划者，优先推荐其申报各级科技计划项目。在科研环境方面，如入选者所在科室不能满足其科研基本条件，则由医院及科研处统一优先安排。在培养及考核期内在科研工作时间和薪酬待遇方面予以倾斜。一是原有科室人事关系保持不变，入选人员 80% 时间从事科研工作，20% 时间从事并聚焦于本职工作；各科室对入选人员的临床工作时间须予以保证，具体时间可按年、季、月方式灵活分配；二是入选人员的工资不变、劳务费由医院按照院行政平均劳务费的 1.1 倍发放统一发放；享受正常的寒暑假。

这极大地鼓舞了医务人员参与临床研究的积极性，同时，也推动了学科群的建设。

（三）加强医学平台建设

1. 积极申报国家临床研究中心和国家医学中心

该院一直高度重视并积极争创报国家临床研究中心和国家医学中心。该院6个方向成功申报并推荐到科技部，主要申报方向有国家麻醉医学临床研究中心、国家新发突发传染病临床研究中心、国家影像医学临床研究中心、国家放射与治疗临床研究中心、国家医学营养临床研究中心、国家糖尿病与代谢疾病临床研究中心。科研处牵头召开各课题组内部会议，并邀请相关专家对申请书及附件材料进行详细讨论指导，高质量完成申报材料；并积极跟踪项目评审情况，努力争取国家临床研究中心申报成功。

2021年国家医学中心申报中，科研处前期共组织申报国家科学中心攻关技术项目110项（临门一脚占50.45%；卡脖子占37.84%；0～1技术占11.71%），涉及经费113亿元。6月22日，组织学术委员会专家进行评议，筛选出80个项目（A、B两组各40项）。后与医务处共同撰写该院国家医学中心建设方案。

2. 积极争取省级科研平台

该院积极申报省级科研平台，截至2021年底，建成省部级重点实验室3个、省级临床研究中心、工程研究中心13个。这些平台的建立进一步完善了医院的科研平台布局，有利于打造科技创新的人才高地和学术高地。这些平台的建设有效推动了医院科研高质量发展，为健康中心贡献科技力量。近年来，持续10年承担国家自然科学基金项目数超过100项，牵头国家科技重大专项、国家重点研发计划23项9项成果荣获国家科技进步奖，64项成果获省部级一等奖。多人获全国创新争先奖章、奖状，何梁何利奖等。科研水平处于医疗行业领先地位。

3. 公共试验平台安全、平稳、健康发展

按照实验平台建设标准要求，联合保卫处在全院各实验室门口外墙上，制作安装了实验室安全信息牌，在实验室进门口内墙面上张贴了《实验室须知》《消防应急预案》《危化品应急预案》《实验室安全管理办法》《实验室操作规程》《实验室卫生制度》等相关职责、制度。对现有的实验室在防火、防爆、防毒、防盗等安全设施方面加大检查力度，并且为各实验室添置了危化品安全柜，为全院实验平台安装摄像头，为全院冰箱配备双人双锁。此外，科研处配合基建办初步完成拟定新科研大楼规划方案。

中心实验室针对不同的仪器设备使用建立了不同的交流答疑微信群，包括小动物活体成像、激光共聚焦、超速离心机、流式分析、实时定量PCR，定期在群里发布实验技术的应用，对学生实验中遇到的问题进行答疑，同时应方便网上未预约上的同学临时预约，及时了解实验人员的问题，方便同学们互相学习、技术交流、资源共享，提高实验效率。

转化医学中心本着为科研工作服务的原则，为学生提供相应的实验设备使用和实验技术指导，为学生提供了一个良好的学术交流平台。此外，转化医学中心加强对现有设备的维护和保养，以保证科研人员的科研工作正常进行，解除了学生实验的后顾之忧。

（四）开展科研门诊

为了进一步提高医院临床研究综合实力，解决研究者在实际临床科研工作中的问题与需求，在省内首创科研门诊，邀请相关同行知名专家一对一对研究者的科研问题进行面对面"把脉问诊"，针对性解决科研工作中的"疑难杂症"。科研门诊采取预约挂号就诊模式，每周邀请不同领域的专家，提前放号，根据"患者"时间及"诊疗"内容，按照挂号顺序有序安排就诊。"患者"带着"病历"在专家门诊就诊，专家根据"病情"有针对性地开出"处方"，在初诊结束后，科研处将"处方"资料归档，定期跟踪回访，对于那些有"复诊"需求的，可以协助和专家建立长期指导通道，进行点对点"诊疗"。科研门诊诊疗内容包括了研究问题提出与选题、研究方案设计、统计学相关问题、伦理咨询及成果创造及转化等科研相关咨询服务。该院科研门诊以患者为中心，以科研工作者为主体，把解决临床患者问题作为出发点，建设以疾病为核心的科研管理体系，促使临床研究推动临床医学学科群建设与发展。

（五）深入临床科室调研，"一对一"辅导

医院高度重视医院临床科研的发展，建立科研基金申报院领导－科研处－科主任－申请者的四级组织架构，院领导、分管领导亲自动员，并由科研处统筹，全院联动，科主任、科研副主任全科动员，科研人员主动申报，将国基金申报组织工作作为医院的一项重要任务并具体落实。

由分管院领导带队深入学科调研，了解目前在科学研究方面存在的困难，并针对性地解决各类基金申报过程中的问题；并督促学科积极动员并制定内部奖惩规章制度，进一步调动基金项目申请积极性。

邀请国内外专家线上线下开展专题讲座，邀请国基金二审专家对申请者标书进行一对一辅导修改，对研究者科研选题、标书撰写、科研诚信、成果产出与转化等方面进行针对性辅导，提升医院临床科研水平。

第六节 新医科建设重点：药物临床试验

一、药物临床试验的概念

药物临床试验是临床研究的一个重要方面。药物临床试验是指在患者或者健康志愿者中进行的试验药物或治疗方法的系统性研究，这是通过比较试验组和对照组的结果，证实或揭示试验药物或治疗方法的作用、不良反应等的一种前瞻性研究。临床试验也包括对试验的药物的吸收、分布、代谢和排泄试验。临床试验可分为Ⅰ、Ⅱ、Ⅲ、Ⅳ期临床试验。其主要有四个特征：一是临床试验的研究对象为人；二是对干预措施进行的前瞻性追踪性研究；三是整个试验过程容易受到多种因素的影响，有可能会对试验结果产生偏倚；四是临床试验的试验病例需要经过一定时间的积累。

为了保证新药临床试验的科学性、规范性和严谨性，新药临床试验必须遵守《中华人民共和国药品管理法》《药物注册管理办法》《赫尔辛基宣言》和《人体生物学研究国际道德指南》等规定；符合《药物临床试验质量管理规范》《化学药物和生物制品临床试验的生物统计学技术指导原则》相关要求。在进入临床试验前，新药必须经过实验室和动物试验阶段，然后才能通过临床试验对其有效性和安全性进行确认，最终的结果要以统计学原理为基础。临床试验的早期要进行一系列的探索试验，以便对后期的确证性试验提供相关信息。在临床试验的后期，需要经过确证性试验为评价新药的有效性和安全性提供证据。

二、临床试验的分期

新药临床试验一般分为四期，即Ⅰ、Ⅱ、Ⅲ、Ⅳ期临床试验。一般来说，Ⅰ、Ⅱ、Ⅲ期临床试验要在新药批准上市之前进行。Ⅳ期临床试验是在新药批准上市之后进行。

Ⅰ期临床试验主要是初步的临床药理学及人体安全性评价试验。主要目的是观察人体对新药的耐受程度和药代动力学，为制定给药方案提供参考依据。

Ⅱ期临床试验是治疗作用的初步评估阶段。主要目的是初步评价新药对适应证患者的治疗作用及安全性，为下一期临床试验研究设计和给药剂量方案提供确定的证据。

Ⅲ期临床试验是治疗作用的确证阶段。主要目的是进一步证实新药对目标适应证患者的治疗作用及安全性，评估利益与风险的关系，为新药注册申请提供确凿证据。

Ⅳ期临床试验是新药上市后的应用研究阶段。主要目的是观察在广泛使用的情况下，药物的疗效和不良反应，评价在一般人群或者特殊群体中使用的利益和风险关系，改进给药剂量等。

三、临床试验设计的原则

在实验设计时，为了有效控制非处理因素对结果的影响，用较少样本的受试者获得更为可靠的结果，达到经济高效的目的，必须遵守随机化原则、对照原则、重复原则。临床试验设计属于实验设计范畴，除需要遵循的原则实验设计的一般原则外，因为涉及的受试者为人，还需要考虑其特殊问题。

（一）随机化原则

在临床试验可以使用分层、区组随机化方法。分层随机化有助于保持层内的均衡性，尤其是在多中心临床试验中，中心也是一个分层的因素。也可以按照基线资料中的重要预后因素进行分层，如患者病情的严重程度。区组随机化能够有利于减少疾病流行和季节性等因素的影响，但是要注意区组的大小应该适当。

（二）对照原则

在确定接收新药的试验组的同时，要设立对照组。通过设立对照，可以很好地控制非处理因素对试验结果的影响，从而将新药的效应充分暴露出来，将效应归因为新药。设立对照需要遵守均衡性原则，即在设立对照的时候，除了给予的处理因素不同，也就是不给用新药外，对照组和试验组的其他重要的、可以控制的非处理因素要保持一致。对照的形式可以为安慰剂对照、空白对照、实验对照、标准对照和自身对照。

（三）重复原则

重复是指在相同实验条件下进行多次实验或多次观察，以提高实验的可靠性和科学性。重复原则包括三种情况：第一是整个实验可以重复也就是其他人根据实验设计方法可以完全重现实验，并得到相同的结论；第二是用多个受试者进行重复，通过一定数量的重复，使结果可信，也就是要有足够样本量；第三是同一个受试者的重复过程，确保观察结果的精确度。

（四）盲法原则

盲法是控制观察性偏倚的一种重要方式，其能够避免受试者和研究者的心理因素影响，使疗效和不良反应的评价特别是一些主观指标的测量更加真实。根据涉盲程度分为单盲、双盲和非盲：单盲是只有受试者不知道自己分在哪一组；双盲是受试者和研究者都不知道受试者分在哪一组；非盲是不设盲的试验。盲法经常和安慰剂同时使用，安慰剂使试验组和对照组的患者对试验的态度一致，使盲法试验能够顺利进行。盲法原则要贯穿临床试验的全过程。双盲实验中，从随机数的产生、试验用药的编码、受试者入组用药、试验结果的记录和评价、试验过程的监察、试验数据管理及统计分析都要保持盲态。监察员在全过程中都要保持盲态。如果发生任何非规定情况的盲底泄露，并影响了试验结果的客观性评价，该试验则为无效。

（五）多中心原则

多中心临床试验是指由一个单位的主要研究者牵头负责，多个单位的研究者共同完成，按照同一个试验方案进行的临床试验。各中心试验组和对照组受试者的比例要和总样本的比例一致，确保各个中心研究具有可比性。

四、临床试验类型

根据临时试验的结果，可以将临床试验分为优效性试验、非劣效性试验和等效性试验。优效性试验是显示试验药的治疗效果优于对照药试验。非劣效性试验是显示试验药的治疗效果不劣于对照药。等效性试验是确认两种及以上药物疗效的差别在临床上可以接受的限度内。

五、药物临床试验研究的管理要求

以某三甲医院临床试验研究实践活动为例，阐述临床研究的具体管理制度。

（一）药物临床试验机构负责药物临床试验的实施。研究者应遵循临床试验相关法律法规、规范性文件和技术指导原则，执行临床试验方案，保护受试者的权益与安全，保证临床试验结果的真实可靠。

（二）符合《赫尔辛基宣言》和《人体生物学研究国际道德指南》规定的原则；

符合《药物临床试验质量管理规范》相关要求。

（三）有科学的、详细的并经伦理委员会批准的临床试验方案等资料。

（四）有受试者自愿签署的知情同意书，受试者的权益和个人隐私应受到充分保护。

（五）药物临床试验中所有数据资料的记录、处理和保存必须具备可靠的质量控制和质量保证系统。

（六）按照药物临床试验方案和 GCP（药物临床试验质量管理规范）相关要求严格管理试验用药物及生物样本。

（七）药物临床试验机构和 GCP 专业不得将所承担的药物临床试验工作转让给未获准进行药物临床试验的机构。

（八）临床试验的实施应当遵守利益冲突回避原则。

六、药物临床试验流程

以某三甲医院临床试验研究实践活动为例，阐述临床研究的管理流程。

（一）临床试验立项准备

1. 申办者可关注机构公众号，根据公众号中临床试验立项要求细则准备立项材料。

2. 申办者提供的立项资料，决定是否接受某项药物临床试验。接受申办方的委托后，药物临床试验项目应由药物临床试验机构办公室及 PI 统一承接。实施准入审查制度，确保拟定进行的试验项目符合相关法规的要求。

3. PI 组建临床试验团队，根据项目的具体情况并参照以下人员组建研究团队：研究医生、病区护士、研究护士、药物管理人员、相关科室人员（必要时）。

4. 人员的资质：研究团队成员必须经过 GCP 培训并获取证书；必须为本院在职在岗人员（包括劳务派遣制工作人员）。允许聘请院外临床协调员（Clinical Research Coordinator, CRC）参与临床试验工作，但 CRC 必须上报机构办公室备案。

5. 承担临床试验任务的研究者应积极参与试验文件的制订和讨论。

（1）作为临床试验项目负责单位，申办方、CRO（Clinical Research Organization，合同研究组织）协助 PI 主持召开研究者会议。主要研究者及机构管理人员会议前申办者与主要研究者共同商议制定临床试验方案初稿等资料，PI 主持研究者会议，各参加中心研究者及机构管理人员参与方案等资料的讨论，形成定稿方案等资料。

（2）本专业为参加单位时，PI 等研究人员和机构管理人员应积极参加研究者会议，并参与讨论和确定临床试验方案等资料。

（3）方案的制定应在符合科学性和保障受试者权益的基础上，参照相关技术指导原则制定。

（4）试验过程中，试验方案如需要修改，修改后的试验方案必须经伦理委员会审批或备案。如试验中发生紧急医学事件或严重不良事件，研究者可以采取临床试验方案以外的必要紧急措施，以确保受试者安全。

（二）立项审核

申办方、CRO 委派 CRA（Clinical Research Associate，临床试验监察员）或 CRC 将研究资料上传至华中科技大学同济医学院附属协和医院临床研究项目管理系统中立项，机构办公室进行审核、立项。

（三）伦理审核

项目管理系统中立项审核通过后，将文件自动推送至华中科技大学同济医学院附属协和医院医学伦理委员会，具体流程详见项目管理系统内机构公告模块 – 操作指南。

（四）制定、修改、补充 SOP

机构或试验科室应制订相应的管理制度和标准操作规程（SOP），并及时更新和完善。若本机构或试验科室现行 SOP 可以满足临床试验要求，遵循现行 SOP 实施该研究；若现行 SOP 不能满足该试验要求，机构管理人员或研究者应根据试验方案和重新制定、修改、补充 SOP，并做好存档工作。

（五）建立项目档案、存放有关资料

机构档案室建立卷宗和存档目录索引，具体参照《药物临床试验资料的归档和保存 SOP》执行。

（六）合同审核、签署

1. 试验之前，机构主任和主要研究者共同与申办者应签署具有中国法律约束力的委托合同。在合同中明确试验内容和进度、双方责任和义务、委托研究经费额度，此外还应关注保密原则、受试者保险、受试者补偿或赔偿原则、试验暂停和终止的原则和责任归属、知识产权界定、发表论文方式等，合同经双方或多方签字并加盖机构公章后生效。

2. 机构或试验科室不可将试验工作转包；如果不能完成部分工作，应事先由申办者与其他相关机构签署相关委托合同。

3. 试验科室不应擅自增加试验内容和改变试验方法。申办者如要求进行附加服务，双方应于相关工作开始之前签署附加协议，并承诺额外的工作不与临床试验方案相冲突、不损害受试者的权益与安全。

4. 合同至少一式四份，甲乙双方各存两份，药物临床试验机构、科室各保存一份。

5. 科室不得单方面与申办者签署合同，未经药物临床试验机构审核、签字、盖章的合同均视为无效合同，产生的后果由科室和研究者自行负责。

七、临床试验项目实施

以某三甲医院临床试验研究实践活动为例，阐述临床研究的项目实施方案。

（一）申办者、CRO 将临床试验材料和物资递交给研究团队，并签署交接记录。

（二）申办者、CRO 按照机构《临床试验药物管理制度》《临床试验用药物管理 SOP》与科室和机构交接临床试验用药物。

（三）申办者、CRO 协助 PI 主持项目启动会。

（四）项目管理实行 PI 负责制，PI 对受试者安全、研究质量、真实性、进度负全责。

（五）研究者遵照 GCP、ICH-GCP（临床试验质量管理规范指导原则）、临床试验方案及相关 SOP，实施临床试验。涉及知情同意、医疗判断、医嘱等环节，须由本科室注册的、经过 PI 授权的临床医生负责执行；临床试验相关医疗病历、文书的书写，需要由 PI 授权的临床医生签名确认。住院病历的病程中，应体现受试者知情同意的过程，医嘱中试验用药物的用法、用量应与临床试验方案中规定一致。

（六）试验过程中，若发生 AE，参照《不良事件及严重不良事件处理 SOP》执行；如判断为 SAE，按照《严重不良事件报告 SOP》及时上报，并同时，报告机构办公室。

八、临床试验质量控制

以某三甲医院临床试验研究实践活动为例，阐述临床研究的质量控制。

（一）积极配合申办者或 CRO 公司派出的临床监察员监察工作，对监察员发现的问题，参照 GCP、相关 SOP 及时反馈和做好解释工作。

（二）积极配合机构质量控制人员对临床试验项目进行质量检查，对存在的问题提出书面整改意见，研究者予以整改并给予书面答复。具体要求可参考机构《临床试验质量控制 SOP》文件执行。对违背方案并造成严重后果者，机构办公室与相关部门协商，采取相应的处理措施。

（三）项目实施过程中如遇管理部门或申办方发出稽查通知，本项目的 PI 应积极配合，做好准备接受稽查，并将稽查结果交机构办公室备案。

（四）项目开展 1 年以上，申办者或 CRO 须向伦理委员会和机构办公室递交"年度总结报告"积极配合伦理委员会年度 / 定期跟踪审查工作。

九、临床试验结题

以某三甲医院临床试验研究实践活动为例，阐述临床研究的结题管理。

（一）项目结束后，按照机构《临床试验用药物管理 SOP》清点剩余药物，通知机构办公室，退回申办者、CRO。

（二）机构质量控制人员按《临床试验质量控制 SOP》文件进行质控。

（三）按照机构《药物临床试验资料的归档和保存 SOP》，将临床试验资料递交机构档案管理人员，做好档案交接记录，机构及科室留存一份。

（四）与申办者或 CRO 公司清算研究经费，并开具发票交给申办者或 CRO 公司。

（五）"中心小结"或"总结报告"形式审查，由机构办公室主任审议、签字、盖章。

（六）向伦理委员会递交结题报告。

第七节　案例分析：如何打造国内一流优势学科群

案例一：血栓性疾病的研究带动相关学科的发展

血栓性疾病是一组严重危害人类健康的疾病，按其发生部位可分为静脉血栓、动脉血栓和毛细血管血栓。据统计，我国每年新发人数 390 万，是中国人群死亡原因的第一位。目前，血栓性疾病的诊治面临着下列挑战：起病隐匿，突发性强，诊断滞后；如肺栓塞常在不自觉中发病，是住院非预期死亡原因之首，究其原因还是缺乏早期诊断技术。传统抗栓药靶向性差，血栓多为局部事件。但是，目前缺乏针对血栓局部的定向干预手段。微血栓（如弥散性血管内凝血等）的实验室指标复杂，缺乏量化诊断标准。此外，血栓病涉及多学科、治疗手段各异，需多学科协同诊治。

在教育部长江学者创新团队，国家杰出青年科学基金等课题支持下，历时30余年，三甲医院某教授团队围绕血栓早期分子诊断和靶向干预技术、弥散性血管内凝血量化诊断及血栓病综合防治体系等方面进行了系统探索。系统揭示了中国人静脉血栓的遗传学特点，创建了科学可靠的血栓病早期分子诊断体系。国际上认为，遗传因素在静脉血栓形成中占主导地位，但该领域国内始终缺乏系统研究。东西方人群遗传特点是否不同、分子诊断能否早期颈静脉血栓栓塞症（VTE）发生有待探讨。胡豫教授团队建立了8000余例血栓性疾病的生物样本库，标本来自全国12省市13个中心，包含52个遗传性易栓症家系，以此为基础，建立了目的序列捕获测序为核心的基因诊断技术。首次报道了中国人群3种VTE常见基因变异，这些变异使血栓风险增加3~6倍。同时，该团队还报道了抗凝蛋白基因80余种罕见突变，其中53种为国际首次发现。揭示天然抗凝蛋白缺陷是中国VTE患者的主要病因，与欧美白人致病基因截然不同。受邀为专业顶级血栓止血杂志撰写专题综述，阐述世界各种族VTE遗传背景的显著差异，各国医师诊治时应充分考虑。国际血栓与止血杂志主编Lip教授将团队VTE遗传因素的系列研究纳入全球著名UpToDate循证医学数据库以及国际专家共识。通过液态基因芯片，建立了具有准确性高、覆盖面广的血栓病分子诊断体系，已完成全国10016例患者检测，为2125例患者明确病因，使分子诊断率提升52.5%，实现国内血栓病分子诊断从无到有的突破，为血栓病个体化诊疗奠定基础。

病例（举例）介绍：年轻男性患者，无明显诱因出现胸闷、气短、晕厥，在当地医院经影像学检查诊断为大面积脑梗死＋肺栓塞＋左下肢深静脉血栓形成，立即给予尿激酶静脉溶栓，随后进行低分子量肝素抗凝。治疗第2天患者症状未缓解，逐渐出现言语不清记忆力减退。转诊至该院立即采血进行血栓分子诊断，证实患者同时，携带抗凝血酶和纤溶酶原杂合型基因突变，从而解释了为何静脉溶栓以及低分子肝素治疗效果不佳。根据这一结果，采用介入碎栓结合重组人组织型纤溶酶原激活物（rt-PA）导管接触溶栓的手段清除下肢静脉和双肺动脉血栓，过渡为口服靶向凝血酶或凝血因子（FXa）直接抑制剂长期抗凝，症状逐渐好转随访至今血栓未复发。可见分子诊断对明确病因、高危人群筛查和抗栓方案个体化制定具有重要临床意义。

团队系统研究了血栓早期形成相关分子，创新性提出基于组织因子（tissue factor，TF）靶点，以纳米材料为载体的血栓干预新策略。成功开发 TF 靶向性纳米载药系统，实现定向干预血栓形成，系列成果发表于 Biomaterials。法国科学院院士评价 TF 靶向性纳米载药系统具有特异性强、灵敏度高特点，在血栓靶向诊疗中极具前景。

弥散性血管内凝血是一类以毛细血管血栓栓塞为主要特征的临床危重症，病死率极高。团队率先提出中国弥散性血管内凝血（disseminated intravascular coagulation，DIC）诊断标准，牵头制订和修改 DIC 诊治指南；针对既往国内诊断标准不能精确量化，国际标准忽视临床与动态观察，通过多中心研究，首次建立了中国 DIC 诊断积分系统，纳入 DIC 诊断中国专家共识。全国 25 家大型医院应用证实 CDSS 诊断效能明显优于其他国际标准，使 DIC 患者诊断率由 84.5% 提高至 94.4%，特异度由 62.1% 提高至 77.7%，病死率降低 3%。

2007 年该院率先组建了华中首家血栓与止血临床医学研究中心，以"中心"为平台，创建基础与临床结合、多学科协同的联合诊治模式，该模式以"利用医院大数据平台指导临床实践，多学科专家组制订最优抗栓方案，基础研究成果转化应用于临床"为主要特色。近 10 年来，已集中诊治 5 万余位患者，使早期预防、靶向溶栓、手术取栓、滤器置入、抗凝监测等措施有效率均达 94% 以上；AMI［急性心肌梗死，为急性（acute）、心肌（myocardial）和梗死（infarction）首字母缩写］、缺血性卒中、VTE 的 5 年累积复发率由 16% ~ 26%、14% ~ 34%、11% ~ 26% 降至 6% 以下。近 20 年来，以第一作者及通讯作者发表 SCI 论文 156 篇；牵头撰写行业指南 5 项，授权国家发明专利 4 项；以第一完成人获国家科技进步二等奖 1 项、省部级一等奖 4 项。目前，授牌全国血栓防治示范基地，2019 年荣获血栓防治十佳单位。

案例二：实践创"心"，融合发展

心力衰竭是全球发病率和病死率都持续增长的严重危害人类健康的疾病。中国的心衰患者人数接近 1000 万，重症心衰占 7% ~ 10%，而对于终末期心衰患者，药物治疗的效果甚微，外科治疗是更有效的治疗手段，而目前，外科治疗主要以心脏移植和心室辅助装置为主。心脏移植是治疗终末期心衰患者的金标准，但是由于供心紧缺，心脏移植的开展受到限制，无法满足临床需求。对于大量等不到供体和不适合心脏移植的患者来说，心室辅助装置将成为重要治疗手段。心室辅助装置分为体内植入式和体外人工心脏，对于急重症心衰患者来说，体外人工心脏是作为桥接移植、桥接到决策治疗的重要手段。目前，我国桥接移植的主要手段为 VA-ECMO，但 ECMO 应用于桥接移植的术后并发症和病死率上要明显高于体外人工心脏。对于中短期循环支持，体外磁悬浮心室辅助系统在血液相容性、护理难度、心脏卸负荷等方面具有明显优势。体外磁悬浮人工心脏可用于因心衰导致的心源性休克患者，或流感、车祸等外部因素导致心脏失去泵血功能的患者。但是，目前世界上只有美国雅培公司有同类产品，且尚未进入我国内地。

体外磁悬浮人工心脏不仅手术创伤小且循环支持效果显著、不良反应较小，因此患者恢复较快。且体外磁悬浮人工心脏价格合理，真正意义上达到使暂时无法适配到供心的患者等得了用得起。目前，国外仅有一家公司拥有体外人工心脏（Extra-VAD）技术，即为可用于短期体外心室辅助的完全磁悬浮血泵，该产品已通过 FDA 和 CE 认证，但尚未进入中国市场。而由某医院和企业联合研发的这个产品属于全国首创，是拥有自主知识产权的创新产品。

MoyoAssist® 是我国首个自主研发的国产体外磁悬浮人工心脏。其目前正在全世界范围内进行首次临床试验，这也是中国首个体外人工心脏的多中心临床试验。该研究由某三甲医院心脏大血管外科牵头，联合多家国内知名心脏中心参与，具有重大意义。

病例（举例）介绍：患者女性，31 岁，O 型血。2020 年 6 月因感染性心内膜炎，在外院行二尖瓣生物瓣膜置换＋房间隔缺损修补手术。术后反复因胸闷气促，近两月症状加重，内科治疗效果不佳。心脏超声提示：二尖瓣置换术后人工生物瓣功能良好，左室明显扩大（LV 8.6 cm），左心功能不全，中度肺动脉高压，EF18%。冠脉造影提示：左主干闭塞。入院诊断二尖瓣生物瓣置换术后，心力衰竭，心律失常，心功能Ⅳ级。入院后患者反复出现胸闷胸痛症状，病情重，长期卧床，予以对症支持治疗，效果不佳。患者心衰症状重，血压低，循环不稳定。心脏磁共振提示：LVEF（Left Ventricular Ejection Fractions，左室射血分数）4%，RVEF（Right Ventricular Ejection Fractions，右室射血分数）18%，右心导管结果提示：平均肺动脉压 31 mmHg，肺动脉楔压 20 mmHg。因为患者为 O 型血，等待心脏移植时间较长，常规内科对症治疗难以维持，讨论后决定开展微创 Extra-VAD 植入手术。患者经肋间切口自右上肺静脉置入 28 F 静脉插管，引流口伸入左房；经腋动脉置入 8 mm 人工血管外接引流管路。患者术后 10 h 拔除气管插管，术后 1天血氧饱和度升至 75.2%，血乳酸由术前 3.5 mmol/L 降至 1.5 mmol/L，尿清亮、无溶血，术后 3 天，可坐起自主进食，术后 5 天，可下床站立活动。期间创伤小恢复快，辅助装置运转稳定，呼吸循环指标正常稳定。患者抗凝管理容易且稳定，机械辅助循环装置血液相容性高，破坏小，辅助期间患者未输注血小板，输血量少（患者期间遇生理期）。机械循环辅助为等待供心赢得时间，12 天后患者成功进行心脏移植。目前，患者循环稳定、心率平稳，整体恢复良好。

某三甲医院知名教授对此表示，心脏移植术前患者的不同状态会影响心脏移植术后结果。而目前术前以 ECMO 为主，在辅助桥接心脏移植总体上并发症多、输血多、排异多，患者病死率高。而中短期 Extra-VAD 并发症少、易管理，价格低。心脏移植前的过度使用 Extra-VAD 可能优于 VA-ECMO，是未来可期的过度治疗手段，具有适合中国医疗系统的独到特色。

某三甲医院和某企业联合开发的短中期体外全磁悬浮心室辅助装置 MoyoAssist®，属于医工结合项目，不使用膜肺，管理简单，低创伤中心插管解决远端肢体缺血问题，高血液相容性降低患者输血需求，使用方式灵活可以提供左心室、右心室以及双心室辅助。已经获得发明专利 17 篇，其余专利 30 余篇，其中以发明和发明为基础的 PTC 和外海专利占比 66%，拥有完全自主知识产权。目前，该设备已经进入临床试验阶段并成功救治多名患者。

案例三：人才学科良性互动　建一流口腔医学中心

某三甲医院口腔医学专业创立于 1952 年，至今已有半个多世纪，是国内历史最悠久的口腔医学院校之一。2002 年获批"口腔临床医学硕士点"；2003 年，教育部批准成立"口腔医学系"，招收本科生；2005 年挂靠外科学招收博士研究生；2011 年，担任口腔医学知名期刊《临床口腔医学杂志》主编及主办单位；2019 年获批"口腔医学一级学科博士学位授权点"，2021 年获批"口腔医学国家级一流本科专业建设点"，2020 年 9 月成立口腔医学院。

某三甲医院口腔医学近 5 年来，发展迅速，各类学科排名突飞猛进，在 2016 年教育部第四轮学科评估中并列全国第 20 名；2019 年"软科世界一流学科排名 - 口腔医学"中名列全国第 6 ~ 10 名，首次进入世界第 151 ~ 200 名；2021 年泰晤士高等教育 - 中国学科评级，获得 A- 评级（口腔医学）；2021 年软科 - 中国大学专业排名，评为 A 级学科（口腔医学），中国最好学科排名，位列全国第 9 名。在 2017 年复旦版华中区医院专科声誉排名中，口腔医学院中心仅获提名，2020 年上升至排行榜第 4 名（综合医院排名第 1）；2017 年度《中国医院科技量值（STEM）》排名，协和医院口腔医学中心位列全国第 33 名，在 2020 年度跃居全国第 13 名。口腔医学中心能这么快速地发展，主要原因有以下几点。

一、重视人才培养，抓好梯队建设

口腔医学中心非常重视人才培养和梯队建设，近几年引进了北京大学口腔医院、四川大学华西口腔医院、武汉大学口腔医院等国内知名院校的多名优秀博士/博士后，将为他们搭建施展才华的舞台。为了确保各科室有优秀的学术带头人和结构合理的医疗团队，中心每年有计划地选派中青年业务骨干外出进修深造、出国学习，通过"外引内培"不断提高医务人员的专业水平，培养亚专科带头人，并培养了一大批享誉海内外的专家、教授，拥有"国务院政府特殊津贴的专家""中国青年女科学家""国家杰青""国家优青""全国创新争先奖""国家万人计划领军人才""科技部中青年科技创新领军人才""全国宝钢优秀教师奖"、中国女医师协会–"五洲女子科技奖""中国科协青年人才托举项目获得者""湖北省杰出专业技术人才""湖北省杰青""湖北省新世纪高层次人才""湖北省卫健委青年人才基金获得者""武汉市中青年医学骨干人才"等优秀人才梯队。此外，口腔医学中心还邀请了国内知名口腔学专家作为口腔医学中心双聘院士，并建立深度合作，组成一支的稳定、高水平的学科队伍。

二、重视医疗服务，追求行业先行

医院口腔医学中心近几年逐渐扩大诊疗规模，2016年有牙科综合治疗椅80台，口腔颌面外科病床28张，年门急诊量为18万人次，年手术量1000人次，医疗总收入约7000万。经过几年的发展，目前，有牙科综合治疗椅102台，病床64张，年门急诊量30万人次，年手术量4000人次，医疗收入每年保持25%～30%的速度增长，2021年科室创收1.5亿元，门诊药占比全院最低。为了给广大患者提供最优质专业的服务，口腔医学中心设置了多个亚专科，包括口腔正畸科、口腔颌面整形外科（病房）、口腔齿槽外科（门诊）、口腔牙体牙髓科、口腔修复科、口腔种植科、牙周科、口腔黏膜病科、儿童牙科、VIP特需门诊及口腔放射等11个专科。每年开展新业务新技术3～5项，时刻与国际最新进展同步。

另外，研究创新、促进转化、打造国内一流的研究型和转化型口腔医学中心，创立的"QCVM颈椎骨龄定量分期法"和理念"生物节律紊乱是错合畸形形成的环境因素"被编写入全国高等学校本科生、研究生规划教材《口腔科学》《口腔正畸学》；传动直丝弓矫治技术、无托槽隐形矫治技术、舌癌游离皮瓣移植、中医治疗严重的顽固的多发性口腔溃疡、CAD/CAM技术、全口无牙颌髂骨移植–种植牙技术、STA无痛麻醉及氧化亚氮镇静技术、睡眠舒适化儿童口腔治疗等国内外先进牙科技术也在口腔医学中心如火如荼地开展。该中心"颈椎骨龄定量分期法评估颅面生长发育的实验和临床应用"及"骨性下颌后缩的修复机制和矫治新策略"处于国际领先地位，先后两次获"湖北省科技进步奖一等奖"，"骨性

错合畸形精准防治策略的研发和推广应用"获"湖北省科技成果推广奖二等奖";
丁玉梅教授主持的"牙釉质发育不全的基础研究及临床应用"及贾玉林教授主持
的"头颈鳞癌免疫逃逸分子机制研究与临床应用"处于国内领先地位,均获评"湖
北省科技进步二等奖"。

口腔医学中心充分发挥医院大型综合医院大临床优势,用全科的观念分析患
者病情、精湛的专科技能治疗患者,实行全科接待 – 专科治疗 – 全科随访的诊疗
理念,积极推行 APCI(advanced-professional-comfortable-innovative)四位一体服
务理念,即:高端 – 专业 – 舒适 – 创新化服务方式,缩短患者人均就诊时间。荣
获 2017 年国家卫健委"改善医疗服务优质岗"、2018 年国家卫健委"进一步改
善医疗服务行动计划奖"、2020 年中国医师协会"人文爱心科室"。中心整合医
院优质大临床资源,联合心血管内科、内分泌内科、耳鼻喉科等院内优势学科开
展 MDT 治疗,构建伴发全身系统性疾病的患者口腔序列治疗体系,创立有综合
医院特色的口腔全科诊疗新模式,开设心脑血管病口腔门诊、糖尿病口腔门诊、
鼾症口腔门诊等。现为北京大学、四川大学、空军军医大学国家口腔疾病临床医
学研究中心核心分中心单位。

三、打造教研平台,创新教研机制

口腔医学中心竭尽全力为教职工打造优秀的教研平台,获批"国家级一流本
科专业建设点"(2021 年)、"口腔全科国家级住培重点专业基地"(2021 年)、
"湖北省口腔健康科普教育基地"(2021 年)、"湖北省优秀基层教学组织"(2020
年)、"湖北省创新群体"(2020 年)、"口腔医学一级学科博士学位授权点"
(2019 年)、"口腔颌面发育与再生湖北省重点实验室"(2019 年)、"湖北省
卫健委创新团队"(2019 年)、"湖北省口腔全科诊疗中心"(2015 年)等一流
的教研平台。加大教研投入,在口腔实验实训教学操作平台,配备了口腔仿真头模、
口腔数字化虚拟仿真培训系统、教学评估系统等国内国际先进的教学设备。着重
加大对创新创业项目的支持,鼓励教师指导大学生创新创业计划项目、中国"互
联网 +"等各类项目,激发师生创新创业活力。

四、推进教学改革,共创教学成果

口腔医学中心重视教学改革,围绕立德树人、筑梦青春等主题,将思政教育
融入日常教学,切实走好思想引领之步、价值塑造之步、凝心聚力之步和服务保

障之步等。该中心教授编写的《口腔医学导论》课程思政案例入选附属高校课程思政优秀案例汇编，《口腔健康与全身系统疾病的关系》课程获校级研究生思政示范课程建设项目。口腔医学中心拥有"全国宝钢优秀教师奖"获得者、全国住院医师规范化培训"优秀带教老师"、中国医师协会第三届"白求恩式好医生"、湖北省住院医师培训"优秀带教老师"等优秀的师资力量。

口腔医学中心以"培养拔尖创新口腔医学人才"为己任，深入推进"医学＋"复合型高层次医学人才培养改革，将国际先进教育理念 CDIO（构思 Conceive、设计 Design、实施 Implement 和运行 Operate），贯穿口腔医学本科生及研究生国际化高水平课程的全面实施中，创建了基于 5C 模式的创新与改革体系，在《中国高等医学教育》《中华医学教育》《中华医学教育探索》等杂志上发表多篇教学论文，入选 2019 年"中国医学教育和医学教育管理百篇优秀论文"。

近 3 年获批省级 / 校级教改项目及省级 / 校级大创项目十余项，多位教师多次被评选为第一临床学院"我最喜欢的老师"、在校级 / 院级讲课比赛中获奖，并主持"大学校级精品视频公开课""研究生、本科生国际化高水平课程"等高水平课程。

口腔医学中心主任受邀担任全国高等学校八年制及"5+3"一体化临床医学专业第四轮规划教材《口腔科学》副主编、国家卫健委口腔住院医师规范化培训教材《口腔医学 口腔正畸学分册》副主编、全国规划教材《全国高级卫生专业技术资格考试指导口腔医学》与《口腔医学习题集》副主编；2022 年，陈莉莉教授被推选为第六届全国高等学校口腔医学专业国家规划教材评审委员会副主任委员，并受邀担任人民卫生出版社教材《口腔医学美学（第 1 版）》主编、《口腔正畸早期治疗学（第 1 版）》主编、"十二五"国家重点图书出版规划教材《口腔颌面外科手术要点难点及对策》主编、北京大学医学出版社《现代口腔正畸学（第 5 版）》副主编、主译《口腔激光治疗临床应用指南》，牵头或参与 6 部专家共识的编写。

为了培养具有家国情怀、人文关怀、世界胸怀的口腔医学科学家，口腔医学中心在本科生中推出了"卓越牙医"系列活动，全面提高学生的综合素质、科研创新能力、团队合作意识、表达交流能力等，使口腔学子能学有所成、学有所获、全面发展。

五、凝练科研方向，提高科技产出

医院口腔医学中心 5 年前存在较明显的学科优势较弱、科研方向较分散、高水平科研成果较少等问题，为克服科研短板，在学科带头人带领下，着力凝练科研方向，确定了生物节律调控生长发育与再生、口腔疾病和全身疾病的相互影响、口腔颌面头颈肿瘤的发生发展及防治机制、骨代谢与骨改建的机制研究、口腔生物材料的研发与应用等 5 大特色研究方向，加大科研投入，建立科研奖惩政策，近几年在人才项目、科研课题、高水平论文等方面都有标志性的成绩。口腔医学中心已主持"科技部重点研发计划（首席科学家）""国家杰出青年基金""国家优秀青年基金""国家自然科学基金重点项目""国家自然科学基金重大国际合作项目""国家自然科学基金面上项目 / 青年基金""湖北省创新群体""湖北省杰出青年基金""湖北省卫生厅创新团队"等国家级及省部级科研项目40 余项，总科研经费达 3500 余万元，以第一或通讯作者在 *Circ Res*、*PNAS*、*Cell Death Differ*、*Adv Funct Mater*、*Adv Sci*、*ACS Nano*、*Cancer Res*、*Biomaterials*、*Bioact Mater*、*Bone Res*、*J Dent Res* 等权威期刊发表 SCI 收录论文 100 余篇，获"全国创新争先奖""中国青年女科学家奖"等国家级奖励 2 项、"湖北省科技进步奖"一等奖 2 项、二等奖 3 项（均排名第一），并担任国家自然科学基金评审专家、国家科技奖励评审专家、教育部 / 科技部科技奖励 / 科研项目评审专家等等，引领全省乃至全国全科口腔医学的科研发展。2022 年，陈莉莉教授被推选为中华口腔医学会口腔医学科研管理分会候任主任委员。

六、加强对外交流，引进高端学术

口腔医学中心立足于"坚实基础、学科前沿、国际视野"的教学目标，致力于培养适应全球化与现代化需要、具有高尚道德品质、严谨思维方法、扎实口腔专业知识、具有国际视野及领导力的卓越口腔医学人才，与北京大学口腔医院、首都医科大学口腔医院、上海交通大学第九人民医院、空军军医大学、武汉大学口腔医院等多所国内知名口腔院校建立了长期友好的合作，与本校兄弟院系交叉融合、资源共享，获批"湖北省卫健委创新团队""湖北省创新群体"。充分利用该校国际一流的理工实力，大力促进医学与材料、生物力学、人工智能、能源等多学科交叉融通，已申报"口腔医工交叉创新研究院"。勇于创新教学合作模式，将国际先进教学理念和成果引入教学实践中，与美国哈佛大学、宾夕法尼亚大学等国际一流高校建立了长期稳定的师生交流，成为学校首批医科国际合作办学示范单位。口腔医学中心培养来自西班牙、韩国、阿尔巴利亚、泰国、俄罗斯、尼泊尔、巴勒斯坦等"一带一路"和亚非欧国家和地区的国际研究生 40 余名。口腔医学院中心每年均有多名教授受邀在国际会议上作学术报告，通过广泛的国际交流，为世界人民的口腔卫生事业作出重要贡献，使协和口腔医学在国内外学术舞台上发光增彩。

为响应国家关于新时期"教育对外开放"和教育共建"一带一路"的倡议，认真推进教育国际化工程，落实"双一流"建设国际交流合作重要任务，口腔医学中心也积极寻求与国外高校及科研机构的深度合作，联合美国、荷兰等国多所知名院校举办了《口腔国际科研沙龙》系列网络学术讲座，邀请来自英国伯明翰大学、荷兰 Radboud 大学、美国奥古斯塔大学以及得克萨斯 A&M 大学的知名教授进行线上讲座，开阔国际视野，营造良好的学术氛围。

七、夯实社会品牌，扩大行业影响

口腔医学中心积极参与医疗改革，规范口腔医师培养，发挥智库作用：牵头或参与制定口腔医学的评价标准和培训细则，参与完成口腔 8 个二级诊疗科目 21 项临床路径标准的编写修订工作。

为传播学术，促进口腔医疗事业发展，口腔医学中心每年均会举办 2 ~ 3 次大型学术活动、3 ~ 4 次新技术培训班、2 ~ 3 次人文讲座等系列活动。作为"中华口腔医学会全科口腔专委会候任主任委员""湖北省医师协会口腔医师分会会长"，连续 10 年举办"湖北省综合医院口腔科发展高峰论坛"，参会同仁达 5000 余人次，已形成一个有号召力和品牌效应的特色活动，为推动口腔医学的发展作出了卓越的贡献，成为湖北省口腔医学的一个盛会，更是全国综合医院口腔科的一面旗帜。

作为省级口腔全科诊疗中心，口腔医学院中心也非常重视口腔健康科普教育工作，在医院党委带领下，以发挥公立医院公益性作为工作重点，通过多种渠道、多种方式开展口腔健康科普教育，定期开设"健康大课堂"，利用社会媒体刊登科普文章、利用广播电视推出专题口腔科普栏目等，积极开展各种爱牙活动，主动深入到学校、社区、幼儿园、养老院等场所义诊，于 2021 年被评为"湖北省口腔健康科普教育基地"（湖北省仅一家）；通过对口支援、远程教学、会诊平台的建立，无偿为中西部及少数民族地区培养学科骨干 86 人，对口帮扶新疆石河子大学医学院等 13 个老少边穷地区，赴洪湖、孝感等 30 多个县市，对口腔医师进行基础理论和实际操作专项讲座 100 余场，也将华中科技大学口腔的辐射能力进一步拓展。

口腔医学中心现为中华口腔医学会常务理事、中国医师协会口腔医师分会常委、中华口腔医学会全科口腔医学会主任委员、中华口腔医学会口腔医学科研管理分会候任主任委员、中华口腔医学会口腔正畸专委会副主任委员、湖北省口腔医学会副会长、湖北省医师协会口腔医师分会候任主任委员、湖北省口腔医学会全科口腔医学专委会主任委员（口腔正畸、口腔种植、口腔颌面外科、颌面整形与创伤专业委员会副主任委员），具有广泛的国内外学术影响力。

案例四　人才流失、培养不当对学科发展的不利影响

某三甲医院某科室为国家重点临床专科、卫生部－湖北省共建"211工程"重点学科、湖北省高校重点学科，现有6个三级学科、5个临床专病诊疗中心，并建有科学研究所，下设9个研究室，开放病床310张，于1981年被批准为国家首批博士学位和硕士学位授权学科，有较为深厚的学科实力基础。近几年该科室在综合反映学科实力的复旦大学专科排行榜中有所下滑，在2016—2020五年的排名分别为6、6、6（并列）、8、8（并列）；并在院内学科评估中由A类学科降为B类学科；学科实力下滑的原因及面临的问题主要有以下几个方面。

一、人才梯队培养略显不足

目前，该科室共有医、护、技正式职工186人，具有硕士及以上学位的医师61人，技师5人，科研岗1人。其中副高级及以上职称的医师21人，中级职称医师36人，4位新晋医师未定级。在具有高级职称的医师中，40～50岁年龄段共10人，占47.6%；40岁以下仅2人，占9.5%。高级职称中50岁以下，尤其是45岁以下人员比例有待提高。40岁以下担任中华医学会、中国医师协会学组委员或青委委员者仅1人，科室青年高级人才储备略显不足。

二、青年人才成长后劲不足

在该科室45岁以下的医师中，有近20人曾获批国自然青年基金项目资助，然而部分医师未能在青年基金的资助下继续进行科学研究工作，科研成果产出十分有限，项目完成质量较差，这一点在2018年以前获批青年基金的人员中尤为明显。截至目前，仅1人在获批青年基金后继续获批面上项目，青年人才成长后劲不足。出现这种现象的原因可能主要包括以下3方面：

1. 获批青年基金后缺乏稳定的专职科研时间和稳定的研究团队。

2. 职称晋升后缺乏进一步从事科学研究、不断创造科研产出的内在动力。

3. 研究方向单一。由于历史原因，该科绝大多数青年医师的研究工作基础和

研究方向均集中于有限的几个领域，同质化程度较高，部分中青年医师从事亚专业后，临床工作与前期科研基础出现脱节，不利于科研产出，同时，在其他领域难以形成新的科研产出增长点。

2019年起，该科室调整了激励政策，除对获批科研项目的人员给予经济奖励外，还适当进行临床工作的调整，安排专职科研时间并担任研究生的副导师，帮助其组建研究团队，尽可能地为青年人才的成长创造有利条件。科室在近两年的新职工招聘工作中有意向外校毕业且具有良好前期研究基础的优秀博士倾斜。相信未来几年青年人才成长后劲不足的问题将得到一定改善。

三、科研项目数量和总经费数有待提高

2021年，该科共获批各级各类科研项目14项，其中国家级项目5项，省级项目6项，院级项目3项。获批项目的医师数量仅占具有硕士及以上学位职工数量的20.9%，这说明科室职工竞争科研项目的热情或能力仍有较大提升空间。另外，2021年该科室所中标的科研项目中，仅1人主持的湖北省科技厅重点研发项目的资助经费达到100万元，资助金额10万元以下的项目达8项，占项目总数的57.1%，大项目数量仍有待突破。截至2022年，该科室人员尚无一人获得省级以上科研项目资助，该科室团队的科研工作有待加强。

四、近年来个别优秀人才流失

1. 正高级高层次人才流失

A正高教授于2019年离职，科室虽极力挽留，但终因医院层面给予A教授的政策、资源、平台等要素未能达到预期，最终造成高层次人才的流失。

2. 高水平青年人才流失

B博士曾于2019—2021年间在该科室从事博士后研究工作，期间获批国家自然科学基金青年基金项目和博士后科学基金项目的资助，并发表了多篇10分以上的高水平研究文章。医院对新进人才的要求与规定，客观上造成了高水平青年人才的流失。

3. 临床优秀青年人才流失

C博士自2013年起于该科担任住院医师、住院总医师、主治医师。临床能力突出，患者满意度高。但由于其在科研方面不具优势，难以在该院人才评价体系中脱颖而出，造成了个别长于临床的优秀青年人才流失外院。

展 望

　　高质量发展是全面建设社会主义现代化国家的首要任务。2017 年，党的十九大报告提出，中国经济由高速增长阶段转向高质量发展阶段。2020 年，党的十九届五中全会提出，高质量发展是"十四五"时期的主题。2021 年，国务院办公厅印发《关于推动公立医院高质量发展的意见》（以下简称《意见》），强调体系创新、技术创新、模式创新、管理创新。为更好、更快、更高质量落实党中央国务院决策部署，国家卫健委随后制定《公立医院高质量发展促进行动（2021—2025）》，提出四大重点建设行动和四大能力提升行动。在四大重点建设行动中，"建设临床重点专科群"和"高质量人才队伍"被列为两大重点，强调"依托国家医学中心、国家区域医疗中心与高等院校、科研机构开展合作，探索多学科交叉融合，培育一批在医疗技术、医疗质量、临床研究等方面具有国内外一流水平的优势专科，引领我国医疗技术快速发展"。可见，公立医院高质量发展绕不开专科建设（专科、学科是卫生健康部门和教育部门对不同类别疾病诊疗单元的不同称呼，高校附属医院通常所说的学科建设涵盖专科建设），尤其是高水平学科建设。但是，服务于公立医院高质量发展的新时期学科建设有哪些新要求？建设重点又是什么？未来，值得进一步思考和展望。

　　目标决定方向。《意见》提出："打造国家级和省级高水平医院。以推动国家医学进步为目标，集中力量开展疑难危重症诊断治疗技术攻关，开展前沿医学科技创新研究和成果转化，实施高层次医学人才培养，带动全国医疗水平迈上新的大台阶"。这些目标要求与国务院各部委近些年实施的国家医学中心、国家临床研究中心、国家区域医疗中心和国家中医药传承中心等国家级学科平台的建设要求如出一辙。换句话说，以上述四大中心为代表的国家级学科平台是公立医院高质量发展的重要载体。而分析上述国家级学科平台的政策文件，能对未来医院学科（专科）建设的方向、重点有所启发。因中医药传承中心限定了学科方向，以下重点解析其他三大中心（附表 1）。

　　从政策上看，国家对于三大中心的定位和职责呈现从宽泛到具体、从零散到规范的特征，如对国家医学中心和区域医学中心定位从最开始粗略地定义为"代表国家先进水平"，到进一步细分为"国家医学中心为临床医学高峰、领军人才培养基地、科研成果转化高地"，而区域医疗中心则是旨在"推动优质医疗资源扩容和区域均衡布局，群众急危重症、疑难病症基本在省域解决"（附表 2）。

附表 1　三大中心政策汇总

政策维度	政策分类	发文部委	文件/措施名称	政策要点	颁发/实施时间
国家医学中心区域医疗中心	法律法规	十三届全国人大常委会	基本医疗卫生与健康促进法	合理规划与设置国家医学中心和国家、省级区域性医疗中心	2019 年 12 月
	规划纲要	国家卫健委	"十三五"和"十四五"国家医学中心及区域医疗中心设置规划	规划目标、设置数量和类别、职责任务、基本条件、组织管理等	2017 年 2022 年
		国家发展改革委、卫健委等 4 部委	"十四五"优质高效医疗卫生服务体系建设实施方案	四大工程、数个项目建设目标、建设任务、配套措施等	2021 年 7 月
			"十四五"国家医学中心建设工作方案	建设条件、建设模式、建设任务等	2022 年 2 月
	决定意见	国家卫健委	关于加快推进国家医学中心和国家区域医疗中心设置工作的通知	申报和建设方式、对已挂牌的中心考核	2020 年 5 月
		国家发改委	关于分档推进国家医学中心创建的通知	国家医学中心分类:辅导类、培育类等	2021 年 9 月
	具体方案	国家卫健委	国家医学中心和国家区域医疗中心设置实施方案	工作目标、遴选标准、遴选程序、考核管理方式等	2019 年 1 月
			国家/区域口腔医学中心、呼吸、创伤等 9 个国家级医学中心设置标准	医院基础条件、诊疗能力、教学能力、科研能力、医改任务和公益等入门指标	2018—2021 年
		国家发改委、卫健委等三部委	区域医疗中心建设试点工作方案	预期目标、试点地区、建设模式、输出医院及省份等	2019 年 10 月
			国家医学中心建设应具备的条件和认证办法	攻关问题、领军团队等 10 个条件	2021 年 9 月
临床医学研究中心	规划纲要	科技部	国家临床医学研究中心五年(2017—2021 年)发展规划	规划目标、重点任务(高水平临床研究、基础平台建设领军人才)等	2017 年 7 月
	决定意见	科技部	关于开展国家临床医学研究中心申报工作的通知(分五批)	试点要求(专业领域)、申报条件	2012 年至今
	具体方案	科技部	国家临床医学研究中心管理办法	中心类别、各部门职责、申报评审流程、运行管理方式、评估结果周期等	2014 年出台 2017 年修订
			国家临床医学研究中心运行绩效评估方案	评估思路、评估流程、评估指标	2017 年
			成立国家临床医学研究中心专家咨询委员会	专家名单	2017 年

附表 2　三大中心的功能定位、职责任务、申报条件、考核指标

	国家医学中心		区域医疗中心		临床医学研究中心
牵头部委	国家卫健委	国家发改委	国家卫健委	国家发改委	科技部
遴选对象	专科	医院	专科	医院	专科
规划数量	综合类≤15个 专科类别每个专业≤3个	若干个 综合类、专科类、中医类	全国6个区域 每个区域1家	20个试点省份 61家输出医院 120个省级区域医疗中心	100家左右中心 若干家 分中心、省部共建中心
功能定位	疑难危重诊断与治疗 医学科学关键技术攻关 高水平医学研究与创新转化 重大公共卫生应对 高层次人才培养 国际交流合作 中西医协同创新	医学研究高峰 成果转化高地 人才培养基地 数据汇集平台	疑难危重症诊疗 医学人才培养 临床研究 疾病防控 医院管理 减少患者跨省就医	高水平的临床诊疗中心 高层次的人才培养基地 高水准的科研创新与转化平台 提供高水平服务的医疗集团	加快医学科技成果转化 加快医学领域创新突破和普及推广 构建衔接紧密、转化顺畅、协同整合、服务基层的医学科技创新体系
职责任务	1. 编制疾病诊疗指南、标准和规范 2. 建成核心技术协同攻关机制 3. 引培高水平人才团队 4. 组织全国病种数据采集 5. 为疫情防控、慢病防治等贡献力量 6. 建立中西医协同创新平台 7. 建设具有国际先进水平的智慧医院	1. 提升重大医学科研平台设施和装备水平 2. 建设临床科研转化平台和创新技术孵化基地 3. 打造国际一流人才培养基地 4. 打造国际先进水平的智慧医院数据中心 5. 建设主要疾病数据库和大数据分析系统	1. 负责区域内疑难危重症诊疗 2. 培养骨干人才和学科带头人 3. 开展区域主要疾病的临床研究 4. 协同建立全国主要疾病信息库 5. 提高区域医疗服务水平 6. 建设区域高水平智慧医院	1. 扶弱：在优质医疗资源薄弱地区，定向放大国家级优质医疗资源 2. 帮强：多项支持助力输出医院技术水平、人才储备、临床教学和科研能力提升	1. 开展高水平临床研究 2. 强化医学研究基础平台建设 3. 提升基层医疗服务能力 4. 加强国际科技合作和交流 5. 医研企协同助力健康产业发展

续表

项目	国家医学中心		区域医疗中心	临床医学研究中心
申报条件	1. 基本条件：医院等级、床位规模、服务量等。 2. 医疗：科室设置、诊疗服务项目、核心技术、设备配置 3. 教学：教学条件、师资构成、人才培养、教学成果 4. 科研：科研人才、科研平台、科研项目、科研成果 5. 公卫：质控、技术辐射、疾病防治等 6. 医改：医联体、信息化等	1. 攻关技术清单 2. 拥有"两院"院士、长江学者等在内的领军团队 3. 医院综合能力：医疗服务能力、基础设施和配套建设（临床研究病床位数≥200张）	分别参考对应部委的国家医学中心标准，指标要求略低	1. 三甲医院 2. 国内领先的临床诊疗技术水平 3. 临床医学研究能力突出 4. 具有药物/医疗器械临床试验资格
认定方式	直接挂牌+委省共建	成熟一个、挂牌一个	直接挂牌+委省共建；成熟一个、挂牌一个	项目制
考核指标	1. 组织管理情况 2. 中心运行情况 3. 资源整合情况 4. "揭榜挂帅"任务和功能定位落实情况 5. 社会满意度	三年内： 1. 组建攻关方向团队 2. 开展国内首创技术≥10 3. 自主研发获批药械设备≥3种 4. 授权发明专利≥50 5. 形成诊治规范 五年内： 1. 全球首创技术≥10项，国内首创技术≥20项 2. 自主研发应用药械设备≥10种 3. 获国家科技奖≥2项，授权发明专利≥100项，专利转化≥30项 4. 培养长江学者、杰出青年学者等以上≥2人	分别参考对应部委的国家医学中心标准；成熟一个、挂牌一个	1. 建设水平（25%）：中心建设（10%）、网络建设（10%）、发展潜力（5%） 2. 科研产出（45%）：协同研究（25%）、临床转化（20%）、学术地位（10%） 3. 公共服务（30%）：技术推广（18%）、网络服务（12%）
结果运用	考核优秀：重点支持 考核不合格：通报、整改、连续三年不合格予以撤销			考核优秀：重点支持 考核不合格：通报、限期整改，整改不合格予以撤销，撤销后5年不得再申报

从实践上看，三大中心在医疗技术突破、临床研究发展、优质资源均衡布局上正发挥着积极作用。如云南阜外心血管医院开展世界首例经手术 4 例、国内首例手术 3 例、省内首例手术 18 例，三四级手术占比高达 94%。又如 32 家国家临床医学研究中心目前已建成网络成员单位 13 111 个，开展临床试验 922 项，7 项成果被国际疾病防治指南引用；获得发明专利 135 项。

2021 年，随着《意见》的出台，三大中心创建赋予医院学科建设新的任务要求：

一是诊疗技术更加突出需求导向。医学是应用学科，以提升诊疗效果、辐射更多人群为学科建设的出发点和落脚点。从宏观层面来看，临床诊疗要面向人民健康主战场、面向国家重大战略需求，持续开展技术攻关，保障人群健康水平。从微观层面来看，临床诊疗应更加聚焦当地群众健康需求，聚焦学科建设现有特色和基础，巩固优势，提高诊疗效果。然而，不少学科带头人对该学科的核心病种（通常指疑难重症），尤其是所在医院本学科需重点聚焦的病种（特色病种），并没有清晰明确的认识，只是一种本能的判断。故开展核心病种、特色病种数据对比分析颇为重要，包括开展例数年度对比、与标杆医院各项指标对比、不同医疗组成本效益对比等等，从而找准学科建设发力点。如 2023 年国家卫健委印发的《国家血液病医学中心设置标准》，明确要求所设置的中心开展 61 项核心技术 90% 以上；近 5 年，累计收治病例覆盖疑难危重病种清单（包括霍奇金淋巴瘤、范科尼贫血等 57 个病种）90% 以上。实际上，医学进步的最终目的在于造福人民群众，提高人类健康水平。因此，学科和技术应用在注重"高精尖"的同时，也要综合考虑发病率高的疾病，特别是死亡排序处于前列的疾病，即市场需求。随着"大健康"理念的普及，生命全周期的理念深入人心，好技术（酒香）也怕巷子深。对于新技术，学科不仅要重视同行之间的认可和推广，更要运用微信公众号、电视等媒介，面向大众，加大宣传、科普力度，增强群众预防意识，也使更多的患者认识了名医名家。同时，还应改善医疗服务流程，特别是结合信息技术发展，不断拓展互联网医疗服务功能，提高优质医疗服务可及性和便捷性，使更多的人群可以看得上"名院、名科、名家"。

二是医疗质量更加注重规范同质。2023 年初，中共中央、国务院印发了《质量强国建设纲要》，强调要以提高供给质量为主攻方向，到 2035 年，质量和品牌综合实力达到更高水平。医疗服务供给关系群众质量获得感。而技术的标准化、规范化、同质化，是提高医疗服务供给质量的重要方式，也是使优质医疗资源惠及更大范围人群的主要方式之一。国家级学科平台作为国内顶尖学科，是相关领域疾病指南制定的主导者，也应成为指南的推广者，既要使更多的基层医生了解并遵循指南，又要使患者在合适的时机用了规范的诊疗方案（用药品种、用药剂量或手术操作等），避免因误诊、漏诊导致病情延误治疗。为实现这个目标，就必须发挥国家级、省级医疗质量控制中心的作用。今年 4 月，国家发布《国家级医疗质量控制中心名单》和《各国家级医疗质量控制中心专家委员会委员名单》，各大专业质控中心应以指南为基础，共建、共享、共管大数据质控平台，推动区域乃至全国医疗质量同质化。

三是医药研发更加重视转化应用。从行业发展来看，应更加注重有组织的科研。近期，教育部印发《关于加强高校有组织科研推动高水平自立自强的若干意见》，强调要加快变革科研范式和组织模式。医疗机构要围绕创新全链条，即"临床问题 → 基础研究 → 临床研究 → 成果转化 → 临床应用"五个方面，项目组织上变"被动接单"为"主动谋划"，平台建设上变"自由生长"为"定向培育"，团队建设上变"戴帽子"为"重实战"，成果转化上变"资源引导"为"综合施策"。实际上，北京大学第三医院、四川大学华西医院已纷纷率先改革，开展了有组织科研与转化试点，在制度建设、孵化成果、临床应用等方面开拓创新，并取得不俗成绩。

从时代发展趋势上来看，"医科 +X"多学科交叉融合已成主流趋势。技术革命带来新发展契机，以生物技术、新型材料、高端装备领域为代表的新一轮科学革命和产业变革以及医疗大数据、医学人工智能、医疗物联网等多个赛道中，都创造无限可研究、可应用、可发展的可能。

三是医学教育更加注重调结构提质量。新冠疫情使更多的人重新审视医学教育的定位和意义。比如说，疫情暴露出医务人员继续教育中知识和技能的短板，使大家深刻认识到"基础不牢、地动山摇"。因此，在推进学科建设的过程中，不仅要重视高层次复合型人才的培养，更要强调医德医风的修养和急危重症抢救知识和技能、传染病防控和自我防护等知识技能的培训和培养。

四是人才培养更加注重复合型国际化。高层次医学人才是推动学科整体实力提升的"核心力量"。如今，领军人才数量不多，高层次复合型医学后备人才的储备不足，是公立医院普遍存在的问题。如何培养造就一批具有国际水平的战略人才、领军人才和领军团队，业已成为发展的关键。目前，区域医疗中心输出单位不仅承担着本单位培养人才任务，还承担着为项目医院培养"长江学者""杰青"等人才的任务。因此，医疗机构在重视人才分类分层培养的同时，更应该开阔视野，注重"请进来，走出去"，加强与国外的交流与合作，特别是青年人才层面的交流合作，把顶尖技术学回来，把潜力青年人才引进来，把"中国智慧"传出去；更应该注重多学科复合型人才培养，据了解，申请哈佛医学院博士研究生并非仅限于临床医学，物理科学、生物学、数学等背景的研究生同样也可以申请。在新一轮技术革命背景下，"医科＋多学科"共同培养跨学科、复合型人才也是大势所趋。

学科建设工作是一项长期而艰巨的战略任务，承载着新时代公立医院改革创新发展的历史使命，事关行业乃至国家高质量发展的大局。在全面建设社会主义现代化国家征程上，医疗机构更应开拓进取、勇于创新，在临床诊疗、科学研究、医学教育、人才培养、管理制度上全面发力，以强有力的学科支撑助力优质高效医疗服务体系建设，为人民群众提供更优质量、更高效率的医疗服务！

参考文献

［1］Lythgoe H, Price V, Poustie V, et al. NIHR Clinical Research Networks: what they do and how they help paediatric research[J]. Archives of Disease in Childhood, 2017, 102(8): 755-759.

［2］National Comprehensive Cancer Network. About National Comprehensive Cancer Network [EB/OL]. (1995-01-31)[2022-09-14]. https: www. nccn. org/home/about.

［3］张鹭鹭, 王羽. 医院管理学[M]. 北京: 人民卫生出版社, 2014.

［4］中共中央 国务院. 国家中长期人才发展规划(2010-2020)[EB/OL]. (2010-06-06)[2022-09-14]. http: //www. gov. cn/jrzg/2010-06/06/content_1621777. htm.

［5］习近平: 深入实施新时代人才强国战略 加快建设世界重要人才中心和创新高地[EB/OL]. (2021-12-15)[2022-09-14]. https: www. 12371. cn/2021/12/15/ARTI1639552808831273. shtml.

［6］中华人民共和国中央人民政府. 国务院办公厅关于推动公立医院高质量发展的意见 国办发〔2021〕18号[EB/OL]. (2021-05-14)[2022-09-14]. http: //www. gov. cn/zhengce/content/2021/06/04/content_5615473. htm.

［7］中共中央办公厅 国务院办公厅. 关于分类推进人才评价机制改革的指导意见[EB/OL]. (2018-02-26)[2022-09-14]. http: //www. gov. cn/zhengce/2018-02/26/content_5268965. htm.

［8］国务院办公厅. 国务院办公厅关于深化医教协同进一步推进医学教育改革与发展的意见[EB/OL]. (2017-07-11)[2022-9-11]. http: //www. gov. cn/zhengce/content/2017-07/11/content_5209661. htm?trs=1.

［9］国务院办公厅. 国务院办公厅关于建立现代医院管理制度的指导意见(国办发〔2017〕67号)[EB/OL]. (2017-07-25)[2022-9-11]. http: //www. gov. cn/zhengce/content/2017-07/25/content_5213256. htm.

［10］教育部. 教育部关于加快建设高水平本科教育全面提高人才培养能力的意见[EB/OL]. (2018-10-08)[2022-09-11]. http: //www. moe. gov. cn/srcsite/A08/s7056/201810/t20181017_351887. html.

［11］人力资源和社会保障部. 人力资源和社会保障部关于进一步支持和鼓励事业单位科研人员创新创业的指导意见[EB/OL]. (2019-12-27)[2022-9-18]. http: //www. mohrss. gov. cn/xxgk2020/fdzdgknr/zcfg/gfxwj/rcrs/202001/t20200120_356477. html.

［12］教育部, 财政部, 国家发展改革委. 教育部 财政部 国家发展改革委关于深入推进世界一流大学和一流学科建设的若干意见[EB/OL]. (2022-01-29)[2022-09-11]. http: //www. moe. gov. cn/srcsite/A22/s7065/202202/t20220211_598706. html

现代医院管理指导丛书

［13］国务院. 国务院关于印发实施《中华人民共和国促进科技成果转化法》若干规定的通知[EB/OL]. (2016-02-26)[2022-9-10]. http: //www. gov. cn/gongbao/content/2016/content_5054718. htm.

［14］新华社. 中共中央办公厅, 国务院办公厅关于实行以增加知识价值为导向分配政策的若干意见[EB/OL]. (2016-11-07)[2022-09-10]http: //www. gov. cn/xinwen/2016-11/07/content_5129796. htm.

［15］国务院办公厅. 国务院办公厅转发科技部关于加快建立国家科技报告制度指导意见的通知[EB/OL]. (2014-08-31)[2022-09-11]. http: //www. gov. cn/gongbao/content/2014/content_2758704. htm.

［16］科技部, 教育部. 关于进一步推进高等学校专业化技术转移机构建设发展的实施意见[EB/OL]. (2020-05-13)[2022-09-11]. https: www. most. gov. cn/xxgk/xinxifenlei/fdzdgknr/fgzc/gfxwj/gfxwj2020/202005/t20200519_154180. html.

［17］财政部. 财政部关于修改《事业单位国有资产管理暂行办法》的决定(中华人民共和国财政部令第100号)[EB/OL]. (2019-03-29)[2022-09-11]. http: //www. gov. cn/xinwen/2019-04/05/content_5379874. htm.

［18］教育部学位与研究生教育发展中心. 第五轮学科评估工作方案[EB/OL]. (2020-11-03)[2022-09-10]. http: //www. moe. gov. cn/jyb_xwfb/moe_1946/fj_2020/202011/t20201102_497819. html.

［19］国务院. 国务院关于印发国家技术转移体系建设方案的通知(国发〔2017〕44号)[EB/OL]. (2017-09-26)[2020-09-26]. http: //www. gov. cn/zhengce/content/2017-09-26/content_5227667. htm.

［20］国家药监局, 国家卫生健康委. 药物临床试验质量管理规范(2020年第57号公告)[EB/OL]. (2020-04-26)[2022-09-12]. http: //www. nmpa. gov. cn/WS04/CL2138/376852. htm。

［21］张明, 胡豫, 戴丹云, 等. 供应链视角下三级公立医院高质量发展影响因素探析[J]. 中华医院管理杂志, 2022, 38(8): 561-565.

［22］侯建东. 中国人才文化的时代升华[J]. 淮海工学院学报（人文社会科学版）, 2018, 16(4): 6, 105-110.

［23］李桃. 我国中长期人才政策体系研究综述[J]. 劳动保障世界, 2017, No. 472(24): 36, 41.

［24］张爽. 新时代习近平关于人才工作重要论述研究综述[J]. 党史博采, 2020, (9): 33-35.

［25］王迪迪, 张雯. 人才生态系统研究综述[J]. 合作经济与科技, 2021, No. 656(9): 92-94.

［26］张洋. 新医改背景下公立医院高层次人才队伍建设研究[D]. 兰州: 西北师范大学, 2021.

［27］张国. 国内外促进高端人才汇聚的政策研究综述[J]. 市场论坛, 2019, (10): 4, 14-17.

［28］章志敏, 薛琪薪. 人才"涓流"如何汇聚: 区域人才集聚研究综述[J]. 管理现代化, 2020, 40(2): 4, 93-96.

［29］陈丽贞. 国内外人才集聚研究综述及启示[J]. 科技经济市场, 2018(1): 4, 157-160.

［30］李前兵, 李冉, 张效祯. 区域人才竞争力研究综述[J]. 现代营销(经营版), 2019, 14-16.

［31］王守霞, 王业军. 科技人才流动研究综述[J]. 湖北农机化, 2020, 245(8): 47.

［32］史昭. 公立医院人才流失原因与对策研究[D]. 成都: 电子科技大学, 2021.

［33］刘平. 公立医院的卫生技术人才队伍建设对策研究[D]. 武汉: 湖北工业大学, 2021.

［34］董菡珺. 战略人力资源视角下的公立医院国际化人才实践效果研究[D]. 上海: 上海交通大

学, 2018.

[35] 李思进. 探索医学人才培养的中国方案[J]. 前进论坛, 2020, 06: 38-39.

[36] 田怡恒, 胡俊波, 孙旭芳, 等. 新时期高校附属医院人才培养对策研究[J]. 中国当代医药, 2015, 22(30): 137-139.

[37] 周健, 沈佚葳, 李琦, 等. 以需求为导向探索医务人员科研能力提升路径[J]. 基础医学与临床, 2019, 39(6): 908-911.

[38] 沈培, 陈佩瑜, 沈佩玲, 等. 医院管理人才培养机制探索和实践[J]. 中国卫生人才, 2021, 04: 68-71.

[39] 曾莉, 游方, 刘小古, 张帆. 临床教师人才培养模式概述[J]. 文学教育(下), 2018, 09: 172-173.

[40] 刘玉霞, 魏怡真, 陈恔, 等. 综合性医院科研平台建设与管理探讨[J]. 中国卫生产业, 2017, 14(29): 186-188.

[41] 秦玺, 殷佩浩. 以某三级医院为例探讨推动科研发展的人才梯队建设[J]. 江苏卫生事业管理, 2020, 31(8): 1024-1025, 1029.

[42] 王颜. 大型公立医院人才培养现状分析[J]. 人才资源开发, 2015, 22: 7-8.

[43] 张抒扬. 北京协和医院复合型医学精英人才培养体系的探索与实践[J]. 协和医学杂志, 2022, 13(1): 5-8.

[44] 张舒. 中国住院医师培训精英教学医院联盟住院医师核心胜任力框架共识[J]. 协和医学杂志, 2022, 13(1): 17-23.

[45] 胡吉富, 范佳智, 王静, 等. 医教协同背景下大学与附属医院本科人才培养体系建设的研究与实践[J]. 中国高等医学教育, 2021, 12: 16-18.

[46] 李艳霞, 刘海恩. "四鹰"人才培养体系方法探析[J]. 人才资源开发, 2016, 18: 2.

[47] 黄光耀, 张维, 游国海, 等. 基于综合目标考核体系的公立医院薪酬制度改革探索[J]. 中国卫生事业管理, 2021, 38(8): 579-581.

[48] 李涛, 张轩, 杨思琪, 等. 我国三级公立医院医生薪酬及满意率现状和趋势分析[J]. 中华医院管理杂志. 2021, 37(6): 483-487.

[49] 许栋, 齐磊, 胡豫, 等. 公立医院内部薪酬制度改革顶层设计及实践探析[J]. 中华医院管理杂志, 2022, 38(6): 433-438.

[50] 党旺旺, 王震. OECD国家和中国的医生收入差距比较研究[J]. 中国卫生经济, 2020, 39(3): 24-30.

[51] 黄黎姿. 公立医院薪酬体系改革研究[D]. 南京：东南大学, 2020.

[52] 马瑞. 公立医院财政补偿现况与相关因素研究[D]. 银川：宁夏医科大学, 2017.

[53] 高琪, 高璐. 公立医院岗位管理及对策探讨[J]. 医院管理论坛, 2019, 36(10): 5-7.

[54] 任静. 卫生人才规划监测评估课题组. 我国公立医院岗位设置与管理问题简析[J]. 中国卫生人才, 2021, 3: 14-16.

[55] 杨方舟. 关于动态核增公立医院编制的调研与思考——以湖南省为例[J]. 中国机构编制, 2022, 2: 51-54.

[56] 江柘昭. 武汉市事业单位岗位设置管理问题研究[D]. 武汉：华中科技大学, 2019.

[57] 肖楠. 事业单位岗位设置管理实践及效果探析——以广东省某公立专科医院为例[J]. 经济研究导刊, 2019, 20: 83-85.

[58] 王金友, 蒲诗璐, 王慧敏, 等. 高校教师岗位分类管理刍议——国外一流大学的经验和我国

高校的实践[J]. 四川大学学报(哲学社会科学版), 2014, 2: 127-136.

[59] 张英. 如何实施合理的岗位价值评价体系[J]. 中国医院院长, 2008, 19: 45-48.

[60] 孟祥夫. 我国初步建立规模宏大、结构合理、素质优良的专业技术人才队伍[N]. 人民日报, 2021-11-09.

[61] 中共中央组织部人才工作局. 深化人才发展体制机制改革: 顶层设计[M]. 北京: 党建读物出版社, 2017.

[62] 丁宁, 苏颖, 胡豫, 等. "破四唯"背景下我国高校附属公立医院人才评价体系分析[J]. 中华医院管理杂志, 2021, 37(12): 953-957.

[63] 童天. 人才测评[M]. 北京: 知识出版社, 2013: 1.

[64] 刘金峰, 方素珍. 医院管理学: 人力资源部管理分册[M]. 北京: 人民卫生出版社, 2011: 116.

[65] 郭启勇. 现代医院管理新论[M]. 北京: 人民卫生出版社, 2018: 224, 314.

[66] 司江伟. 人才发展的理论与实践思索[M]. 北京: 中国社会科学出版社, 2020, 127-131.

[67] 刘志锋. 深圳市宝安区社会医疗机构行业协会功能发挥研究[D]. 长沙: 湖南大学, 2019, 31-32.

[68] 蔡金花, 邱小艳. 公立高等学校"准聘–长聘"制度的合法性研究[J]. 高教探索, 2020, 6: 36-39.

[69] 吕黎江, 卜杭斌, 刘红. "双一流"建设背景下高校教师长聘制改革初探[J]. 现代大学教育, 2019, 5: 85-89.

[70] 姜林. 中国大学"准聘-长聘"制度的缘起、困境与走向[J]. 现代教育管理, 2021, 7: 105-110.

[71] 丁晶晶. 事业单位行政级别的取消动因分析——制度变迁的视角[J]. 中国人事科学, 2018, 12: 27-37

[72] 王延中, 高文书. 公立医院医务人员薪酬制度改革的思考与建议[J]. 中国卫生人才, 2014(4): 18-21.

[73] 武建军, 刘砚娜, 郭路佳, 等. 现代大学制度下高校党管人才机制研究[J]. 大学教育, 2015(6): 48-49.

[74] 张洪. 构建高校党管人才创新机制[J]. 人民论坛, 2016, No. 527(23): 107-109.

[75] 刘红兵. 狠抓人才建设 引领创新发展[N]. 南方日报, 2018-06-02(F02).

[76] 朱基钗, 丁小溪. 这场高规格会议为新时代人才工作擘画蓝图[N]. 新华每日电讯, 2021-09-30(02).

[77] 林元苍. 百年大党的人才发展历程、经验与展望[J]. 中国人才, 2021, 571(7): 28-31.

[78] 胡锦涛. 全面落实加快建设人才强国各项战略任务[J]. 共产党员, 2010, 620(11): 1.

[79] 胡鞍钢. 2020年全面建成小康社会之年——对我国经济社会发展的评价[J]. 北京工业大学学报(社会科学版), 2021, 21(5): 1-20.

[80] 王起忠. 加强人才培养 促进医院可持续发展[J]. 中国医院, 2012, 16(8): 53-54.

[81] 高晓兰. 加强医院人才队伍建设的认识与实践[J]. 中华医院管理杂志, 2004, 20(6): 26-27.

[82] 王义文. 实施人才强院战略 推动医院跨越发展[J]. 人力资源管理, 2014, 97(10): 106-109.

[83] 孙蝶. 事业单位怎样打造高质量人才队伍管理模式[J]. 人力资源, 2021, 481(4): 50-51.

[84] 薛彬, 沈莉莉. 医院文化建设与人才培养的互利性研究和实践探索[J]. 湖南中医药大学学报, 2020, 1: 3.

［85］郭莹. 医院文化建设与科室人才管理[J]. 现代企业文化, 2019, 26: 2.

［86］王萍, 凌宁, 许文林. "幸福医院"文化打造在留住人才中的价值研究[J]. 中国卫生产业, 2021, 5: 5.

［87］郝贝贝. 新形势下宣传工作与医院文化建设融合的思考[J]. 山西青年, 2019, 20: 1.

［88］冯建明. 多模态视角下中国"孝"文化译介探究[J]. 牡丹江大学学报, 2020, 9: 6.

［89］孙喆. 论医院文化建设的重要性及建设策略[J]. 健康大视野, 2021, 5: 280.

［90］姚巡, 柴桦, 张猎, 等. 厚植育人文化, 基于研究型医院培养拔尖创新人才的探索与实践[J]. 中华医学教育探索杂志, 2021, 10: 1117-1122.

［91］汪浩. 新时代推进医院文化的传承与创新的路径思考[J]. 时代报告: 学术版, 2019, 9: 2.

［92］孙燕. 浅析医院文化与人力资源管理的内在联系[J]. 各界, 2019, 20: 1.

［93］盛彤彤, 刘嘉雯, 卢佳. 儿科医院文化建设与其对人才建设的作用[J]. 科教导刊, 2021, 20: 3.

［94］王燕青. 医院文化在人力资源管理中的应用[J]. 商情, 2019, 4: 62.

［95］邹云, 周艳, 汤晶颖, 等. 党建引领下的医院文化建设对人力资源管理的影响[J]. 江苏卫生事业管理, 2021, 10: 3.

［96］饶慧兰. 关于医院文化内涵的思考. [J]. 现代医院, 2003, 8: 63.

［97］郝建东, 胡书孝, 李王军. 人才战略与医院文化. [J]. 专家论坛, 2010, 2: 7.

［98］郭莹. 泰安市中心医院. 医院文化建设与科室人才管理. [J]. 人才战略, 2019, 9: 177.

［99］王建军. 对医院文化内涵建设的几点思考. [J]. 江苏卫生事业管理, 2010, 4: 53.

［100］孙锐, 吴江. 构建高质量发展阶段的人才发展治理体系: 新需求与新思路[J]. 理论探讨, 2021, 221(4): 135-143.

［101］张义丹, 胡豫, 许栋, 等. 大型公立医院推进高质量发展的改革策略与路径选择[J]. 中国医院管理, 2022, 42(8): 1-5.

［102］许铁峰, 张勘, 张士珂, 等. 上海卫生系统学科人才建设的探索与实践[J]. 中国卫生事业管理, 2005, 10: 12-13.

［103］伍百洲, 秦大同. 论学科建设的内涵、策略与措施[J]. 重庆大学学报(社会科学版), 2004, (2): 134-137.

［104］王延军. 论研究型医院的内涵、特征和建设路径[J]. 解放军医院管理杂志, 2011, 18(5): 403-406.

［105］李西彬. 加强医院人才梯队建设的一些做法和体会[J]. 现代商业, 2011, 237(8): 76.

［106］袁国桢, 薛美华, 阚一芳等. 探索"名医"的培养途径[J]. 江南论坛, 2002, 12: 43-44.

［107］李霁, 吴桐春. 培养名医是医院人才管理的重点之一[J]. 中国医学伦理学, 2001, 06: 31-32, 49.

［108］吴涛. 优化人才资源 注重分层次培养[J]. 现代医院, 2007, 57(7): 136-137.

［109］郑普生. 某转制大型综合性医院学科建设策略的研究[D]. 广州: 南方医科大学, 2010.

［110］朱士俊. 用新理念统领医院学科建设[J]. 中国医院, 2017, 21(2): 41-43.

［111］孙金海. 新时期医院学科发展趋势与发展策略研究[J]. 中国医院, 2012, 16(7): 51-53.

［112］翁开源, 王浩. 医院管理学[M]. 北京: 人民军医出版社, 2015.

［113］徐俊秀, 王英, 余军军. 综合性三甲医院高层次人才引进的探索[J]. 中国卫生人才, 2020, (6): 4.

［114］黄明安, 申俊龙. 医院管理学[M]. 北京: 中国中医药出版社, 2015.

［115］陈玮, 费健, 俞郁萍, 等. 上海市三级医院临床学科带头人胜任力评价指标的构建[J]. 上海交通大学学报(医学版), 2016, 36(4): 565-570.

［116］王志伟. 全国中医药行业高等教育"十三五"规划教材 医院管理学 新世纪第3版[M]. 北京: 中国中医药出版社, 2017.

［117］周罗晶, 蔡滨, 束余声. 基于双因素理论的公立医院学科带头人激励机制探析[J]. 中国医院, 2021, 25(10): 67-69.

［118］罗思仪. 分级诊疗背景下基层公立医院门诊流程精益优化研究[D]. 广州: 南方医科大学, 2016.

［119］胡红岩, 曹红梅, 张燕如, 等. 该院学科建设精细化管理的实践与思考[J]. 江苏卫生事业管理, 2020, 31(2): 255-258.

［120］苗志敏, 修海清, 李玉明, 等. 创建人本管理模式实现以人为本文化经营[J]. 中华医院管理杂志, 2006, 22(2): 109-111.

［121］李立国, 赵阔. 从学科交叉到交叉学科: "四新"建设的知识逻辑与实践路径[J]. 厦门大学学报(哲学社会科学版), 2022, 72(3): 107-116.

［122］殷忠勇. 从学科走出学科: 知识生产与知识政策视域下学科群建设的逻辑、困境与策略[J]. 江苏高教, 2020(10): 49-54.

［123］宋成一, 刘盈盈. 国内人才共享研究述评[J]. 西北民族大学学报(哲学社会科学版), 2019, (3): 136-144.

［124］佟林杰, 孟卫东. 环渤海区域人才共享机制的瓶颈因素及对策研究[J]. 科技管理研究, 2013, 33(21): 91-94, 99.

［125］刘追. 丝绸之路经济带背景下新疆人才共享机制研究[J]. 行政论坛, 2017, 24(1): 102-106.

［126］孙丽. 医院科研与重点学科建设的关系与成效[J]. 黑龙江科学, 2022, 13(10): 129-131.

［127］尚丽丽. "双一流"建设背景下行业特色型高校学科群建设问题分析及对策研究[J]. 高校教育管理, 2019, 13(5): 36-43, 51.

［128］陆晓静, 罗鹏程. 高校学科群组织的发展逻辑与类别分析[J]. 高校教育管理, 2020, 14(6): 25-33, 124

［129］沙震宇, 赵建美, 王小荣. 论带头学科在医院学科群建设发展中的重要性[J]. 中国医疗管理科学, 2018, 8(1): 12-14.

［130］薛振伟. 高校学科群评估的理论与方法探讨[J]. 高等农业教育, 2015, (5): 22-24.

［131］梁辰, 袁辉, 李婕, 等. 综合医院学科群评估指标体系构建[J]. 解放军医院管理杂志, 2017, 24(8): 743-745.

［132］鲜荣华, 林叶青, 吴冰. 论医院学科群建设. 中华医院管理杂志, 2007, 23(2): 136-138.

［133］丁宁, 张义丹, 张明, 等. 高质量发展背景下创建国家级学科平台的实践与思考[J]. 中国医院管理, 2022, 42(8): 6-9.

［134］王猛, 王晨, 王伊龙, 等. 医院科技成果转化中利益冲突问题探讨[J]. 中华医院管理杂志, 2019, 35(10): 846-848.

［135］石微微, 杨岸超, 李艺影. 公立医院及科研院所科技成果转化问题与对策研究[J]. 中国医院, 2019, 23(11): 13-15.

［136］李汝德, 赵晓英, 刘洋, 等. 转化医学视角下某省级医院科研投入产出分析[J]. 卫生软科学, 2019, 33(8): 23-25, 35.

[137] 李蕊, 翟通, 李程, 等. 浅谈新时代中国高校成果转化面临问题及对策建议[J]. 中国发明与专利, 2020, 17(6): 49-53.

[138] 袁姣, 刘杨正, 武青松, 等. 我国公立医院科研成果转化存在的问题及对策[J]. 中华医院管理杂志, 2020, 36(11): 951-954.

[139] 胡志民, 贾晓峰, 万佳林. 临床研究的组织形式及其特征研究[J]. 科技管理研究, 2022, 42(5): 219-224.

[140] 中国外商投资企业协会药品研制和开发行业委员会.中国临床研究体系设计与实施的顶层设计思考[J].中国新药杂志, 2018, 27(11): 1209-1216.

[141] 夏培元, 修清玉, 马金昌. 药物临床试验实施与质量管理[M]. 北京: 人民军医出版社, 2009.

[142] 洪明晃. 中山大学肿瘤防治中心临床研究常用制度/SOP汇编[M]. 广州: 中山大学出版社, 2015.

[143] 高玉琴, 原露露, 赵宏. "运用医院管理工具持续改进护理质量" 培训效果分析[J]. 山西医药杂志, 2017, 46(6): 721-724.

[144] 田野. 神奇的医院管理工具——鱼骨图[J]. 当代医学, 2004, (2): 26-27.

[145] 邹晓讽, 吴建元, 黄建英, 等. 学科建设在高校附属医院品牌建设中的作用和实践[J]. 中国医院管理, 2015, 35(12): 90-91.

[146] 李杨, 赵霞, 武志峰, 等. 医院打造品牌学科的策略探讨[J]. 中国卫生质量管理, 2016, 23(z2): 60-62.

[147] 鲜荣华, 林叶青, 吴冰, 等. 医院学科品牌建设策略探索与实践[J]. 中国医院, 2011, 15(2): 60-62.

[148] 陶凯忠, 任静, 李啸华, 等. 临床医学学科评估指标体系的研究[C]. 中华医学会第12次全国医学科学研究管理学学术年会资料汇编, 2010, 145-147.

[149] 任彬彬. 对我国高校学科评估的思考[J]. 现代商贸工业, 2008, (2): 224-225.

[150] 陈华, 王坤根, 宋康, 王晓鸣. 开展医院学科评估的实践与体会[J]. 中国医院管理, 2005, (2): 36-38.

[151] 肖焕波, 单广良. 临床医学重点学科评估方法的探讨[J]. 中国医院管理, 2007, (5): 34-35.

[152] 杨雯, 张冬梅. 中小型医院临床医学重点学科建设评价指标体系的构建[J]. 南京医科大学学报(自然科学版), 2007, (8): 899-904.

[153] 雷勇, 宋斌, 程列凤. 学科群建设评价指标体系构建[C]. 第四届中医药继续教育高峰论坛暨中华中医药学会继续教育分会换届选举会议论文集. [出版者不详], 2011, 516-519.

[154] 肖焕波, 吕一萍, 宋枚, 等. 临床医学重点学科评估指标体系构建[J]. 解放军医院管理杂志, 2008, (9): 862-863.

[155] 苟正先, 蒲川. 医院学科评估研究的进展分析[J]. 吉林医学, 2013, 34(28): 5971-5973.

[156] 《中华医院管理杂志》编辑部. 构建优质高效运行机制服务健康中国战略[J]. 中华医院管理杂志, 2019, 35(3): 198-200.

[157] 彭博, 于玲玲, 苗苗, 等. 我国医院排行榜现状及对医院学科建设的启示[J]. 中华医学科研管理杂志, 2019, 32(2): 119-122.

[158] 曹德林, 王文君, 徐朗, 等. 基于SWOT分析法的公立医院学科评估与建设[J]. 解放军医院管理杂志, 2019, 26(5): 450-454.

[159] 尹妍, 郭秀海. 首都医科大学宣武医院学科建设综合评价指标体系10年回顾与思考[J]. 中

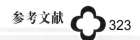

国医院, 2017, 21(9): 57-59.

［160］闫雪冬, 张焕萍. 以学科内容为导向的医院学科建设科研管理策略与成效研究[J]. 中华医学科研管理杂志, 2016, 29(6): 463-466.

［161］潘静. "双一流"建设的内涵与行动框架[J]. 江苏高教, 2016, (5): 24-27.

［162］丁宁, 许栋, 胡豫, 等. 基于评估体系创新的医院学科建设路径探索与思考[J]. 中国医院, 2021.

［163］李永昌, 郑均, 罗冰, 等. 医院学科建设评估的组织与实施[J]. 东南国防医药, 2015, (1): 97-98, 107.

［164］费军, 凌霞, 潘晓东. "一链六系统"卫勤支援保障模式在实兵对抗演习中的探索应用[J].东南国防医药, 2013, 15(6): 655-656.

［165］宣勇.大学变革的逻辑(上篇)学科组织化及其成长[M]. 北京: 人民出版社, 2009, 194.

［166］武广华, 臧益秀, 刘运祥, 等. 中国卫生管理词典[M]. 北京: 中国科学技术出版社, 2001.

［167］大咖谈: 聚焦学科建设推进医院优质高效发展[N]. 健康报, 2021-07-23.

［168］"顶天立地"建学科激发高质量发展内生动力[N]. 健康报, 2022-03-23.

［169］整合资源激发学科高质量发展内生动力播报文章[N]. 健康报, 2022-02-25.

［170］深耕学科建设开启高质量发展新征程[N]. 健康报, 2022-02-22.

［171］熊雪晨, 高解春, 章滨云, 等. 中国医院排行榜: 理论框架、国情选择和社会效应[J]. 医院管理与卫生政策杂志, 2017.

［172］王佳佳. 复旦排行榜的"高式逻辑"[J]. 中国医院院长, 2016, (6): 64-67.

［173］汪兆平. "复旦版"中国医院排行榜出炉[J]. 中国医院院长, 2011, (1): 23-28.

［174］董四平, 郭淑岩, 何柳, 等. 中国医院排行榜现状分析与对策探讨[J]. 中国医院管理, 2015, 35(3): 38-40.

［175］孙国根. 复旦大学医院管理研究所第十二年发布《中国医院排行榜》[N]. 中国医学论坛报, 2021-11-20.

［176］王川, 王敏.医院学科带头人绩效考核方法与作用[J]. 中国科技投资, 2020, (9): 114-115.

［177］赵国良, 宋宏.医院学科带头人的培养与思考[J]. 中医药管理杂志, 2017, 25(22): 82-83.

［178］陈玮, 费健, 杨伟国, 等. 上海某三级医院学科带头人胜任力素质评价研究[J]. 中国医院, 2015, (6): 16-18.